万德光

川派中医药名家系列丛书

严铸云　刘友平　主编

中国中医药出版社

·北　京·

图书在版编目（CIP）数据

川派中医药名家系列丛书 . 万德光 / 严铸云 , 刘友平主编 . -- 北京 : 中国中医药出版社 , 2024.7

ISBN 978-7-5132-6655-0

Ⅰ . ①川… Ⅱ . ①严… ②刘… Ⅲ . ①万德光—生平事迹②中医临床—经验—中国—现代 Ⅳ . ① K826.2 ② R249.7

中国版本图书馆 CIP 数据核字 (2021) 第 006504 号

中国中医药出版社出版

北京经济技术开发区科创十三街 31 号院二区 8 号楼
邮政编码 100176
传真 010-64405721
保定市中画美凯印刷有限公司印刷
各地新华书店经销

开本 710×1000 1/16 印张 18.5 彩插 0.5 字数 311 千字
2024 年 7 月第 1 版 2024 年 7 月第 1 次印刷
书号 ISBN 978 - 7 - 5132 - 6655 - 0

定价 75.00 元
网址 www.cptcm.com

服 务 热 线 010-64405510
购 书 热 线 010-89535836
维 权 打 假 010-64405753

微信服务号 zgzyycbs
微商城网址 https://kdt.im/LIdUGr
官 方 微 博 http://e.weibo.com/cptcm
天猫旗舰店网址 https://zgzyycbs.tmall.com

如有印装质量问题请与本社出版部联系（010-64405510）

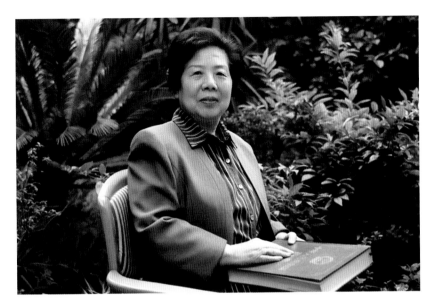

万德光近照

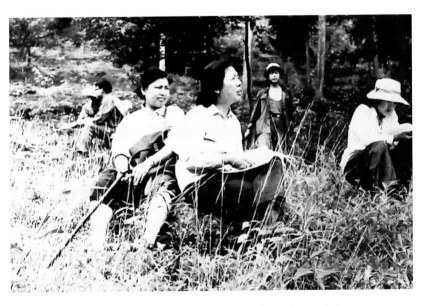

万德光在峨眉山带教本科生野外实习（1972 年）

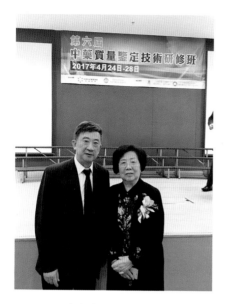

万德光在澳门大学讲学
（澳门，2017 年）

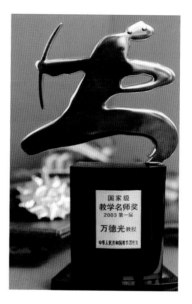

万德光获首届国家级教学名师
奖杯（2003 年）

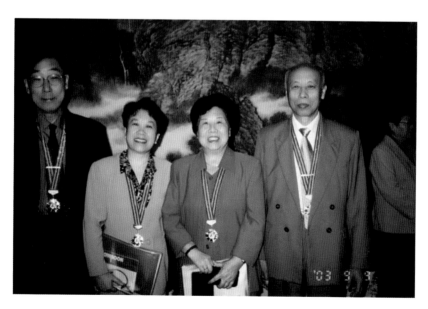

万德光获全国首届高等学校教学名师奖（2003 年，右二）

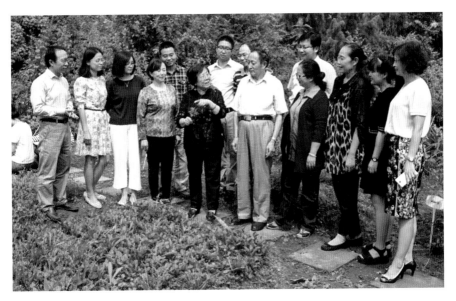

万德光领衔的中药品质国家级优秀教学团队（2016年）

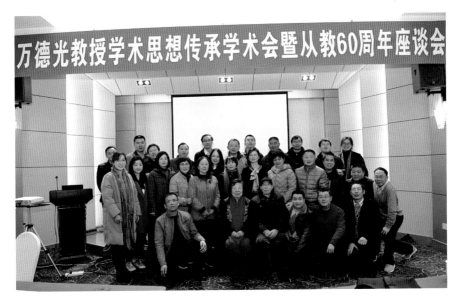

万德光教授学术思想传承学术会暨从教60周年座谈会（成都，2018年）

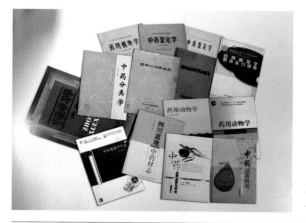

万德光主编、主审的教材和专著

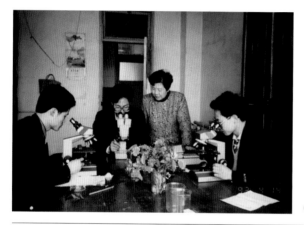

万德光指导研究生科研工作（1993年）

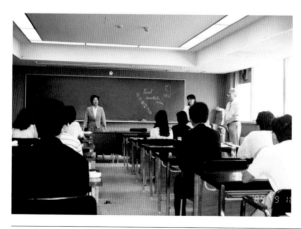

万德光应田中治教授邀请赴广岛大学国际研究生班讲学（日本，1989年）

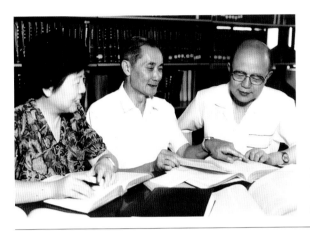

万德光与凌一揆教授（中）、肖崇厚教授（右）研究中药学重点学科建设（1988年）

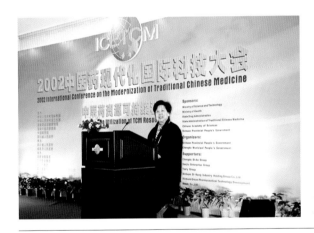

万德光在中医药现代化国际科技大会（成都，2002年）

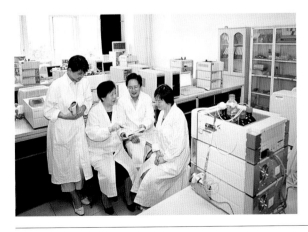

"九五"国家科技攻关计划研究团队（1995~1997年）

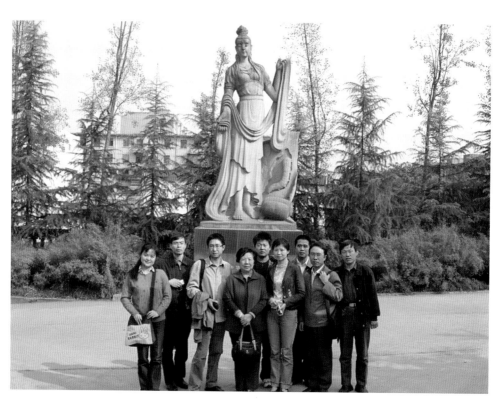

万德光带领桑类药材科研团队考察四川省农科院桑资源圃（2006 年）

总序————————加强文化建设，唱响川派中医

四川，雄踞我国西南，古称巴蜀。成都平原自古就有天府之国的美誉，天府之土，沃野千里，物华天宝，人杰地灵。

四川号称"中医之乡""中药之库"，巴蜀自古出名医、产中药。据历史文献记载，从汉代至清代，见诸文献记载的四川医家有 1000 余人，川派中医药影响医坛 2000 多年，历久弥新；川产道地药材享誉国内外，业内素有"无川（药）不成方"的赞誉。

医派纷呈　源远流长

经过特殊的自然、社会、文化的长期浸润和积淀，四川历代名医辈出，学术繁荣，医派纷呈，源远流长。

汉代以涪翁、程高、郭玉为代表的四川医家，奠定了古蜀针灸学派。涪翁为四川绵阳人，曾撰著《针经》，开巴蜀针灸先河，影响深远。郭玉为涪翁弟子，曾任汉代太医丞。1993 年，在四川绵阳双包山汉墓出土了最早的汉代针灸经脉漆人；2013 年，在成都老官山汉墓再次出土了汉代针灸漆人和 920 支医简，带有"心""肺"等线刻小字的人体经穴髹漆人像是我国考古史上的首次发现，应是我

国迄今发现的最早、最完整的经穴人体医学模型，其精美程度令人咋舌！这又一次证明了针灸学派在巴蜀有悠久的历史，影响深远。

四川山清水秀，名山大川遍布。道教的发祥地青城山、鹤鸣山就坐落在成都市。青城山、鹤鸣山是中国的道教名山，也是中国道教的发源地之一，自东汉以来历经近2000年，不仅传授道家的思想，道医的学术思想也因此启蒙产生。道家注重炼丹和养生，历代蜀医多受影响，一些道家也兼行医术，如晋代蜀医李常在、李八百，宋代皇甫坦，以及明代著名医家韩懋（号飞霞道人）等，可见丹道医学在四川影响之深远。

川人好美食，以麻、辣、鲜、香为特色的川菜享誉国内外。川人性喜自在休闲，养生学派也因此产生。长寿之神——彭祖，号称活了800岁，相传他经历了尧、舜、夏、商诸朝，据《华阳国志》载，"彭祖本生蜀""彭祖家其彭蒙"，由此推断，彭祖不但家在彭山，而且他晚年也落叶归根于此，死后葬于彭祖山。彭祖山坐落在眉山市彭山县。彭祖的长寿经验在于注意养生锻炼，他是我国气功的创始人，其健身法被后人写成"彭祖导引法"。他善烹饪之术，创制的"雉羹之道"被誉为"天下第一羹"，屈原在《楚辞·天问》中写道："彭铿斟雉，帝何飨？受寿永多，夫何久长？"这也反映了彭祖在推动我国饮食养生方面做出了重要贡献。五代至北宋初年，四川安岳人陈希夷，为著名的道教学者，著有《指玄篇》《胎息诀》《观空篇》《阴真君还丹歌注》等。他注重养生，强调内丹修炼法，将黄老的清静无为思想、道教修炼方术和儒家修养、佛教禅观会归一流，被后世尊称为"睡仙""陈抟老祖"。现安岳县有保存完整的明代陈抟墓，以及陈抟的《自赞铭》，这是全国独有的实物。

四川医家自古就重视中医脉学，成都老官山汉墓出土的汉代医简中就有《五色脉诊》（原有书名）一书，其余几部医简经初步整理暂定名为《敝昔医论》《脉死候》《六十病方》《病源》《经脉书》《诸病症候》《脉数》等。经学者初步考证推断这极有可能为扁鹊学派已经亡佚的经典书籍。扁鹊是脉学的倡导者，而此次出土的医书中脉学内容占有重要地位，一起出土的还有用于经脉教学的人体模型。唐代杜光庭著有脉学专著《玉函经》3卷，后世王鸿骥的《脉诀采真》、廖平的《脉学辑要评》、许宗正的《脉学启蒙》、张骥的《三世脉法》等，均为脉诊的发展做出了贡献。

昝殷，唐代四川成都人。昝氏精通医理，通晓药物学，擅长妇产科。唐大中年间，他将前人有关经、带、胎、产及产后诸症的经验效方及自己临证验方共378首，编成《经效产宝》3卷，是我国最早的妇产科专著。该书与北宋时期著名妇产科专家杨康侯（四川青神县人）编著的《十产论》等一批妇产科专论一起奠定了巴蜀妇产学派的基石。

宋代，以四川成都人唐慎微为代表撰著的《经史证类备急本草》，集宋代本草之大成，促进了本草学派的发展。宋代是巴蜀本草学派的繁荣发展时期，陈承的《重广补注神农本草并图经》，孟昶、韩保昇的《蜀本草》等，丰富、发展了本草学说，明代李时珍的《本草纲目》正是在此基础上产生的。

宋代也是巴蜀医家学术发展最活跃的时期。四川成都人、著名医家史崧献出了家藏的《灵枢》，校正并音释，名为《黄帝素问灵枢经》，由朝廷刊印颁行，为中医学发展做出了不可估量的贡献，可以说，没有史崧的奉献就没有完整的《黄帝内经》。虞庶撰著的《难经注》、杨康侯的《难经续演》，为医经学派的发展奠定了基础。

史堪，四川眉山人，为宋代政和年间进士，官至郡守，是宋代士人从医的代表人物之一，与当时的名医许叔微齐名，其著作《史载之方》为宋代重要的名家方书之一。同为四川眉山人的宋代大文豪苏东坡，也有《苏沈内翰良方》（又名《苏沈良方》）传世，是宋人根据苏轼所撰《苏学士方》和沈括所撰《良方》合编而成的中医方书。上述著作加之明代韩懋的《韩氏医通》等方书，一起成为巴蜀医方学派的代表。

四川盛产中药，川产道地药材久负盛名。以回阳救逆、破阴除寒的附子为代表的川产道地药材，既为中医治病提供了优良的药材，也孕育了以附子温阳为大法的扶阳学派。清末四川邛崃人郑钦安提出了中医扶阳理论，他的《医理真传》

《医法圆通》《伤寒恒论》为奠基之作，开创了以运用附、姜、桂为重点药物的温阳学派。

清代西学东渐，受西学影响，中西汇通学说开始萌芽。四川成都人唐宗海以敏锐的目光捕捉西学之长，融汇中西，撰著了《血证论》《中西汇通医经精义》《本草问答》《金匮要略浅注补正》《伤寒论浅注补正》，后人汇为《中西汇通医书五种》，成为"中西汇通"的第一种著作，这也是后来人们将主张中西医兼容思想的医家称为"中西医汇通派"的由来。

名医辈出　学术繁荣

中华人民共和国成立后，历经沧桑的中医药受到党和国家的高度重视，在教育、医疗、科研等方面齐头并进，一大批中医药大家焕发青春，在各自的领域里大显神通，中医药事业欣欣向荣。

四川中医教育的奠基人——李斯炽先生，在 1936 年创立了"中央国医馆四川分馆医学院"，简称"四川国医学院"。该院为国家批准的办学机构，虽属民办但带有官方性质。四川国医学院也是成都中医学院（现成都中医药大学）的前身，当时会集了一大批中医药的仁人志士，如内科专家李斯炽、伤寒专家邓绍先、中药专家凌一揆等，还有何伯勋、杨白鹿、易上达、王景虞、周禹锡、肖达因等一大批蜀中名医，可谓群贤毕集，盛极一时。该学院共招生 13 期，培养高等中医药人才 1000 余人，这些人后来大多数都成了中华人民共和国成立后的中医药界领军人物，成为四川中医药发展的功臣。

1955 年国家在北京成立了中医研究院，1956 年在全国西、北、东、南各建立了一所中医学院，即成都中医学院、北京中医学院、上海中医学院、广州中医学院。成都中医学院第一任院长由周恩来总理亲自任命。李斯炽先生继创办四川国医学院之后又成为成都中医学院的第一任院长。成都中医学院成立后，在原国医学院的基础上，又会集了一大批有造诣的专家学者，如内科专家彭履祥、冉品珍、彭宪章、傅灿冰、陆干甫；伤寒专家戴佛延；医经专家吴棹仙、李克光、郭仲夫；中药专家雷载权、徐楚江；妇科专家卓雨农、曾敬光、唐伯渊、王祚久、王渭川；温病专家宋鹭冰；外科专家文琢之；骨科、外科专家罗禹田；眼科专家陈达夫、刘松元；方剂专家陈潮祖；医古文专家郑孝昌；儿科专家胡伯安、曾应台、肖正安、吴康衡；针灸专家余仲权、薛鉴明、李仲愚、蒲湘澄、关吉多、杨介宾；医史专家孔健民、李介民；中医发展战略专家侯占元等，真可谓人才济济，群星灿烂。

北京成立中医高等院校、科研院所后，为了充实首都中医药人才的力量，四川一大批中医名家进驻北京，为国家中医药的发展做出了巨大贡献，也展现了四川中医的风采！如蒲辅周、任应秋、王文鼎、王朴城、王伯岳、冉雪峰、杜自明、李重人、叶心清、龚志贤、方药中、沈仲圭等，各有精专，影响广泛，功勋卓著。

北京四大名医之首的萧龙友先生，为四川三台人，是中医界最早的学部委员（院士，1955 年）、中央文史馆馆员（1951 年），集医道、文史、书法、收藏等于一身，是中医界难得的全才！其厚重的人文功底、精湛的医术、精美的书法、高尚的品德，可谓"厚德载物"的典范。2010 年 9 月 9 日，萧龙友先生诞辰 140 周年、逝世 50 周年，故宫博物院在北京隆重举办了"萧龙友先生捐赠文物精品展"，以缅怀先生，并表彰先生的收藏鉴赏水平和拳拳爱国情怀。萧龙友先生是一代举子、一代儒医，精通文史，书法绝伦，是中国近代史上中医界的泰斗、国学家、教育家、临床大家，是四川的骄傲，也是吾辈的楷模！

追源溯流　振兴川派

时光飞转，掐指一算，我自 1974 年赤脚医生的"红医班"始，到 1977 年大学学习、留校任教、临床实践、跟师学习、中医管理，入中医医道已 40 余年，真可谓弹指一挥间。在中医医道的学习、实践、历练、管理、推进中，我常常心怀感激，心存敬仰，常有激情和冲动，其中最想做的一件事就是将这些中医药实践的伟大先驱者，用笔记录下来，为他们树碑立传、歌功颂德！缅怀中医先辈的丰功伟绩，分享他们的学术成果，继承不泥古，发扬不离宗，认祖归宗，又学有源头，师古不泥，薪火相传，使中医药源远流长，代代相传，永续发展。

今天，时机已经成熟，四川省中医药管理局组织专家学者，编著了大型中医专著《川派中医药源流与发展》，横跨近 2000 年的历史，梳理中医药历史人物、著作，以四川籍（或主要在四川业医）有影响的历史医家和著作为线索，厘清历史源流和传承脉络，突出地方中医药学术特点，认祖归宗，发扬传统，正本清源，继承创新，唱响川派中医药。其中，"医道溯源"是以清代以前的川籍或在川行医的中医药历史人物为线索，介绍医家的医学成就和学术精华，作为各学科发展的学术源头。"医派流芳"是以近现代著名医家为代表，重在学术流派的传承与发展，厘清流派源流，一脉相承，代代相传，源远流长。

我们在此基础上，还编著了"川派中医药名家系列丛书"，汇集了一大批近现代四川中医药名家，遴选他们的后人、学生等整理其临床经验、学术思想，编辑成册。丛书拟选择 100 人，这是一批四川中医药的代表人物，也是难得的宝贵文化遗产。今天，经过大家的齐心协力终于得以付梓。在此，对为本系列书籍付出心血的各位作者、出版社编辑人员一并致谢！

由于历史久远，加之编撰者学识水平有限，书中罅、漏、舛、谬在所难免，敬望各位同人、学者，提出宝贵意见，以便再版时修订提高。

中华中医药学会　副会长

四川省中医药学会　会　长

四川省中医药管理局　原局长　　杨殿兴

成都中医药大学　教授、博士生导师

2015 年春于蓉城雅兴轩

王序

中医药学博大精深、源远流长，为中华民族的繁衍昌盛做出了重大贡献。中药理论经千百年来不断的实践和探索，探索出以四气、五味、归经、有毒无毒和升降浮沉等为核心的理论体系，成为中医药理论体系的重要组成部分。众所周知，中医药理论来源于医疗实践，又服务医疗活动，指导中医医疗工作。然近代以来，中药理论的研究长期囿于药性理论，停滞不前，少有突破。至20世纪80年代谢宗万提出中药品种理论十大论点以来，近30年再鲜见中药理论研究问世。

万德光学长是我国著名中医药学家，全国首届高校教学名师，中药学国家重点学科学术带头人，中药资源学科资深带头人。万德光领衔的专家群体，将凌一揆先生"系统中药"与"品质-性效用一体"思想落实到中医药科研工作中，从分子到生态层次开展多种中药研究实践，经多年耕耘，创新性提出了"中药品种品质与药效"思想和中药品质理论九大论点，是中药基础和应用基础研究的重大学术成果。授弟子34人，撰专著8部，以大量研究实例展现中药品质研究科研思路与方法，使理论、方法和实践有机成为一个整体，堪称当代中医药学研究之典范，实为中青年学者治学之楷模。

习近平主席指出，中医药是中华民族的瑰宝，一定要保护好、发掘好、发展好、传承好。传承好中医药，实现中医药可持续发展，人才是核心，队伍是关键，对中医药名家学术思想进行系统整理，树立楷模，形成典范，创造良好的育才成才环境，激励中青年科技工作者投身到中医药事业中来最是切中要害。川派中医药名家系列丛书《万德光》一书，是万德光 60 余年学术思想和科研经验集成之作，也是万德光中药研究经验、潜心思考与创新研究之心血和成果，重点介绍了万德光有关中药研究的学术思想和经验、学术传承、学术年谱等内容。

综观全书，内容翔实，论述严谨，思想性和学术性强，陈述简明，可读性强。相信本书的出版发行，对有志于发展中医药事业的科研工作者、学习者和爱好者均具有良好的启示和示范意义，也将对中医药传承和发展产生积极的推动作用。

书稿付梓在即，邀余作序，感谢撰著者群体的信任和鼓励，谨志数语，乐观厥成。

中央文史馆馆员、中国工程院院士　王永炎

2023 年 10 月 22 日

编写说明

中医药学是"祖先留给我们的宝贵财富"和"中华民族的瑰宝"，凝聚着中华文明认识自然、生命、疾病的智慧，构建的诊断、治疗方法，也是将人文精神和自然科学有机融合的典范。虽然西学东渐将中医药带入科学化、现代化、标准化之路，淡化了中医药"道术并重"学术体系的传承。但中医药界的一批仁人志士仍坚持不懈地为中医药学术思想的传承疾呼和努力，万德光即是其中之一。

万德光教授在从事中医药工作的 60 余年中，一直致力于传统与现代的结合，以及中医药教育、科研和学术传承。以《黄帝内经》《神农本草经》为理论基础，从经典中吸取历代医药学家思想之精华，融合自己的学术见解，于 20 世纪 80 年代相继提出了中药分类学，中药品种、品质与药效相关性等学术思想。在 21 世纪初提出了中药品质理论的九大论点，构建了中药品质理论体系。为中医药学术的传承和发展，她先后主编了《中医学习学》《中药分类学》《中药品种品质与药效》《中药品质——理论、方法与实践》等 8 部教材与学术专著，探究和分析了中医药教学和科研的相关理论问题。

万德光教授德艺双馨，以教育家朱熹的名言"万事须是有精神，方做得"为座右铭，坚持教书与育人并重、言传与身教并重、做学问与做人并重、教学与科研并重。"师贵育人，人贵笃学，学贵融通，通贵博采"不仅是她从教 60 年来的感悟，也是她师德和治学精神的真实写照。

在四川省中医药管理局的指导和资助下，我们收集万德光教授的有关著作、论文、演讲稿和图片，以及指导弟子们学习和工作中的只言片语，进行整理、精选、提炼，把她对中医药理论的阐发、心得汇聚成书，呈现给读者。万德光教授亲自审阅和指导，书稿的中药研究经验和学术思想部分由严铸云组织相关人员编写，学术传承、学术年谱、生平简见和论著提要等由刘友平组织有关人员编写。由于万德光教授学术研究涉及方面较多，大家从不同角度探讨她的学术成就和贡献，仍不能完整地展示她的全部贡献，但凭借本书可见她治学的津梁，足以为后学打开中医药学术研究的门径。

本书编写过程中，万德光及家人、同事提供了很多原始资料，万德光的弟子们通力合作，在此致以深深的谢意。四川省中医药管理局"川派中医药名家学术思想及临床经验研究专项"为本书编写和出版提供了指导和资金保障，在此对四川省中医药管理局和成都中医药大学的支持和帮助，一并致谢。

由于时间紧张，学术水平有限，其中难免有不足和错误之处，恳请广大读者不吝指正，以便再版时修改完善。

编　者

2023 年 10 月

目 录

　　万德光（1937—　　），四川成都人。全国首届高校教学名师，全国老中医药专家学术经验继承指导老师，享受国务院政府特殊津贴，四川省学术及技术带头人，中药学国家重点学科学术带头人、中药资源学科资深带头人，药用植物学国家级精品课程和中药品质国家级优秀教学团队负责人，成都中医药大学资深教授。1958年毕业于南充师范学院（现西华师范大学）生物专业，同年分配到成都中医学院（现成都中医药大学）工作至今。1959年参加学校举办的青年教师中医基础理论班学习，1962年进入卫生部委托四川医学院举办的全国师资班学习。1983～1998年任成都中医药大学副校长、党委常委，分管教学和科研工作。

　　万德光历任《中华本草》编撰工作领导小组成员，中药品种专业委员会副主任，普通高等教育中医药类规划教材编审委员会委员，国家自然科学基金中医药同行评议专家，国家药品审评委员，中药现代化科技产业（四川）基地专家咨询委员会专家，教育部高等学校教学质量评估专家，教育部及国家学位办七年制高等医学教育与学位授位质量检查专家，中国高等教育学会医学教育专委会常务理事，全国中医药高等教育学会副理事长，中国药学会天然药物动物药专委会顾问，中国植物学会药用植物与植物药专业委员会顾问，中药鉴定教学研究会顾问，四川省科技进步奖和杰出贡献奖评审委员，全国第四次中药资源普查（四川）试点工作技术顾问，成都市中药临床药学特别师承教育导师，四川省中医药管理局中医工作专家咨询委员会委员，成都市第十届、第十一届人大代表，新加坡康民医药针灸学院名誉院长、客座教授等职务。

　　万德光致力于中医药传统与现代科学技术的结合，长期从事中药资源、药用动植物和中药品种品质等领域的研究，成绩卓著。1960年参加全国第一次中药资源普查，1985年发表四川远志科药用资源的研究论文，1989年编撰出版了《四川植物志（第八卷）·远志科》。20世纪80年代，着手梳理中药分类问题，阐发古旨，创立了中药分类学，并于1997年主编出版了专著，其成果被《中华本草》采用。1990年提出"中药品种品质与药效相关性"的学术思想，阐释了中药品种、品质、药效和资源四者的关系，指出"品种是中药的根，疗效是中药的魂"。优良中药品种是中药质量的保证，优良中药材质量是提高中医疗效的保证，资源可利用度是临床有药可用的保障。2008年厘定中药品质的内涵和外延，创建了中药品质理论，提出和谐发展的中药资源科学观。这些新认识和新观点填补了中药理论研究的空白，被多部研究生和本科教材采用。以此为指导开展了远志、川木通、桑类药材等30多种中药的科研工作，坚持产、学、研结合，服务行业发展、经济建设和人才培养。她主持研发的"银杏茶""首乌银耳胶囊"等功能产品，以及主编的《中药品种、品质与药效》《中药品质研究——理论、方法与实践》《四川道地中药材志》等专著，推动了中药科学研究和人才培养，在支撑地方经济建设，在扶贫工作中取得了良好的社会和经济效益。

万德光一直坚守在教学、科研一线，把教书育人放在首要地位，重视学生素质和能力的培养，以及中医药教育的改革创新。1959年成都中医学院创办中药学专业之初，急需相关教材，1961年她以初生牛犊之志创编《药用动物学讲义》，1993年主编出版首部《药用动物学》教材，1996年获国家中医药管理局优秀教材一等奖。1983～1998年，万德光担任成都中医药大学副校长、党委常委，分管教学和科研工作，面对人才培养优化问题，她提出中医药高校课程设置优化、中医药高校本科专业结构合理化和中药本科专业目录修订等建议，推动了中医药院校课程体系和专业建设改革。在专业课程结构调整优化建设中，率先开设了中医学习学、中药分类学、中药品种质与药效、中药现代生物技术等课程。在此期间，成都中医药大学获批中药学国家级重点学科（1988年），博、硕士学位授权点从5个增至26个。2000年主持"药用植物学"四川省重点课程和精品课程建设，2006年主持"药用植物学"国家级精品课程建设，2008年主持"中药品质"国家级教学团队建设，2009年主编出版了《药用动物学》精编教材和首部《中药资源学专论》研究生教材。她在教材、课程、学科建设中将人的培养与专业知识和技能培养紧密结合，构建了创新型课程，并通过示范教学课、教学经验交流会和外出学习等途径，提升了中青年教师的教学和科研能力，为提升和巩固学校科学研究和人才培养的地位作出了重大贡献。

万德光先后主持科技部"九五""十五""十一五"中医药科技攻关项目（子项目）、国家"863"重点项目（子项目）、国家自然科学基金、教育部博士点基金及省部级科研项目20余项，发表论文200余篇，出版教材和专著20余部，获国家发明专利10项，获国家级教学成果二等奖2项，四川省科技进步二等奖4

项，四川省教学成果一等奖 5 项，四川省优秀新产品奖 1 项。2003 年获第一届国家级教学名师奖，2004 年获中国药学发展奖（中药），2017 年获四川省医疗卫生终身成就奖，2017 年获"成都中医药大学资深教授"荣誉称号，以表彰她在中医药科技发展、人才培养和社会经济发展等方面所作出的杰出贡献。

　　耄耋之年的万德光仍关注中医药事业发展、学术传承和人才培养。她从教一甲子，培养了大量的各层次中医药人才，其中硕士研究生 6 名，博士研究生 28 名，博士后 3 名。她坚守教师的理念：名师不在"名"，而在"明"，即做一个明白的教师、明德的教师。她始终践行四个并重，即教书育人并重、言传身教并重、做人做事并重和教学科研并重，用"润物无声"，成就桃李满天！

中药研究

川派中医药名家系列丛书

万德光

万德光有关中药研究的著述 20 余部，论文 200 余篇。在文献梳理、科研工作方面都颇有建树。她致力于传统与现代结合、教学与科研结合、科研与社会需求结合，倡导科研服务临床和生产实践需求。在长期从事中药品种、品质、药效、资源的研究工作中，不仅开展实验研究，还十分重视理论研究，以实事求是、与时俱进的精神，创新和发展中药理论。

一、中药品种问题的认识和研究

万德光认为中药的物质基础来源于动、植物的代谢产物，或药材加工（干燥、炮制、制剂等）过程中的矫作物，而动、植物的代谢产物受遗传和环境的双重调控，遗传特性决定着中药的物质基础。这里选取万德光在远志、川木通、威灵仙和桑类药材的研究经验进行介绍，可从中窥见她认识中药品种问题的观点和思想。

1. 远志的本草考证和品种研究

远志为远志科植物远志 *Polygala tenuifolia* Willd 和卵叶远志 *P. sibirica* L. 的干燥根，是我国 85 种传统出口药材之一。具有安神益智、祛痰、消肿等作用，常用于心肾不交引起的失眠多梦、健忘惊悸、神志恍惚，咳痰不爽、疮疡肿毒、乳房肿痛等病症。目前，在不同的地区，尚有同属多种植物的根或全草也作远志药材入药。因此，梳理历代文献对控制远志质量、保证临床安全有效有重要意义。

（1）**名实考证**：远志始载于《神农本草经》（以下简称《本经》）的上品，谓："一名葽绕，一名蕀蒬，一名细草。""叶名小草。"晋代郭璞的《尔雅注》谓："葽绕，蕀蒬……今远志也。"《广雅》："蕀蒬，远志也，其上谓之小草。"宋代《证类本草》（以下简称《证类》）谓："远志……一名蕀蒬，一名葽绕，一名细草。"并认为"今医但用远志，稀用小草"。明代《本草品汇精要》载："葽绕，蕀蒬，即远志也"，"其苗谓之小草"。《本草纲目》（以下简称《纲目》）载："远志……细草，蕀蒬，葽绕。"并认为"此草服之能益智强志，故有远志之称"，并引《世说新语》："谢安云：处则为远志，出则为小草。"可谓"远志"之名的最佳注释。清代《植物名实图考》（以下简称《图考》）载："释《诗》者即以葽为远志。"可见，历代本草以根部入药称"远志",地上部分称"小草"。

（2）基原植物考证：《本经》未记述远志形态，《本草经集注》（以下简称《集注》）谓："小草，状似麻黄而青。"晋代郭璞的《尔雅注》谓："似麻黄，赤华，叶锐而黄，其上名小草。"《唐本草》记述似《集注》。二者所述可推断其为远志科植物远志 *Polygala tenuifolia* Willd.。《开宝本草》载："茎叶似大青而小。"《本草图经》（以下简称《图经》）载："根黄色，形如蒿根，苗名小草。状似麻黄而青，又如荸豆，叶亦有似大青而小者。三月开花白色，根长及一尺……泗州出者花红，根、叶俱大于他处。商州者根又黑色。"从叶的大小、花之颜色可知，当时使用的远志已非只有一种。《证类》："今医但用远志，稀用小草。"李时珍谓："远志有大叶、小叶两种。陶弘景所说者小叶也，马志所说者大叶也，大叶者花红。"《救荒本草》载："叶似石竹子，叶又极细，开小紫花，亦有开红白花者，根黄色，形如蒿，根长及一尺许，亦有根黑色者。"《图考》载："《图经》载数种，所谓大青而小，三月开白花者，不知何处产，今产太原者，与《救荒本草》图同，原图解州远志，不应与太原产迥异。"又谓："滇南产甜远志，叶大，花黄，土人亦不以入剂，盖习用之品。药肆所采，较当时州郡图上者可信也。""甜远志，生云南大华山。独根独茎，长叶疏齿。"按《滇南本草》附图，可见甜远志可能是菊科还阳参属 *Crepis* L. 植物。据以上记述与《图经》泗州远志、解州远志、威胜军远志、齐州远志和商州远志，以及《植物名实图考》记载的产地、形态描述和附图（见图2-1）可见，古代药用远志来源有多种，主要从根的形状、叶的大小、花的颜色来区分。《图经》和《救荒本草》记述"根黄色，形如蒿根；苗名小草，似麻黄而青"和附图的解州远志，以及《本草备要》"小叶"的远志应为远志科植物远志 *Polygala tenuifolia* Willd.；"大叶"，一种或为卵叶远志 *P. sibirica* L.；根据《图经》有关"叶亦有似大青而小者；三月，开花白色；根长及一尺"和附图的解州远志，与瓜子金 *P. japonica* Houtt. 相一致；根据泗洲远志的附图，及其"泗州出者花红，根、叶俱大于它处"的记述，可见"泗洲远志"与华南远志 *P.glomerata* Lour. 最接近；根据商州远志的附图和"商州者根又黑色"的记述，以及《救荒本草》"亦有根黑色者"与《本草便读》的附图，推断其可能是远志科植物西南远志 *P. crotalarioides* Buch.。此外，《滇南本草》所载"苦远志"与"紫花地丁"，前者又名"远志"，后者又名"小远志、地丁、瓜子金"，据调查其原植物均为远志属植物苦远志 *P. sibirica* var. *megalopha* Fr.，二者效用与《滇南本草》所述基本相符，仅药用部位不同，前者使用根皮，产于云南巍山，当地俗称"远志肉"。"甜远志"非远志属植物，可能是菊科还阳参属植物。

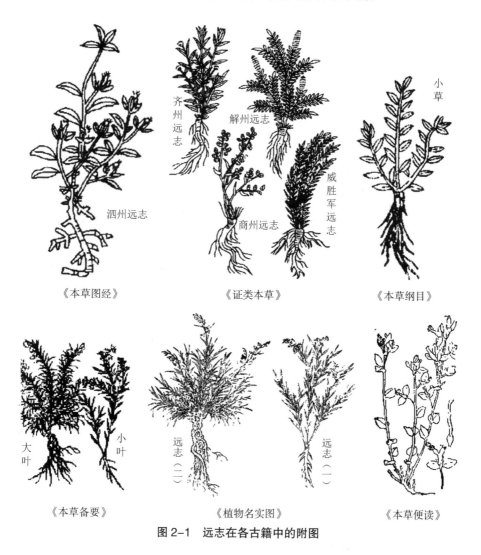

图2-1　远志在各古籍中的附图

从上可见，最早在山东发现远志的药用价值并使用，远志早期的基原植物应为远志科植物远志 P. tenuifolia Willd.，唐代中期卵叶远志 P. sibirica L. 开始入药用，宋代开始出现了瓜子金、华南远志、西南远志和苦远志等的根混作远志入药。但远志 P. tenuifolia Willd. 一直是历代的主流品种，卵叶远志次之，瓜子金、华南远志、西南远志和苦远志均非主流品种，疑似远志的地方习用品或伪品；而"甜远志"属远志的伪品。

（3）产地分布与道地性考证：《名医别录》谓：远志"生太山及菀句川谷。"《集注》谓："生泰山及菀句山谷……菀句县属兖州济阴郡，今犹从彭城北兰陵来。"《唐本草》谓："生泰山及菀句山谷。"《图经》谓："今河、陕、京西州郡亦有之……泗州出者，花红，根、叶俱大于他处；商州者根又黑色，俗传夷门远志最佳。"《品汇》谓："生泰山及菀句山谷、泗州、商州，今河、陕、京西州郡亦有之，道地夷门者。"《本草纲目》谓："远志生泰山及菀句山谷……菀句县属兖州济阴郡，今犹从彭城北兰陵来……河、陕、京西州郡亦有之……俗传夷门远志最佳。"《本草乘雅半偈》谓："出太山及菀句川谷。菀句属兖州济阴郡，今从彭城北兰陵来。河、陕、雒西州郡亦有之。"《植物名实图考长编》谓："生泰山及菀句川谷……菀句县属兖州济阴郡，今犹从彭城北兰陵来……今河、陕、京西州郡亦有之……泗州出者，花红，根、叶俱大于他处；商州者根又黑色，俗传夷门远志最佳……今密县梁家卫山谷间多有之。"《图考》谓："今太原产者，与《救荒本草》图同。"《出产辩》谓："产山西曲沃县，河南禹州府。"从上可见，唐代以前远志的主产地在山东泰安、曹县，江苏常州、宿迁等地。宋代，远志主产地开始进一步扩大，出现山西运城、沁县，山东济南，陕西商州，并指出山西、陕西、河南、河北、湖北北部、安徽西北部等地区亦产，宋代始以夷门（河南开封）为远志的道地产区。历史主产区从山东演变成山西、河南，今以山西、陕西产量最大，并以山西产品质佳，奉为道地药材，习称"关远志"。

（4）效用考证：远志在《本经》列为上品，谓："主咳逆伤中，补不足，除邪气，利九窍，益智慧，耳聪目明，不忘，倍力，久服轻身不老。"《名医别录》谓："主利丈夫，定心气，止惊悸，益精，去心下膈气，皮肤中热，面目黄，久服好颜色，延年。"《药性论》谓："治心神健忘，安魂魄，令人不迷，坚壮阳道，主梦邪。"《日华子本草》谓："主膈气，惊魇，长肌肉，助筋骨，妇人血噤、失音，小儿客忤，服无忌。"《证类》谓："利丈夫，定心气，治惊悸，益精，去心下膈气，皮肤中热，面目黄。"《抱朴子》谓："久服令人有子。"缪希雍《本草经疏》谓："痈疽皆从七情忧郁恼怒而得，远志辛能散郁，并善豁痰。"《本草述钩元》谓："《经》不言（远志）能化痰，而化痰甚效，想亦开郁之效也。"《本草述钩元》谓："味苦微辛，气温芳烈。苦泄热，温壮气，辛散郁，肾经气分药……治小便赤浊及肾积奔豚。又远志酒治一切痈疽，奇效。同枣仁、茯神、人参、地黄、丹砂，为镇心定惊要药。同人参、柏仁、枣仁、麦冬、五味、归身、益智、茯神、生地、甘草、沉香，治心气弱，心血少，馁怯易悸，梦寐多魇，神不守舍，怔忡健忘，失志，阳痿；同茯神、人参、白术、炙草、枣仁、木香、龙眼肉，能归脾益智；入当归六黄汤，治阴虚盗汗。"以及"远志独以益智见长者，以志固静中之动机，所谓阴中阳也。"《本草害利》谓："善疗痈毒，敷服皆奇。"此外，《集注》谓："得茯苓、冬葵子、龙骨良，杀天雄、附子毒，畏珍珠、藜芦、蜚蠊、蛴螬、薯蓣，紫芝为使，恶甘遂。"《药性论》谓："远志畏蛴螬。"《本草从新》谓："远志交通心肾，并无补性。虚而夹滞者，同养血补气药用。资其宣导，臻于太和，不可多用、独用；纯虚无滞者忌。"《本草害利》谓："此无补性，虚而夹滞者，同养血、补气药用，交通心肾，资其宣导，臻于太和。不可多用、独用。纯虚无滞者，误服之，令人空洞悬心痛。凡心经有实火，应用黄连、生地者，禁与参、术等补阳气药同用也。"从上可见，远志主要有"止咳化痰""安神""益智""益精"和"散郁、消肿"等功效；主治失眠、健忘、惊悸、咳逆、痈疽等症。远志临床适应病证范围从《本经》延续至今，后世对远志功效机理的认识阐发颇多，但临床适应病证拓展不多，这同目前对远志功用的认识和应用基本一致。

（5）采收加工与炮制：《名医别录》载："四月采根、叶，阴干。"《本草图经》载："晒干用。"《品汇》载："四月取根""根肥大者为好。"后世本草记载远志采收时间均为四月采根，干燥方法有晒干或阴干。晋代《刘涓子鬼遗方》记载"去心。"《雷公炮炙论》载："远志，凡使，先需去心……去心了，用熟甘草汤浸宿，漉出，曝干用之也。"指出"若不去心，服之令人闷。"宋代《证类》载："凡使，先须去心，若不去心，服之令人闷。"《太平惠民和剂局方》载："如不去心，令人烦闷。"《普济本事方》载："去心，剉洗，炒黄色。"以及"甘草煮"和"生姜汁炒"。《济生方》载："去心，甘草煮干。"以及和小麦炒、干姜汁蘸焙等。《三因极一病证方论》载："酒浸，洗去心，酒洒蒸，炒干。"等等。明代《景岳全书》载："黑豆甘草同煮"，"姜汁焙。"《万病回春》载："猪胆汁煮过晒干，用姜汁制。"等等。清代《药品辨义》载："生用戟人之咽，梗不去，令人烦闷。"《本草蒙筌》

载："用宜去骨取皮，甘草汤渍一宿。"《本草述钩元》载："米泔浸洗，捶去心。"《医宗金鉴》载："炙"或"用炭"等。《中药炮制经验集成》（1963 年）收有"制远志""姜制""朱远志""炒远志""焦远志""远志炭""蜜远志"等。《全国中药炮制规范》（1988 年）收载"制远志""蜜远志""朱远志"等。从上可见，古代采收远志均为 4 月采根，直接晒干或阴干；目前常在秋季回苗后采收，挖根后直接晒干（远志棍）；或挖出根后，除去泥土和杂质，将粗根条趁鲜用木棒敲打，使其松软，晒至皮部稍皱缩，揉搓抽去木心，再晒干即可，或将皮部剖开，除去木部。古代医家认为生远志有"戟人之咽"的副作用，强调远志需炮制，炮制方法有炒制、焙制、酒制、泔制、炙制、蒸制、甘草制、姜汁制、灯心制、胆汁制、制炭等多种；现代沿用生远志、远志筒（肉）、甘草制、蜜制、朱砂制等法。远志历代要求"去心"或"去骨""去梗"，都是除去木质心的概念，该方法沿用到现代，目前对是否去木质心有不同看法，法定标准已不作要求。但古代认为"梗不去，令人烦闷"，这是值得进一步讨论的问题。

（6）商品和产地调查：在 1996 ～ 1999 年和 2004 ～ 2005 年分别对全国远志的野生和栽培资源及商品药材流通情况进行了调查研究。调查表明，远志 *P. tenuifolia* Willd. 主要分布于东北、华北、西北和华中等地，卵叶远志 *P. sibirica* L. 主要分布于东北、华北、西北、华中、华南、西南等地。随着野生资源不断减少，在山西、陕西、甘肃等省开始了远志的人工种植，其中以山西的种植面积最大。先后调查了 14 省区 38 个点、10 省区 29 个点的远志商品药材流通情况，结果表明，目前市场流通的主流品种是远志 *P. tenuifolia* Willd.，远志主产区在太行山地区，卵叶远志 *P. sibiria* L. 仅占极小比例；药材来源由野生资源逐渐变为栽培资源；首次发现远志药材商品新掺伪品（麦冬须根）。目前山西远志年销售量达到 1000 余吨，占全国总销售量的 50% 以上，成为重要的远志种植、加工、购销集散地。

在上述研究后，万德光认为山东是远志最早发现药用价值并使用的地区，后来沿黄河而上，在河南、山西、陕西等地，以及河北、湖北北部、安徽西北部等地也有资源发现，并认为河南开封产的远志品质较优良，奉为道地药材。清末民初开始以山西、陕西产量最大，并以山西产品质量佳，奉为道地药材，习称"关远志"。远志入药部位历史上没有发生过混乱，其基原植物包括远志科植物远志 *P.*

tenuifolia Willd.、卵叶远志 *P. sibirica* L.、华南远志 *P. glomerata* Lour.、西南远志 *P. crotalarioides* Buch.、瓜子金 *P. japonica* Houtt.、苦远志 *P. sibirica* var. *megalopha* Fr. 和菊科还阳参属 *Crepis* L. 植物；但远志 *P. tenuifolia* Willd. 一直是各历史时期的主流品种，卵叶远志 *P. sibirica* L. 次之；其余的瓜子金、华南远志、西南远志和苦远志在历史上出现和使用的时间短，也非主流品种，应属远志的地方习用品或伪品；而"甜远志"属远志的伪品。

远志功能主治有安神益智、祛痰止咳、散郁、消肿、益精，主要用于心肾不交引起的失眠多梦、健忘惊悸、神志恍惚、咳痰不爽、疮疡肿毒、乳房肿痛等病症，其临床适应病证范围从《本经》至今未发生明显变化，不宜与天雄、附子、珍珠、蜚蠊、藜芦、蛴螬、薯蓣、甘遂等配伍，但各家提及的配伍禁忌有出入。医家认为"生用戟人之咽，梗不去，令人烦闷。"故历代要求远志使用需除去木心，并使用炮制品，不使用生远志，历史上出现过炒制、焙制、酒制、米泔制、炙制、蒸制、甘草制、姜汁制、灯心制、胆汁制、制炭等多种炮制品，目前主要是甘草制和蜜炙两种。因此，万德光认为远志的优良品种问题、去木心和炮制方法问题、质量评价标准等，都是值得进一步研究讨论的问题，特别是质量控制标准是保证中药安全有效的前提，是首先需要解决的问题。

2. 川木通的本草考证和品种研究

川木通的法定基原植物是毛茛科植物小木通 *Clematis armandii* Franch. 或绣球藤 *C. montana* Buch.-Ham.，以干燥的藤茎入药。由于木通与通草在古代本草记载中长期混淆，木通类药材品种比较复杂，在关木通被禁用后，用川木通替代是个值得研究的问题。因此，有必要研究川木通的本草记载和品种问题，为川产道地药材川木通的评价和应用提供依据。

（1）**名实考证**：古代本草常将木通与通草混淆。《本经》中品中收载了通草。《新修本草》和《证类本草》都只在通草项下提到木通。明代《本草品汇精要》始将木通从通草中单列出来。但李时珍在《本草纲目》中仍然沿用《证类本草》通草之名（实指木通），另列出通脱木（实指今之通草）。川木通之名最早出自《中国药物标本图影》。《四川中药志》（1960 年）"木通"别名项下称"川木通"。《中国药典》（一部）1963 年版收录川木通，并沿用此名至今。可见，川木通属近代命名，历代本草以木通类名称统称，没有明确区分。

（2）**基原植物考证**：《本经》记载通草的基原已难考证，但从《新修本草》《图经本草》记载的通草药图和形态描述，应包括了木通科植物三叶木通、五叶木通，以及通脱木等。而《证类本草》通草项下的解州通草，从所附药图来看类似于毛茛科铁线莲属植物。李时珍在《本草纲目》首次将通草和通脱木分两项列出，通草实指木通。谓："今之木通，有紫白二色，紫者皮厚味辛，白者皮薄味淡。《本经》言味辛，别录言味甘，是二者皆能通利也。"从描述看，白色的类似今天的川木通。《植物名实图考》记载了5种木通，山木通、小木通、大木通、滇淮木通和一种绣球藤，除滇淮木通外，皆为毛茛科木通（包括今天的川木通），但未收载木通科的木通。清代的四川地方本草《天宝本草》记载有四朵梅，经考证它应是四川地区使用的木通，即毛茛科的小木通和绣球藤。历版《中国药典》均规定毛茛科植物小木通和绣球藤为川木通的法定品种。可见，川木通的基原已明确为毛茛科的小木通和绣球藤，并成为木通类药材的主流品种。

（3）**道地性考证**：川木通的基原植物主要分布在西南地区，属野生资源。《天宝本草》载："四朵梅，四朵花心方为贵。不拘温热气血病，能利小便功百倍。"说明川木通的疗效肯定，当时四川已普遍使用川木通，也为四川是川木通的道地产区提供了文献证据。

（4）**功效考证**：历代本草记载了木通的功能与主治，如《药性论》载："主治五淋，利小便，开关格，治人多睡，主水肿浮大，除烦热。"《日华子本草》载："安心除烦，止渴退热，明耳目，治鼻塞，通小肠，下水，破积聚血块，排脓，治疮疖，止痛，催经下乳，女人血闭，月候不匀，天行时疾，头痛目眩，羸劣，乳结，及下乳。"《海药本草》载："主诸瘘疮，喉咙痛及喉痹。"《本草纲目》载："上能通心清肺，治头痛。下能泄湿热，治遍身拘痛。"而《天宝本草》载川木通："治冷热气病痛，解利小便。"《四川中药志》记载："解利水退热，清心通血脉；治肾脏病水肿，急性肾炎小便不利，湿热癃闭，淋病，妇女闭经及乳闭等症。"现代中草药著述中，总结了川木通的功效为"清热利尿，通经下乳；用于水肿、淋病，小便不通，关节痹痛，经闭乳少。"基本与历代本草记载吻合。以上表明，川木通的名称经过演化后，近代才形成。其基原植物从清代开始主要就是毛茛科植物，与今天的川木通一致。四川地区就是川木通的道地产区。历代本草记载疗效与现今应用基本一致。

（5）**商品和产地调查**：通过对四川、重庆、甘肃、广西、贵州、江西、湖北、广东、河北等使用川木通的主要地区的初步商品调查。结果发现，商品小木通，直径普遍小于 2cm，大部分小于 1.5cm；同时药材混杂现象严重，一般都是 2 个基原种以上的药材，这与铁线莲属植物差别不大、常规方法难以区别有关；《中国药典》收载品种绣球藤的茎在商品药材中没有发现；非《中国药典》品种粗齿铁线莲在市售药材中混杂严重，值得警惕。通过在川木通的主产区邛崃、青城山、理县、峨眉、卧龙、甘孜州、阿坝州等地实地调查表明，由于低山区人类活动的加剧，目前已经很少见到川木通，药材直径均下降很多（一般在 3cm 以下），与当地 10 多年前所采药材相去甚远（直径普遍大于 4cm）。上述几个主产地川木通野生资源由于常年采伐，破坏较为严重。

通过上述研究，万德光认为毛茛科铁线莲属的川木通类在宋代开始作通草（今木通）的代用品或伪品，李时珍认为属木通的代用品。从清代开始大量川木通类替代木通科木通，成为木通新兴品种。但目前川木通野生资源破坏严重，导致法定品种绣球藤在市售商品中较少。而非法定品种粗齿铁线莲 *C. argentilucida* W.T.Wang 在市售商品药材中所占比重较大，该种也未见本草文献记载，有必要对其进行深入研究，以保证临床用药的安全、有效；同时也应注意川木通资源的保育工作，以保证临床有药可用。

3. 威灵仙的本草考证和品种研究

威灵仙属常用中药，法定来源为毛茛科植物威灵仙 *Clematis chinensis* Osbeck、棉团铁线莲 *C. hexapetala* Pall. 或东北铁线莲 *C. manshurica* Rupr. 的干燥根及根茎。由于历史原因，威灵仙的品种混乱现象十分严重，据资料及调查，以威灵仙之名入药者，有 8 科 54 种之多。许多专家对威灵仙进行考证，如玄参科草本威灵仙，毛茛科铁线莲属多种植物等。

（1）**品种考证**：威灵仙之名始见于南北朝《集验方》，谓：治肾脏风壅，腰膝沉重；威灵仙末蜜和丸。唐贞元年间《威灵仙传》记述：先时商州有人重病，足不履地者数十年，遇一新罗僧见之，告之曰此疾一药可活，但不知此地有无，因之人山求索，果得，乃威灵仙也，使服之，数日能步履，其后山人邓思齐知之，遂传其事。据此，谢宗万等认为威灵仙早在南北朝时期就药用，而在唐代由新罗僧治病而得以流传；《威灵仙传》记载的威灵仙应为毛茛科铁线莲属。万德光教授赞同此观点，并由此而推论，《威灵仙传》记载的威灵仙应为铁线莲属直立草本棉团铁线莲 *C. hexapetala* Pall.。此种为《中国药典》所收载的威灵仙正品之一。正是由于棉团铁线莲是铁线莲属中唯一直立草本，其原植物外部形态与其他铁线莲属威灵仙类植物差异较大，且仅分布于北方地区的独特性，从而造成了唐以后历代本草记载混乱，以致今天威灵仙药用植物有数十种之多。

结合历史及本草来看，自唐代贞元（785～805 年）前后威灵仙的药用由少数医者传播开，到五代十国，威灵仙传入南方。因棉团铁线莲多分布在东北、内蒙古、山东、陕西等地，长江流域几乎无该种分布。根据唐代流传下来的"根长似须""治腰脚痛""直立草本"等特征，很容易找到符合上述特征的是玄参科植物草本威灵仙 *Veronicastrum sibiricum*（L.）Pennell，该种从此进入本草文献，如《本草图经》《救荒本草》等所载之草本威灵仙应为该种；而云南地区则以"根长似须"的菊科植物显脉旋覆花 *Inula nervosa* Wall. 作威灵仙药用，如《滇南本草》。此外，棉团铁线莲的叶形可随生长环境的不同而变化，产于西北地区的标本，确有粗视似"叶似柳叶而作层"的。如果仅从"叶似柳叶""出商州上洛山及华山并平泽，不闻水声者良，生先于众草，茎方，数叶相对"等记载来看，棉团铁线莲比草本威灵仙更加符合。因为棉团铁线莲较其他数种威灵仙更适于干旱阳坡及平沙地，具"数叶相对"而非轮生作层之特征，花碧白或淡紫，其根茎短而根须细长稠密，多根长似须，故宋《开宝本草》所载之威灵仙也可能为棉团铁线莲。贞元至开宝相隔不足 200 年，因此《开宝本草》有可能是抄录唐代本草资料，但宋初仍有医者以棉团铁线莲作威灵仙入药之可能。

明代后期，铁线莲属其他数种作为威灵仙药用，由于其疗效确切，逐渐重新得到发现及认可。故《本草纲目》将威灵仙归入蔓草部，并有"铁脚者为佳""初时黄黑色、干则深黑"等记载。而铁线莲属作铁脚威灵仙的数种植物，其地上部分及根确有干后变黑的现象，故《本草纲目》所载之威灵仙，主要应用毛茛科铁线莲属的藤本植物，似为在效用基础上近缘种之间的新发现。从清代《植物名实图考》附图可知应为铁线莲属植物威灵仙 *C. chinensis* Osbeck。所以，《中国药典》（一部）收载威灵仙来源于铁线莲属的 3 个种，无论从《植物名实图考》，还是药物实际应用效果，都是十分准确的。至于百合科菝葜属植物威灵仙（铁丝灵仙），可认为是北方地区由"根长似须"之混乱品发展成的地区习用品。

（2）商品调查：通过文献梳理，表明威灵仙的同名异物者达 70 多种植物，为此 1996～2004 年，万德光教授团队分别收集成都荷花池中药材市场、兰州黄河中药材市场，以及云南、贵州、齐齐哈尔等中药材市场的威灵仙样品共 23 份。通过药材性状和根横切面显微观察对样品进行鉴定，结果表明市场上流通的威灵仙商品药材有 8 个品种，即《中国药典》（一部）收载的毛茛科铁线莲属植物威灵仙 Clematis chinese Osbeck、棉团铁线莲 C. hexapetala Pall. 及东北铁线莲 C. manshurica Rupr.，湖南及浙江省地方标准收载的同属植物山木通 C. finetiana Lévl. et Vant.。此外，还有目前未被药品标准收载的同属植物柱果铁线莲 C.uncinata Champ.、锥花铁线莲 C.paniculata Thunb.、毛蕊铁线莲 C.lasiandra Maxim.，及菊科旋覆花属植物显脉旋覆花 Inula nervosa Wall. 也作为商品威灵仙在云南及四川市场上流通。四川市场较常见的品种还有柱果铁线莲、锥花铁线莲及菊科植物显脉旋覆花，以及使用威灵仙、柱果铁线莲、锥花铁线莲的茎叶；甘肃市场除《中国药典》品种威灵仙及棉团铁线莲外，还有毛蕊铁线莲；贵州市场除柱果铁线莲外还有山木通；云南市场为菊科植物显脉旋覆花；黑龙江市场为棉团铁线莲。但市售威灵仙主流品种为《中国药典》（一部）收载的威灵仙、棉团铁线莲、东北铁线莲；以上品种在市场上往往是以饮片的形式出售，购买时不可能根据药材的外部形态很清楚地区别开来。近年来，各大中药材市场限制了中药饮片的销售权限，一定程度上遏制了掺杂现象的发生。百合科菝葜属植物的根作威灵仙商品药材出售的情况在这次调查中没有发现。

通过所述研究，万德光指出：棉团铁线莲具有治腰脚痛的功效，常可单味使用；主要分布在东北、内蒙古、山东、陕西等地，朝鲜也有，南方无分布；直立草本，根长似须，干后变黑，又由新罗僧（朝鲜）治病之故事而得以传播。唐以后由于文化中心南移而失传，是造成品种混乱的主要原因。《威灵仙传》之威灵仙，应为直立草本棉团铁线莲。唐以后，威灵仙失传造成宋明以玄参科草本威灵仙为主流品种并沿用至今。《本草纲目》及《植物名实图考》记载的威灵仙为蔓生，是棉团铁线莲的近缘种在效用基础上的重发现。从目前商品情况可见，市售威灵仙主流品种为《中国药典》收载的威灵仙、棉团铁线莲、东北铁线莲，虽有其他品种混入，但市场占有份额较小，说明近年来我国中药材市场管理、销售等环节正在逐步走向规范。同时，威灵仙茎叶商品名叫"灵仙苗"，在西南地区代替威灵仙的根和根茎使用有着很长的历史，能否作为威灵仙药材的代用品尚待进一步研究。

4. 桑类药材本草考证和品种研究

桑类药材包括桑白皮、桑枝、桑叶和桑椹，分别来源于桑科植物桑 *Morus alba* L. 的干燥根皮、嫩枝、叶或果穗。由于我国养蚕历史悠久，桑树经几千年栽培选育，已形成包括多个物种的上千个不同的品种。

（1）桑树的应用和分类： "桑"，甲骨文出现了 6 种类型，从字体分析从属于低干、高干和乔木三种树形，其主干低矮、分枝多的"桑"字型与河南辉县琉璃阁出土的战国铜器"采桑纹壶盖"的地桑非常相似，应属《齐民要术》的"地桑"和《农桑辑要》的"鲁桑"。甲骨文中显示树干高、分枝较高的"桑"字型，参照战国铜器"采桑猎钫"图，应属"高干"桑树型；而树干高、分枝高的"桑"字型，参照战国"宴乐射猎采桑铜纹壶"中人在树上采摘图，应属"乔木"桑树型。可见，在殷商到战国时期就完成了桑树从乔木到高干，再从高干到矮化速生的地桑类型的驯化培育工作。再从《甲骨文编》收录的"桑"的多个象形字可见，"桑"的叶片呈分裂状，结合《说文》谓："桑蚕所食叶木。"可知桑树为木本，枝条多，叶片分裂，用于养蚕。这是桑树的形态和用途特征。《尔雅·释木》载："桑辨有葚，栀。"《说文》谓"葚桑实也。"郭璞："辨，半也。桑树一半有葚，一半无葚为栀。"又载："女桑，桋桑。"郭璞："今俗呼桑树小而条长者为女桑树。"可见，"栀"指桑树的雄花序，或指雄树；女桑指低矮型，枝条多的桑树，属"地桑"和"鲁桑"范畴。而《尔雅·释木》的"檿桑，山桑。"郭璞："似桑，材中作弓及车辕。"《周礼·考工记·弓人》载："凡取干之道七：柘为上，檍次之，檿桑次之。"说明只是相似，而非桑树。北魏《齐民要术》谓："今世有荆桑、地桑之名。桑椹熟时，收黑鲁椹。黄鲁桑，不耐久。谚曰：'鲁桑百，丰绵帛。'"元代《农桑辑要》谓："桑种甚多，不可徧举。世所名者，荆与鲁也。荆桑多椹，鲁桑少椹。叶薄而尖，其边有瓣者，荆桑也。凡枝、干、条、叶坚劲者，皆荆之类也。叶圆厚而多津者，鲁桑也。凡枝、干、条、叶丰腴者，皆鲁桑之类也。荆之类，根固而心实，能久远，宜为树。鲁之类，根不固而心不实，不能久远，宜为地桑。然荆桑之条叶，不如鲁桑之盛茂；当以鲁条接之，则能久远而又盛茂也。鲁为地桑，而有压条、换根之法，传转无穷，是亦可以长久也……无树桑之家，纯用地桑。"从果实、枝、干、条、叶、根、早生与晚生等角度对桑树进行分类，并开始运用桑树的嫁接技术。《蚕经》（1490～1540年）载："高而白者、短而青者、望海之桑、紫藤之桑；青桑无子，叶不甚厚。"《沈氏农书》（1640年）谓："桑以荷叶桑、黄叶桑、木竹青为上，五头桑、大叶桑、密眼青次之，细叶密眼青为最下。"《倦圃莳植记》（1684年）："白桑有花无实，黑桑有实无花。"《乌青文献》（1688年）载："桑类有密眼青、白皮桑、荷叶桑、鸡脚桑、扯皮桑、尖叶桑、晚青桑、火桑、山桑、红头桑、槐头青、鸡窝桑、木竹青、乌桑、紫藤桑、望海桑。"《蚕桑辑要》（1831年）载："桑种甚繁，以荷叶桑、黄头桑、木竹青为上……下有一种火桑。"《种桑说》（1870年）谓："桑以湖州所产者为佳，有青皮、黄皮、紫皮三种。青皮叶疏而薄，黄皮较胜，惟紫皮最佳。紫皮又名红皮，叶密而厚，浙人谓之红皮大种。湖桑之中，又以此种为第一。"《蚕桑辑要》（1871年）载："压桑"系"春初取桑枝大者……横压土中"而得，"子桑，乃桑椹所种"，"花桑，亦由种子而成，其叶与压桑相似，但有花无实，与子桑异。""花桑"与"子桑"不同之处在于有花无实。

从上可见，我国至少在殷商时期已从事养蚕业，开始以养蚕为目的对桑树进行引种驯化和培育工作。但从甲骨文"桑"多个象形字体现叶片呈分裂状的特征，表明桑树历代都是指桑属（Morus）植物；常以树冠、叶形、叶质和毛被、枝皮颜色、果实、繁殖方式，以及产地等进行分类。直到近代，我国桑树才采用西方分类学方法进行分类并拟定学名，中国桑属植物现在分为桑组和山桑组，其中桑组7种3变种，山桑组4种10变种。从文献可见，桑树应该是我国传统栽培的类型，不包括从未栽培的野生类型，多是适应养蚕业需求而培育的品种。目前主要有鲁桑、白桑和荆桑三个系统，有上千个不同的品种。

（2）桑类药材的基原植物： 桑树入药最早见于《五十二病方》，谓："蛇啮，以桑汁涂之。"《神农本草经》载有桑根白皮，并将叶的功效附于文中。《名医别录》载：桑根白皮"生犍为山谷。"《唐本草》始将桑椹附于桑白皮后，《本草图经》又将桑枝附于后，后世本草常列桑白皮条，而将桑叶、桑枝、桑椹等附其中，而《本草纲目》则将各药列于桑条下。从《图经本草》开始，后世本草多谓："处处有之。"唐代陈藏器在《本草拾遗》谓："叶桠者名鸡桑，最堪入用。"《品汇》载："[名]：女桑、山桑、家桑、鸡桑。[苗]木高一二丈，春生叶，至夏结实，生青绿、熟紫黑，根皮黄白色如虎斑。"《本草蒙筌》谓："家桑气浓，叶可饲蚕。凡入剂中，须觅家者。"《本草纲目》谓："桑有数种：有白桑，叶大如掌而厚；鸡桑，叶花而薄；子桑，先椹而后叶；山桑，叶尖而长。以子种者，不若压条而分者。桑生黄衣，谓之金桑，其木必将槁矣。"《本草崇原》谓："二月发叶，深秋黄陨，四月椹熟，其色赤黑……桑名白桑，落叶后望之，枝干皆白。"《植物名实图考》载："今吴中桑矮而叶肥，尽即女桑。"可见，桑类药材的基原植物有鸡桑、家桑、白桑、子桑、山桑之分，除《本草拾遗》和《救荒本草》强调叶分裂外，其余本草不再强调入药植物的特征，从"处处有之"的记载，表明桑类药材的来源就是各地栽培的桑树，即家桑的根皮、叶、枝条和果实入药。

从历代本草的附图（图2-2）可见，《图经本草》《救荒本草》《本草纲目》《本草原始》及《植物名实图考》中的桑图，都具有叶卵形、先端渐尖、基部较圆、柄不长不短等特点，从《图经本草》《救荒本草》的附图中聚花果卵状椭圆形，叶柄达叶片近1/2的长度等特征看，与桑 M. alba L. 较符合，因桑也有叶分裂的情况；而《救荒本草》《本草纲目》的附图突出雌花序柱头较长，应为山桑组的植物，结合产地应为鸡桑 M. australis Poir. 或蒙桑 M. mongolica Schneid.；《本草原始》的附图中聚花果呈短圆筒形，叶柄长，叶片具缺刻、被毛明显等特征，应为华桑 M. cathayana Hemsl.，《本草纲目（四库全书本）》的附图也属此种。可见，桑类药材的来源包括桑 M. alba L.、华桑 M. cathayana Hemsl.、鸡桑 M. australis Poir. 或蒙桑 M. mongolica Schneid. 等地栽培的桑树，这与历代本草谓"处处有之"相符，也与我国现在栽培桑树的种类相符。

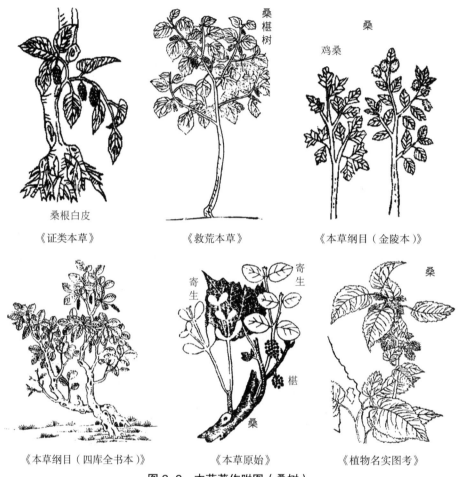

桑根白皮

《证类本草》　　　　　　　《救荒本草》　　　　　　《本草纲目（金陵本）》

《本草纲目（四库全书本）》　　　《本草原始》　　　　　《植物名实图考》

图2-2　本草著作附图（桑树）

（3）桑类药材应用沿革：桑树是历代重要的经济植物，《五十二病方》始载有："蛇啮，以桑汁涂之。"中医除用桑汁、根皮、枝条、叶、果实外，还有其寄生的寄生植物（桑上寄生）和腐生的菌类（桑耳）。目前直接来自桑树的药材主要有桑白皮、桑枝、桑叶和桑椹四种，历代本草对四者性效的认识如下。

1）桑白皮：味：**甘**（本经、本草纲目、汤液本草、本草发挥、救荒本草、本草集要、本草品汇精要、重订本草徵要、本草通玄、本草备要、本经逢原、本草易读、本草述、药性切用、本草从新、得配本草、神农本草经读、本草便读、本草思辨录、中华本草），**辛**（汤液本草、本草发挥、滇南本草、本草集要、本草通玄、本草备要、药性切用、本草从新、得配本草、本草思辨录），**微苦**（本草发挥、滇南本草），**苦、酸**（医学启源）。

性：寒（本经、医学启源、汤液本草、本草发挥、救荒本草、滇南本草、本草品汇精要、本草纲目、本草汇言、重订本草徵要、本草备要、本经逢原、本草述、药性切用、本草从新、得配本草、神农本草经读、本草便读、本草思辨录），**温**（食疗本草、日华子本草、本草集要），**平**（药性论、本草易读）。

无毒（别录，汤液本草，救荒本草，本草集要，本草纲目，本草汇言，重订本草徵要，本经逢原，本草易读，本草述，神农本草经读，本草便读）。

功效：主伤中，五劳六极，羸瘦，崩中，脉绝，补虚，益气（本经）；去肺中水气，唾血，热渴，水肿，腹满臚胀，利水道，去寸白，可以缝金疮（别录），止肺喘咳，水气浮肿，主伤绝，利水道，消水气，虚劳客热，头痛，内补不足（药性论）；利五脏，下一切风气、水气（食疗本草），调中下气，益五脏，消痰止渴，利大小肠，开胃下食，杀腹藏虫，止霍乱吐泻（日华子本草），泻肺气，止吐血、热渴，消水肿，利水道（医学启源），止肺热咳嗽，止喘促吼咳，消肺痰咳血，利小便，消气肿而浮，肺气上逆作喘，开胃进食（滇南本草），上气咳嗽，五劳羸瘦（本草品汇精要），补劳怯虚羸，止喘嗽唾血，利水消肿，解渴，驱痰（本草蒙筌），利大小肠，降气散血，长于利小水（本草纲目），泻肺降气，清火下痰（本草汇言），泻肺金之有余，止喘定嗽，疏小肠之闭滞，逐水宽膨，降气散瘀血，止渴消燥痰（重订本草徵要），利肺中之气，气泻而喘咳平，逐肺中之水，水去而肿满退，又治唾痰见血，抑至客热虚劳（药镜），泻肺气而痰水喘嗽皆除（本草通玄），泻肺火，利二便，散瘀血，下气行水，止嗽清痰（本草备要），助元气，补劳怯虚羸，泻火邪，止喘嗽唾血，利水消肿，解渴祛痰，刀刃伤，作线缝之，热鸡血涂合可愈（本草新编），泻肺气之有余，止嗽而能利水（本经逢原），泻肺下气，消痰止渴，开胃化食，利水杀虫，消水肿腹胀，除虚劳客热（本草易读），泻火清肺，理嗽定喘，湿热喘嗽（药性切用），泻肺行水（本草从新），泻肺火，降肺气，利二便，祛痰嗽，散瘀血，杀寸虫（得配本草），泻肺火，利水通气（本草求真），消渴尿多（本草述钩元），治脚气痹挛，目昏、黄疸，尿数（本草求原），泻肺火，降逆消痰，疏邪利（本草易读）。

上述表明，不同的医家对桑白皮存在不同的认识，大多数医家认为桑白皮味"甘"，其次是"辛"，仅少数认为是"苦"和"酸"；大多数医家认为性"寒"，仅少数认为性"温"或"平"；都认为"无毒"；用于肺热喘嗽，小便不利水肿，杀虫，咳血，消渴，虚热，脚气，黄疸等。1963 年版《中国药典》（一部）在桑白皮条下，【性味与归经】甘，寒。归肺经。【功能与主治】泻肺，行水。主治肺热喘咳，吐血，水肿腹胀。1977 年版《中国药典》（一部）修订为：泻肺，利水。用于肺热喘咳，面目浮肿，尿少。1985 ～ 2005 年版《中国药典》（一部）修订为：泻肺平喘，利水消肿。用于肺热喘咳，水肿胀满尿少，面目肌肤浮肿。《中华本草》记载：甘、辛，寒；泻肺平喘，利水消肿；用于肺热喘咳，水饮停肺，胀满喘急，水肿，脚气，小便不利。《临床中药学》（本科教材）载：苦、甘、寒；归肺、脾经；泻肺平喘，利水消肿；用于肺热喘咳，水肿。可见，桑白皮用于杀虫、咳血、消渴、虚热、脚气、黄疸等方面的功效已经少有应用。

2）桑枝：味：**苦**（本草纲目、本草汇言、本经逢原、本草易读、本草述、药性切用、本草再新、本草从新、得配本草、本草述钩元、本草便读、中华本草），**辛**（本草汇言），**微苦**（重订本草徵要、医林纂要·药性），**甘**（医林纂要·药性、得配本草）。

性：**平**（图经、本草纲目、重订本草徵要、本经逢原、本草易读、本草述、药性切用、本草从新、医林纂要·药性、得配本草、本草述钩元、本草便读、中华本草），**微寒**（本草再新）。

无毒（重订本草徵要、本经逢原、本草易读、本草再新）。

功效：治一切风（日华子本草），疗遍体风痒干燥，脚气风气，四肢拘挛，上气，眼晕，肺气嗽，消食，利小便，久服轻身，聪明耳目，令人光泽，兼疗口干（图经），利喘嗽逆气，消臃肿毒痛（本草蒙筌），除风寒湿痹诸痛（本草纲目），去风气挛痛（本草汇言），祛风湿，利关节，肩臂酸疼，肌肤麻木（重订本草徵要），利关节，养津液，行水，祛风（本草备要），清热祛风（本经逢原），祛风除湿，消食利水，聪耳明目，泽颜止渴，洗风痒干燥，疗水气（本草易读），祛风湿通关节，风寒湿痹，肢节疼痛（药性切用），壮肺气，燥湿，滋肾水，通经，止咳，除烦，消肿止痛（本草再新），治脚气，中风喝斜，拘挛，咳嗽（玉楸药解），祛风，通关节，行津液，祛风利水，治风寒湿痹诸痛（本草从新），治风湿，通关节，除肺咳，利小便，散寒消食（得配本草），开关利水，祛风除痹

（本草求真），祛风养筋（本草述钩元），祛风活络（本草易读），去骨节风疾，治老年鹤膝风（岭南采药录）。

上述表明，不同的医家对桑枝存在不同的认识，大多数医家认为桑枝味"苦"，仅少数认为是"辛""甘"或"微苦"；大多数医家认为性"平"，仅少数认为性"平"；都认为"无毒"；用于风寒湿痹，关节不利，肿胀麻木，中风，皮肤瘙痒，咳嗽，小便不利，视物昏花等。1963 年版《中国药典》（一部）在桑枝条下，【性味与归经】苦，平。归肝经。【功能与主治】祛风湿，利关节，行水。主治风寒湿痹，四肢拘挛，脚气浮肿。1977 ～ 2005 年版《中国药典》（一部）修订为微苦，平；祛风湿，利关节；用于肩背、关节酸痛麻木。《中华本草》记载：苦，平；祛风湿，通经络，行水气；主治风湿痹痛，中风半身不遂，水肿脚气，肌体风痒。可见，桑枝用于皮肤瘙痒、咳嗽、视物昏花等方面的功效已经少有应用。

3）桑叶：**味：苦**（唐本草、本草纲目、本草汇言、重订本草徵要、本经逢原、本草易读、本草述、药性切用、本草从新、本草述钩元），**甘**（唐本草、本草纲目、重订本草徵要、本草备要、本经逢原、本草述、药性切用、本草从新、得配本草、本草述钩元、本草便读），**微甘**（本草汇言）。

性：寒（唐本草、本草纲目、重订本草徵要、本草易读、本草述、得配本草、中华本草），**凉**（本草备要、药性切用、本草从新、本草述钩元、本草便读）。

有小毒（唐本草、本草品汇精要、本草纲目、本经逢原、本草易读、本草述），**家桑叶无毒**（日华子本草、本草易读、本草述）。

功效：主除寒热，出汗（本经），除脚气，水肿，利大小肠（唐本草），止渴（食疗本草），利五脏，通关节，下气，除风痛，出汗，扑损瘀血，蛇虫、蜈蚣咬（日华子本草），去风痹（图经），止盗汗（丹溪心法），止霍乱吐泻，出汗，除风痹疼（本草蒙筌），劳热咳嗽，明目，长发，止消渴（本草纲目），明目疾，去风湿，利水气（本草汇言），散风解热，治感冒与干咳，清上平肝，疗眩晕与头疼（重订本草徵要），止吐血（药镜），凉血，燥湿，去风明目，止盗汗，止消渴（本草备要），补骨中之髓，添肾中之精，止身中之汗，填脑明目，活血生津，种子安胎，调和血脉，通利关节，止霍乱吐泻，除风湿寒痹，消水肿脚浮（本草新编），清肺胃，去风，明目（本经逢原），治脚气水肿，尤利二肠，霍乱腹痛，劳热而除嗽，利五脏而通关，退诸风而下气，明目长发，解蜈咬蛇伤（本草易读），入肺而清肃气化，除烦退热（药性切用），治脚气，水肿，扑损，金疮，行瘀止渴，长发明目（玉楸药解），凉血祛风，滋燥，凉血止血，长发，明目，止消渴，盗汗（本草从新），去风热，利关节，疏肝止汗（得配本草），清肺泻胃，凉血燥湿，祛风明目（本草求真），搜肝络风邪，泻少阳气火（本草易读）；冬桑叶主霍乱腹痛吐下，去老风及宿血（本草拾遗）。

　　上述表明，不同的医家对桑叶存在不同的认识，大多数医家认为桑叶味"甘"或"苦"，仅少数认为是"微甘"；大多数医家认为其性"寒"，其次是性"凉"；都认为"有小毒"，少数认为家桑"无毒"；用于寒热，出汗，肺热喘嗽，脚气水肿，消渴，明目，长发，蜈咬蛇伤等。1963 年版《中国药典》（一部）在桑叶条下，【性味与归经】苦、甘、寒；归肺、肝经。【功能与主治】祛风清热，凉血明目；主治风热，头痛，目赤，口渴，劳热，咳嗽。1977 年版《中国药典》（一部）修订为散风热，清肝明目。用于风热感冒，咳嗽，头昏头痛，目赤。1985 ～ 2005 年版《中国药典》（一部）修订为疏散风热，清肺润燥，清肝明目；用于风热感冒，肺热燥咳，头晕头痛，目赤昏花。《中华本草》记载：苦、甘、寒；疏散风热，清肺，明目；主治风热感冒，风温初起，发热头痛，汗出恶风，咳嗽胸痛，肺燥干咳无痰，咽干口渴，风热及肝阳上扰。《临床中药学》（本科教材）载：甘、苦；寒；归肺、肝经；疏散风热，清肺润燥，平抑肝阳，清肝明目；用于风热表证，温病初起，肺热咳嗽，肺燥咳嗽，肝阳上亢，目赤昏花。可见，桑叶用于消渴、脚气水肿，生发，止血，虚热，蜈咬蛇伤等方面的功效已经少有应用。

　　4）桑椹：**味**：**甘**（唐本草、救荒本草、本草汇言、重订本草微要、本草备要、本经逢原、本草述、药性切用、玉楸药解、本草从新、得配本草、本草求真、本草述钩元、本草便读、中华本草），**酸**（滇南本草、重订本草微要、药性切用、本草从新、中华本草）。

　　性：**寒**（唐本草、本草备要、本草述、中华本草），**微寒**（食疗本草），**微凉**（本草衍义、本草述钩元），**温**（救荒本草、重订本草微要、本经逢原、药性切用、本草从新），**平**（玉楸药解），**凉**（得配本草、本草求真）。

　　无毒（唐本草、本草品汇精要、本经逢原、本草述）。

　　功效：主消渴（唐本草），补五脏，使耳目聪明，利关节，和经脉，通血气，益精神（食疗本草），利五脏关节，通血气，久服不饥，安魂镇神，令人聪明，变白不老（本草拾遗），主变白发，令人聪明，安魂镇神（图经），治服金石发热渴，生精神，及小肠热（本草衍义），益肾脏而固精，久服黑发明目（滇南本草），补五脏，明耳目（食鉴本草），解金石燥热，止渴，染须发，皓白成乌（本草蒙筌），汁解酒中毒，酿酒利水气，消肿（本草纲目），染须发转黑（本草汇言），补肝益肾，养血生津，头旋心悸，目眩耳鸣，须发早白，便秘难行（重订本草微要），安神止渴，利水消肿（本草通玄），利五脏关节，安魂镇神，聪耳明目，生津止渴，利水消肿，解酒，乌髭（本草备要），专黑髭须，尤能止渴润燥，添精益脑（本草新编），滋肾壮水，乌须黑发（药性切用），生津止渴，消肿利水，治消渴，癃淋，瘰疬，秃疮（玉楸药解），补肝肾，利五脏关节，安魂镇神，聪耳明目，生津止渴，利水消肿，解酒乌须（本草从新），补肺生肾水，敛魄拘魂（医林纂要·药性），补水生津，和血脉，利五脏，通关窍，解酒毒（得配本草），除热养阴止泻，乌须黑发（本草求真），养阴补肾，生津安神（本草述钩元），滋肝肾，充血液，祛风湿，健步履，息虚风，清虚火（随息居饮食谱），养血生津（本草易读）。

上述表明，不同的医家对桑椹存在不同的认识，大多数医家认为桑椹味"甘"，其次是"酸"；性"寒"，其次是"温"，少数是"微寒""微凉""平"或"凉"；都认为"无毒"；用于消渴，明耳目，清热生津，养血安神，乌须黑发，利水消肿，利关节，通血气等。1963年版《中国药典》（一部）在桑椹条下，【性味与归经】甘、酸，温；归心、肺、肾经。【功能与主治】补肝肾，明目，生津；主治血虚，血痹，目暗，消渴。1977年版《中国药典》（一部）修订为：补肝益肾，养血生津；用于头晕目眩，耳鸣，心悸，头发早白，血虚便秘。1985～2005年版《中国药典》（一部）修订为：补血滋阴，生津润燥；用于眩晕耳鸣，心悸失眠，须发早白，津伤口渴，内热消渴，血虚便秘。《中华本草》记载：甘、酸，寒；滋阴养血，生津，润肠；主治肝肾不足和血虚精亏的头晕目眩，腰酸耳鸣，须发早白，失眠多梦，津伤口渴，消渴，肠燥便秘。可见，桑椹用于利水消肿，利关节，通血气等方面的功效已经少有应用。

从上可见，桑树的四个部位形成桑白皮、桑枝、桑叶和桑椹等四种中药，虽性味功效各有侧重，但它们在止消渴、通利关节、利关窍、止咳嗽、水肿、清热、活血、止血、明目等方面仍然具有共同点。

（4）栽培桑树的品种调查：桑类中药材来源于栽培桑树，而桑树的栽培种质丰富。采用实地调查、查阅标本和文献整理的方法，对全国种植的主要桑树种质进行了归纳总结。目前我国桑树种质主要有以下几类。

1）源自桑 *Morus alba* L. 的桑树品种：全国各地从桑 *Morus alba* L. 培育出并用于生产栽培的品种约 400 个，在河北、山西、辽宁、吉林、黑龙江、江苏、浙江、安徽、福建、山东、广东、广西、湖北、湖南、河南、四川、云南、贵州、陕西、甘肃、新疆、宁夏、台湾等地栽培，尤以四川、山西、新疆、江苏等省区的品种最多。广东桑 *M. atropurpurea* Roxb. 虽《中国植物志》将其并入桑 *Morus alba* L. 中，以此培育出的品种约 60 个，但主要在广东、广西栽培使用，海南、云南、江苏等部分地区也使用。

2）源自 *Morus alba* L. var. *multicaulis*（Perrott.）Loud. 的桑树品种：包括主要来源于江浙地区的"鲁桑""湖桑"品系，目前约有 530 个品种。主要在江苏、浙江、山东、安徽等地栽培，四川、湖南、广东、河北、山西、辽宁、吉林、陕西、江西、湖北、河南、云南等地也有栽培。

3）源自鸡桑 *Morus australis* Poir. 的桑树种质：中国本土培育的品种有 20 个，主要在湖南、云南、四川等地栽培；从日本引进约 10 个品种，在四川、河北、浙江、山东等地栽培。日本引进的品种源自 *M. bombycis* Koidz.，目前已并入 *Morus australis* Poir. 中。这类品种较少，在全国种植面积也较小。

4）源自华桑 *Morus cathayana* Hemsl. 的桑树种质：目前培育的品种约有 5 个，在湖南、贵州、云南等地区偶见种植。

5）源自蒙桑 *Morus mongolica*（Bur.）Schneid. 的桑树种质：目前培育的品种约有 20 个，在云南、贵州、湖北等地有栽培，以云南相对较多。但滇桑 9401、滇桑 9402 等源自云南桑（滇桑）*M. mongolica*（Bur.）Schneid. var. *yunnanensis*（Koidz.）C. Y. Wu et Cao。

6）桑属（Morus）的其他物种以及杂交种：桑属 *Morus* 的其他植物也培育出了一些栽培品种，常见物种与其品种有云南的普洱 3 号、建水 6 号等源自长果桑 *M. laevigata* Wall. ex Brandis；广西的德渠 1 号、贵州的贵 16 和贵 75、云南的芒市 10 号等源自长穗桑 *M. wittiorum* Hand.-Mazz.；新疆的药桑（又称毛桑）源自黑桑 *M. nigra* L.。同时，桑树栽培和人工选育的历史悠久，桑的杂交种也较多，目前已知的杂交种有桑杂优 2 号（圹 10× 伦 109）、顺科 1 号（沙龙 × 伦 109）、丰弛桑（中桑5801×育82号）、裂叶火桑、樱桃桑、火桑87号等约50个品种，并在多省区大量栽培。但杂交桑的遗传背景复杂，表型多样。

以上可见，目前我国栽培的桑树种质资源丰富，遗传背景复杂，表型多样。这与我国桑树遗传资源丰富，栽培和选育历史悠久密切相关；也与我国从古至今都是栽培和使用多物种、多种遗传背景桑树的历史相符。目前应用的栽培桑树主要源自桑 M. alba L.，在品种选育和栽培上主要有"叶用桑树"和"果用桑树"两类生产目的。

（5）桑类药材的商品调查：目前桑类药材都是来自栽培桑树，属养蚕业的副产品。

1）桑白皮：主要是叶用型桑园丰产年限后（10～15年），重新建立新桑园时挖取根加工而成，主产四川、山东、湖南、江浙等养蚕区，其资源量较大，如四川广元市年产桑白皮量约50吨，但年度变化大。

2）桑枝：主要是叶用型桑园，每年冬季桑树修枝时，废弃的枝条通常是1～2生枝条。主产四川、山东、湖南、江浙等养蚕区，产量很大，资源充足。如四川宜宾高县每年产桑枝达13万～15万吨，除部分用于造纸或药用外，大部分桑枝作薪柴烧掉。

3）桑叶：主要是叶用型桑园，每年秋蚕收获后剩余的桑叶，产量很大，资源充足，但价格低，效益差导致蚕农采收霜桑叶的积极性不高。

4）桑椹：主要是果用型桑园，而叶用型桑，无椹或少椹，因此叶用型桑园的养蚕区产量较少，同时桑椹也是水果及食品原料，商品药材主要来自江浙、两广栽培的果用型桑园。药材产量受年份、水果及食品的市场需求影响较大。

同时，无论是叶用型桑，还是果用型桑的物种来源都有多种，遗传背景也复杂，加之多种在生产中使用了农艺调控措施，故仅仅利用桑类药材的性状鉴别来确定桑类商品药材的基原植物存在不确定性。因此，我们根据产地与桑树种质共同确定，例如，在成都市荷花池中药材专业市场上调查桑白皮商品药材，经逐级询问产地，发现其中一家商号的药材来源于河南省禹州市朱阁乡，再经调查当地的栽培桑树的种质发现主要是湖桑系列，由此确定该药材的原植物应为鲁桑 M. alba L. var. multicaulis（Perrott.）Loud.。采用同样的办法，对成都市荷花池中药材专业市场的多家桑白皮的来源进行调查，发现桑白皮商品药材的原植物除 M.

alba L. 和鲁桑外，还有鸡桑 *M. australis* Poir.、蒙桑 *M. mogolica* Schneid.，以及来源于杂交桑等。调查发现，桑枝、桑叶、桑椹药材的原植物来源情况类似，来自 *Morus* 属多种植物或杂交桑。

在上述研究的基础上，万德光指出，桑类中药这类来自长期与社会经济发展息息相关的植物，应从社会经济发展的角度去分析研究其变化，不能仅局限于本草知识，还应关注文字、考古和农学的证据，以便更清晰了解其源和流。历史文献和现状调查表明，桑类中药从古至今都是来自栽培的桑树（即家桑），属于桑属 *Morus* 内多物种及其杂交种，其遗传特性随蚕桑业发展而不断变化。因此，桑类中药是一类复杂的多基原中药。虽《中国药典》（一部）规定桑类中药的基原植物为桑 *M. alba* L.，但目前栽培桑树来源的复杂性和遗传资源的多样，以及遗传特性的可变性决定了桑 *M. alba* L. 难以限定其桑类中药的遗传特性和代谢特性，不仅与历史和现实不符合，也难以真正起到控制中药质量，保证临床疗效的目标。如何更科学合理地从法定角度解决这类问题，是值得深思和探索的问题。

桑类中药历史上属同基原多部位，目前至少桑叶、桑枝、桑白皮如此。虽然它们的主要性效有区别，但在止消渴、止咳嗽、水肿、通利关节、利关窍、清热、活血、止血、明目等方面仍然具有共同点。这表明它们有共同的物质基础，如何在有共同的物质基础上实现有效的质量控制目标和解释它们性效差异的实质是值得探索的问题。同时，桑类中药属养蚕业的副产品，特别是桑叶、桑枝、桑白皮的产量大，资源利用不充分，如何合理利用这类资源提高蚕农的经济收入也具有重要意义。

二、中药标准问题的认识和研究

中医药现代化是 20 世纪以来，中医药界人士努力和追求的重要方向。《春秋》谓："欲知平直，则必准绳；欲知方圆，则必规矩。"老祖宗已告知我们标准的重要性。万德光认为，中医药标准化是中医药现代化和走向国际舞台的基石，而中药标准是中医药标准化的重要内容。但中医药有其不同于现代实验科学的理论体系和标准，传统的中医药标准是从浩瀚的临床病案大数据总结出的带有普遍规律性的病症标准和治疗方法，以及药材鉴别标准。因此，中药标准的研究和建设应植根于中医理论和医疗实践，把科学研究和中药标准建设工作结合起来，通过科学研究制定标准，再让标准回到临床去接受评估。采用"制定标准—推广应用—评估反馈—重修标准"循环上升的过程，建立满足不同中药治疗用途需求的中药材和饮片的质量控制标准是中医药事业发展的需求。这里选取介绍万德光在远志、桃仁、威灵仙和桑类药材品质评价和质量控制方面的研究经验，以此呈现万德光有关中药标准研究的学术观点和思想。

1. 远志质量控制标准体系的研究

远志的法定基原植物是远志科植物远志 *Polygala tenuifolia* Willd. 和卵叶远志 *P. sibirica* L.，以干燥的根入药。2005 年前历版《中国药典》（一部）的远志项下，远志的质控指标体系仅有药材性状、显微组织、热水浸提液泡沫试验（检查皂苷），检查项仅规定了灰分限量，对照药材的薄层色谱鉴别方法和浸出物的含量测定，而无有效成分质量控制指标和方法。可见，当时远志的品质评价凭形性经验鉴别，缺乏定性、定量的客观指标。因此，从 1995 年开始远志质量规范化研究，并于 2000 年 10 月通过国家中医药管理局验收。2003 年开始远志炮制工艺及质量标准规范化研究，于 2005 年 12 月完成并通过验收。

（1）药材质量标准的研究：远志属二基原品种，市场和产地调查结果表明，市售远志药材的主流品种是远志 *P. tenuifolia* Willd.，卵叶远志 *P. sibiria* L. 的市场份额极小，远志主产区在太行山地区，药材来源由野生逐渐变为栽培为主。因此，研究以远志 *P.tenuifolia* Willd. 的根为研究材料，开展质量标准研究。

1）有效部位的确认：根据远志的功能主治，采用小动物自发活动计数、戊巴比妥钠协同睡眠、戊巴比妥钠阈下催眠、小鼠气管段酚红排泌、小鼠跳台、小鼠水迷路等动物模型，系统筛选了远志水煎液、远志皂苷、远志多糖、远志黄酮、远志去皂苷和黄酮的镇静、祛痰和益智作用。结果表明，远志水煎液、远志皂苷有明显的镇静催眠和祛痰作用，远志去皂苷和黄酮具有增加自发活动、祛痰和一定的益智作用；提示远志皂苷是远志主要药效（安神、祛痰）的有效部位。在明确部位的基础上，将远志皂苷水解，提取物远志皂苷元，进行药理活性评价。结果表明，远志皂苷元的镇静作用与舒乐安定等效，祛痰作用略优于氯化铵；进而说明，远志皂苷元亦为远志的活性成分之一，可作为远志的质量控制指标。

2）指标性成分的研究：通过溶剂提取、分离，得总皂苷部位，得率约 28%。采用柱色谱法对总皂苷部位进行分离、纯化，随着研究工作的深入，发现远志皂苷不稳定，产生多种次生皂苷类成分，这类不稳定的成分不宜用作对照品，故未对皂苷继续进行进一步分离鉴定。因此，将远志总皂苷水解得到总皂苷元，从总皂苷元中分离纯化得到单一化合物，经药理活性评价去羟基远志皂苷元具有镇静和祛痰作用，可以作为远志药材质量控制的指标性成分。

3）对照品的研究：将远志总皂苷水解，得到总皂苷元中分离得到的活性成分，经 MS、^{1}H–NMR、^{13}C–NMR、IR、UV 光谱及确定碳架 CH$_3$、CH$_2$ 类型的 DEPT 谱，确认所得的化合物为去羟基远志皂苷元（dehydroxypresenefenin，远志酸），该化合物为齐墩果烷型三萜化合物，

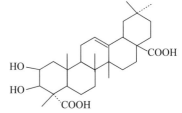

图 2–3　去羟基远志皂苷元结构

结构如图 2–3。该化合物稳定性良好，符合对照品的要求。

通过对羟基远志皂苷元提取、分离、纯化等制备工艺路线进行了对比研究，确定了可重复最佳工艺路线。并累积对照品 500mg。将获得的对照品采用了 TLC 检查，即点样量达 100μg，无杂质斑点出现；采用 HPLC 测定其纯度，确定了所分离对照品的纯度达 98.3%。

4）定性方法研究：去羟基远志皂苷元在远志药材中具有良好的专属性。以去羟基远志皂苷元为对照品，采用硅胶薄层色谱法对《中国药典》（一部）收载的远志 P. tenuifolia Willd. 和卵叶远志 P. sibiria L. 两个种的药材进行专属性鉴别研究。结果显示，两种药材均有对照品色谱斑点出现，而伪品麦冬须根中未检出对照品斑点，且重现性好，灵敏度高，可以此作为远志药材的薄层色谱定性鉴别用对照品。

5）定量方法研究：采用高效液相色谱法（HPLC）测定药材中去羟基远志皂苷元含量，对方法学进行了考察，共测定了 10 个产地样品，所测含量的样品涵盖了远志药材主产地。该方法简便、快捷、准确，灵敏度高，重现性好，较双波长薄层扫描法更为简便、快捷，该方法可作为远志药材的质量控制方法。对供试品溶液的制备方法进行了考察，结果以正丁醇超声提取法为优。测定结果，暂定远志药材中含去羟基远志皂苷元（C$_{30}$H$_{46}$O$_6$）以干燥品计不得少于 0.70%。表明含量测定用去

羟基远志皂苷元对照品具有较好的专属性，可作为远志质量控制指标性成分。

通过上述研究，完成了远志药材质量标准草案及起草说明。该标准较以前的标准有了较大提高和创新，对远志有效成分建立了定性、定量质量控制标准，填补了既往质量标准中缺乏有效成分质量控制的空白，为远志质量标准提供了量化指标，为远志及含远志复方制剂的质量控制提供了标准。

6）采集时间的确定：在不同物候期，卵叶远志根中的活性成分测定结果表明，去羟基远志皂苷元在现蕾期＞盛花期＞果期＞果后营养期，以现蕾期的含量最高，佐证了历代本草要求"四月采根"的合理性。结合目前在枯萎回苗后采挖的实际情况，建议《中国药典》规定的"春、秋二季采收"，修改为春季采挖。

（2）炮制工艺和质量标准研究：结合远志临床应用，系统考证了远志炮制历史沿革、特点与古人炮制的意图，明确目前常用远志饮片为生远志、制远志和蜜远志3种。根据前期商品和资源调查的结果，以陕西韩城县产远志 *Polygala tenuifolia* Willd. 的干燥根（2004年7月购自陕西韩城）为研究材料，开展3种远志饮片炮制关键工艺技术参数和饮片质量标准研究，更符合目前临床用药的需求。

1）蜜远志炮制工艺研究：采用单因素分析方法，考察炼蜜温度、加水量和炼制时间对炼蜜质量的影响，确定炼蜜的工艺，并经中试修正，最后确定炼蜜的最佳工艺：取蜂蜜适量，加1/3倍量水，缓缓加热至116℃，出现浅黄色有光泽的翻腾的均匀细气泡，手捻有黏性，两手分开无白丝出现时为止，立即倒出，放凉备用。炼蜜含水量应在14%～16%，还原糖含量不低于80.0%。

参考蜜远志的传统炮制工艺，采用正交试验设计，以远志总皂苷含量和远志酸含量为指标，综合考察加蜜量、炒制温度、炒制时间、闷润时间等影响炮制工艺的主要因素，确定了蜜远志炮制工艺的参数；经四川绿色药业科技发展有限公司饮片车间中试修正后，确定蜜远志的最佳炮制工艺：加炼蜜25%（用1/3倍量水稀释），与生远志拌匀，在常温下密闭闷润6小时后，置140℃炒4分钟，不黏手时，立即倒出摊开。

2）甘草制远志炮制工艺研究：采用正交试验设计，以甘草酸单铵盐含量为指标，考察浸泡时间、煎煮时间、煎煮次数及加水量等主要因素对甘草煎煮效能的影响，确定辅料甘草煎煮工艺，并经中试修正。最终确定辅料甘草煎煮最佳工艺：加8倍量水，浸泡30分钟，煎煮3次，每次45分钟。

　　参考甘草制远志的传统炮制工艺，采用正交试验设计，以远志总皂苷含量和远志酸含量为指标，综合考察浸泡时间、甘草水量和加热温度等影响炮制工艺的主要因素，确定了甘草制远志炮制工艺的参数；经四川绿色药业科技发展有限公司饮片车间中试修正后，确定甘草制远志的最佳炮制工艺：以甘草水淹没过远志1.0 cm，140℃煮至甘草水被吸尽，70℃干燥7小时，厚度1cm；用夹层锅时，在煮沸后调节蒸气压为0.1MPa煮至汤吸尽，取出在70℃干燥7小时，厚度1cm。

　　3）远志炮制品的活性评价：根据远志的功效，采用小鼠动物自发活动计数、戊巴比妥钠协同睡眠、气管段酚红排泌、跳台法等动物模型，进行了生远志、甘草制远志和蜜远志与NS比较、阳性组对小鼠学习记忆和化痰止咳作用的影响。结果表明，在安神、止咳化痰方面，相同剂量生远志与甘草制远志没有显著性差异，但与生理盐水组比较均有显著性差异；在安神作用方面，相同剂量生远志与甘草制远志没有显著性差异，但甘草制远志较生远志有增强趋势；在止咳化痰作用方面，相同剂量的蜜远志强于生远志，但安神作用较生远志有增强的趋势。可见，远志炮制有增强活性的趋势，其主要作用可能是减少其毒副作用。

　　4）远志饮片质量标准的研究：通过生远志、蜜远志、甘草制远志的杂质、水分含量、总灰分、酸不溶性灰分的检查，以及浸出物和远志酸含量测定，暂制订远志饮片质量的质量标准如下。

　　【生远志】杂质含量不得超过1.0%；水分含量不得超过10.0%；总灰分含量不得超过5.0%，酸不溶性灰分不得过1.0%；醇浸出物含量不低于20.0%；远志酸（$C_{29}H_{44}O_6$）以干燥品计不得少于0.70%。

　　【蜜远志】杂质含量不得超过1.0%；水分含量不得超过10.0%；总灰分含量不得超过5.0%，酸不溶性灰分不得过1.0%；醇浸出物含量不低于25.0%；远志酸（$C_{29}H_{44}O_6$）以干燥品计不得少于0.70%。

　　【甘草制远志】杂质含量不得过1.0%；水分含量不得超过10.0%；总灰分含量不得超过5.0%；酸不溶性灰分不得过1.0%；醇浸出物含量不低于25.0%；远志酸（$C_{29}H_{44}O_6$）以干燥品计不得少于0.70%。

　　5）饮片稳定性考察：各取三批中试生产样品050101、050102、050103进行稳定性研究。采用室温留样观察法，取包装条件下的远志饮片，分别置室温条件，湿度75%±5%条件下观察。室温留样0月、1月、2月、3月、6月、12月，分别对其性状、鉴别、检查、含量测定等项目进行检验。结果表明，各批样品在考察的 12 个月内，各项指标均符合要求，表明在考察期限内质量稳定。

综上可见，远志属多基原品种，本研究基于中药主要的功能主治，以及历史和现代的主流品种，分析当时《中国药典》（一部）在远志质量控制指标体系中存在的缺陷，以主流品种的主产区或道地产区所产药材为实验材料，以主要功能主治相关的药理模型为筛选手段。首次筛选出远志"安神、祛痰"作用的活性部位，并从中分离、纯化获得能表征远志"安神、祛痰"作用的指标性成分，即去羟基远志皂苷元。以此为对照品，建立了远志药材的薄层色谱定性鉴别方法和 HPLC 含量测定方法。提出了远志质量控制的量化指标及含量低限，为远志及含远志复方制剂的质量控制提供了依据。该方法被 2005 年版及以后各版《中国药典》（一部）采用。在系统考证了远志炮制历史沿革、特点与古人炮制的意图的基础上，针对远志临床应用的炮制品主要有生远志、甘草制远志和蜜远志，通过炮制工艺筛选，确定了甘草制远志和蜜远志的工厂生产工艺参数，制定了生远志、蜜远志、甘草制远志的质量控制标准。通过这些工作，完善了远志的质量控制标准指标体系，完善了《中国药典》（一部）远志项下的质量控制内容，对保证中医临床安全、有效发挥了重要的作用。

该研究是万德光在品种、产地和本草研究的基础上，遵循中医药传统理论与现代科技手段紧密结合的原则，提供符合中医临床用药需求的远志质量标准量化指标体系，奠定远志及含远志复方制剂的质量控制基础；这是中药质量控制标准体系研究的范例。

2. 桃仁药材质量控制标准的研究

桃仁是临床常用的活血化瘀药，来源于蔷薇科植物桃 *Amygdalus persiea* L.［*Prunus persiea*（L.）Batsch.］或山桃 *A. davidiana*（Carr.）C.de Vos ex Henry［*Prunus davidiana*（Carr.）Franch.］的干燥成熟种子。味苦、甘，性平；归心、肝、大肠经；具有活血祛瘀、润肠通便、止咳平喘等功效；主治经闭痛经、癥瘕痞块、肺痈肠痈、跌扑损伤、肠燥便秘、咳嗽气喘等病证。《中国药典》（一部）规定了其性状、显微鉴别特征，以及酸败度（酸值不得过 10.0，羰基值不得过 11.0）、黄曲霉毒素和苦杏仁苷（$C_{20}H_{27}NO_{11}$）含量进行药材质量控制。苦杏仁苷具有镇咳平喘、抗肿瘤、保肝作用，以及降血糖、抗凝血、抗脑缺血和抑制肾纤维化的作用。而苦杏仁苷是蔷薇科植物种子中的共有成分，因此苦杏仁苷缺乏专属性；而桃仁中含有 50% 以上油脂成分，其活性和质控指标未明确。现有质量控制的标准远远不能反映桃仁药材的内在质量。

（1）**桃仁商品调查**：2006～2008 年从河北、安徽、陕西、甘肃、重庆、四川、广西、贵州、新疆、山西、吉林等地收集市售 24 份桃仁样品和从产地采集的 9 份样品，经鉴定 14 份市售桃仁和 5 份采自产地的样品为蔷薇科植物桃 *Amygdalus persiea* L. 的种子；11 份市售桃仁和 4 份采自产地的样品为蔷薇科植物山桃 *A. davidiana*（Carr.）C.de Vos ex Henry 的种子。可见，《中国药典》（一部）收载的两种桃仁的基原均是市售桃仁的主流品种。

（2）**活血化瘀有效部位的筛选**：桃仁具有活血祛瘀、润肠通便、止咳平喘作用，是临床常用的活血祛瘀要药。故采用小鼠凝血实验筛选桃仁活血祛瘀的有效部位。1kg 桃仁捣碎，加 8 倍量 80% 乙醇回流提取，待提取溶剂沸腾 2 小时后趁热过滤，收集滤液。共回流 3 次后，合并滤液，减压回收乙醇。依次用石油醚、三氯甲烷、乙酸乙酯、正丁醇萃取滤液，回收溶剂后，将提取物真空干燥，即得不同极性部分的提取物。将各种提取物分别用 0.5% 的羧甲基纤维素钠 50mL 配成悬浊液。按成人临床用药剂量为 4.5～9.0g，设高剂量组为 4.5g/kg（以生药计），即人用最大剂量的 30 倍；低剂量组为 1.5g/kg（以生药计），即人用最大剂量的 10 倍；按照各组分提取物在桃仁中所占比例不同，算出各组分的给药剂量，按此剂量分别灌胃给药，阴性对照组灌服 0.5% 的羧甲基纤维素钠溶液，阳性对照组灌服阿司匹林 5mg/kg，每日 1 次。小鼠灌胃给药，连续 8 天后，用毛细管法测定小鼠的凝血时间。结果表明，桃仁的石油醚提取物能延长小鼠的凝血时间，同其他文献报道一致，由此推断石油醚部位是桃仁活血化瘀的有效部位。

（3）**桃仁油的组成分析**：桃仁中含有 50% 以上油脂成分，现有质量控制指标中，仅规定了酸败度，而其组分的质和量，以及其药学意义尚未明确。同时，石油醚萃取部位是桃仁活血化瘀的有效部位，推断活血化瘀的有效组分存在于石油醚溶剂提取的桃仁油中。因此，本研究采用石油醚溶剂法，超声提取，回收溶剂后用无水硫酸钠干燥，得桃仁油。市售 25 桃仁样品和自采的 9 份样品的桃仁油的得率在 43.2%～56.4%。桃仁油经氢氧化钾、三氟化硼甲酯化，以棕榈酸、油酸、亚油酸为对照品，内标物选用十一酸甲酯，采用毛细管气相色谱对桃仁脂肪酸进行分析，并利用 GC–MS 技术计算桃仁油中脂肪酸组成，确认指纹图谱中的特征指纹信息，进行系统聚类和相似度分析。从相对保留时间看，34 批桃仁的脂肪酸气相色谱指纹图谱相似，共有 6 个主要色谱峰，主要成分相同，以不饱和脂肪酸油酸甲酯、亚油酸甲酯为主，其相对含量达 90% 以上，其次是棕榈酸甲酯、硬脂酸甲酯、18- 冠 -6、十六碳烯酸甲酯，6 个主要色谱峰占总峰面积 95% 以上。选择亚油酸甲酯（6 号峰）为参照峰，计算各共有峰的相对保留时间。应用 SPSS（13.0）软件，采用组间均联法（Between group linkage），以夹角余弦（Consine）作为样品的分类依据；34 批样品可分为 3 类，4 份样品归为第一类，占总样本量的 11.76%，其总峰面积最大，表明油酸、亚油酸含量最高；21 份样品归为第二类，占总样本量的 61.76%，其总峰面积次之；样本 9 份样品归为第三类，占总样本量的 26.47%，其总峰面积最小，表明油酸、亚油酸含量最低。经相似度分析，夹角余弦、相关系数、相似性比 3 种测度所得结果趋势一致，主要体现了桃仁脂肪酸中油酸甲酯 / 亚油酸甲酯的比值差异。

山桃 *A. daridiana* 与桃仁 *A. persica* 种子中的棕榈酸平均相对含量分别为 4.44%、4.67%；油酸相对平均含量分别为 71.92%、72.28%；亚油酸相对含量平均分别为 21.04%、20.89%；表明不同基原的桃仁脂肪酸的含量无明显差异。34 批桃仁样品中的不饱和脂肪酸油酸、亚油酸的平均总量高达 93.06%（*RSD* 为 4.36%），且含量相对稳定，且油酸与亚油酸的量呈现一定的相关性，如 14 号样品油酸含量较低（59.34%），亚油酸较高（31.04%），油酸、亚油酸的总量为 90.38%；5 号样品油酸含量较高（75.36%），亚油酸较低（18.18%），但油酸、亚油酸的总量为 93.54%。采用相似度计算法对样品进行比较，结合聚类分析结果，去除脂肪酸含量最高的第一类样本和含量最低的第三类样本，因为第一类样本只占总样本量的 11.6%，不具代表性，而认为第三类样本质量较差。从第二类 21 批桃仁药材中选取 10 批有代表性的合格药材，选择亚油酸（6 号峰）为参照峰，建立桃仁药材脂肪酸的气相色谱指纹图谱共有模式。共有模式中油酸甲酯 / 亚油酸甲酯的比值为 3.48±0.02，但是第二类 9 号样本油酸甲酯 / 亚油酸甲酯为 5.6，油酸含量远高于亚油酸，1 号、33 号样本的油酸甲酯 / 亚油酸甲酯为 2.08，表现出与共有模式较低的相似性；而第一类样本 23 号、30 号，第三类样本 2 号、16 号的油酸甲酯 / 亚油酸甲酯的比值接近共有模式的比值。

在 GC 指纹图谱中，指纹信息量（主要是指色谱峰的数目）大，但重现性较差，尤其是不同批次的中药材就更难重复，本实验将桃仁石油醚提取物甲酯化后，重点检测桃仁中的脂肪酸类成分，不仅简化 GC 图谱信息，提高重现性，并且突出了活性成分不饱和脂肪酸油酸及亚油酸量的特征变化，建立了桃仁脂肪酸 GC 指纹图谱，为桃仁的质量评价提供了有效方法。

（4）桃仁油的活性评价：桃仁油是桃仁的主要组成物质，主要含油酸、亚油酸。桃仁是临床常用的活血化瘀药，结合现代临床常用于治疗冠心病、心肌梗死、经血失调、跌打损伤、视神经萎缩等疾病。因此，桃仁油对血液流变学及微循环的影响，可作为评估桃仁油是否是桃仁活血祛瘀活性部位的指标。

桃仁油给寒凝血瘀模型大鼠灌胃给药，连续 7 天后，桃仁油各剂量组与模型组比较，能显著降低不同切变率（低、高切）的全血黏度和血浆黏度，低、中、高剂量组的红细胞压积（Hct）、聚集指数（EAI）、红细胞变形指数（EDI）与纤维蛋白原（Fib）均不同程度低于模型组，表明桃仁油可改善血瘀大鼠血液的高黏状态，降低其聚集性，从而改善血液流变学特性；低剂量以改善红细胞聚集和红细胞变形为主，中、高剂量以改善红细胞压积和抑制纤维蛋白原生成为主；三个剂量组对全血黏度和血浆黏度均有显著的改善。桃仁油给小鼠连续 8 天灌胃药后，给药后 10、20、30 分钟，与空白对照组比较，桃仁油各剂量给药组对小鼠耳郭微动脉管径有显著的扩大作用；给药后 20、30 分钟，对微静脉管径有显著扩大作用；同时发现小鼠耳郭毛细血管交叉网开放数目有明显增加。提示桃仁油对小鼠耳郭微循环有明显改善作用。

上述可见，桃仁油是桃仁活血祛瘀的有效部位，桃仁油通过血液流变学指标和微循环指标，体现桃仁的活血祛瘀作用。现有研究表明，不饱和脂肪酸能保持细胞膜的相对流动性，以保证细胞的正常生理功能；使胆固醇酯化，降低血中胆固醇和甘油三酯；降低血液黏稠度，改善血液微循环；提高脑细胞的活性，增强记忆力和思维能力；也是合成人体内前列腺素和血栓素的前体物质。课题组前期研究发现桃仁油中油酸、亚油酸最为突出，本次实验结果结合他人研究资料可见，油酸、亚油酸应是桃仁活血化瘀的有效组分之一，可作为桃仁活血化瘀作用的评价指标。

（5）桃仁的质量评价指标体系研究：现有的研究资料表明，油酸、亚油酸、苦杏仁苷均是桃仁活血祛瘀的有效组分，苦杏仁苷是桃仁止咳平喘的有效组分；这三种成分代表桃仁作用（活血祛瘀、润肠通便、止咳平喘）的两大主要功效，应该可以代表桃仁的质量特征，可用作桃仁质量的控制指标。

1）苦杏仁苷限量的确定：苦杏仁苷是桃仁止咳平喘的有效组分。现有研究资料表明，苦杏仁苷在体内被肠道微生物产生的 β- 葡萄糖苷酶水解，产生微量的氢氰酸与苯甲醛，对呼吸中枢有抑制作用，达到镇咳、平喘作用；同时苦杏仁苷水解产生的氢氰酸被吸收后，氰离子能与细胞色素氧化酶的三价铁（Fe^{3+}）结合，阻断氧化呼吸过程中电子的传递，使血红蛋白丧失携氧能力，最后组织细胞因缺氧而窒息；灌胃给药，小鼠 LD_{50} 为 0.887g/kg，大鼠灌胃的 LD_{50} 为 0.6g/kg，说明苦杏仁苷具有轻度毒性。按 LD_{50} 的 1/600 确定临床试验剂量的方法，其临床初始剂量分别为 1.47mg/kg、1mg/kg，取其中最低剂量计算，得 1mg/kg（每人 60mg）为人体剂量；按 LD_{50} 的 1/100 确定最大安全剂量是每人 360mg。按《中国药典》（一部）规定的 5～10.0g 用量，临床使用桃仁、燀桃仁和炒桃仁 3 种饮片，以保证安全、有效为原则，人体剂量是每人 60～360mg；即饮片中苦杏仁苷含量限量 12～36mg/g（以生药计），或苦杏仁苷含量限量为 1.2%～3.6%。

采用 HPLC 法测定 35 批桃仁样品中苦杏仁苷的含量，结果表明山桃仁较桃仁的苦杏仁苷量高，苦杏仁苷含量平均值 1.20%，最高为 2.81%，最低为 0.63%，标准偏差 0.514；20 份山桃仁样品质量分数为 0.67%～2.81%，平均质量分数 1.39%；15 份桃仁样品质量分数为 0.63%～1.63%，平均质量分数 0.95%。不同产地的桃仁药材中苦杏仁苷含量差异较大，如山桃仁，采自新疆乌鲁木齐的样品苦仁苷含量最高（2.29%），而四川北川的样品苦杏仁苷含量最低（0.67%）；桃仁，采自陕西延安的样品苦杏仁苷含量最高（1.38%），而山西汾阳的样品苦杏仁苷含量最低（0.67%），但采自陕西的 3 份样品的苦杏仁苷含量差异较小。其中有 17 份样品苦杏仁苷 ≥ 1.2%，仅 2 份样品 ≥ 2.0%。可见，市售桃仁的质量堪忧，应加强对药材生产、贮藏、运输的监管。

2）油酸、亚油酸限量的确定：桃仁油是桃仁活血祛瘀的有效组分，其中主要含油酸、亚油酸，结合他人研究资料，油酸、亚油酸可作为桃仁活血祛瘀作用的评价指标，油酸、亚油酸不存在安全风险，故不制定上限要求。本实验采用 GC 方法测定了 34 份样品中油酸、亚油酸的含量，结果表明，山桃仁中油酸含量较桃仁低，亚油酸含量则为山桃仁较桃仁高；19 份山桃仁样品中油酸含量为 25.68% ～ 32.68%，平均 28.80%；亚油酸为 5.08% ～ 13.96%，平均 8.62%。15 份桃仁样品油酸含量 24.64% ～ 31.44%，平均 28.92 %；亚油酸 5.54% ～ 12.42%，平均 8.28%。34 份样品中油酸平均含量 28.85 %、亚油酸的含量 8.47 %。有学者采用 HPLC 法测定 10 份桃仁和 16 份山桃仁，结果表明药材桃仁中油酸平均含量 27.35%，亚油酸平均含量 9.16%。同样证实药材桃仁中油酸量高于亚油酸，油酸几乎是亚油酸的 3 倍，部分地区达到 4 倍以上。结合两个实验室的测定数据，药材桃仁中油酸平均含量为 28.20%，亚油酸平均含量 8.77%；以均值的 80% 作为规定限度，暂定桃仁中油酸的含量不得少于 22.5%，亚油酸的含量不得少于 7.0%。

3）浸出物含量：桃仁油中的不饱和脂肪酸等脂溶性成分是其活血化瘀的主要成分，其石油醚浸出物可作桃仁药材质量控制指标。本研究采用石油醚溶剂法，超声提取，回收溶剂后用无水硫酸钠干燥，得桃仁油。通过对 34 种桃仁药材样品的测定，发现桃仁油得率在 43.2% ～ 56.4%，平均 48.86%，种间差异不明显，以 80% 样品的量作规定限度，暂定桃仁中油酸的含量不得少于 45.0%。

4）水分、灰分、酸不溶性灰分：测定 34 种桃仁药材样品的水分、灰分、酸不溶性灰分的含量，平均值分别为 5.8%，2.75% 和 0.22%。暂定桃仁药材水分不得过 7.0%，总灰分不得过 3.5%，酸不溶性灰分不得过 0.3%。

（6）桃仁的质量评价指标体系的修订

1）修订桃仁基原植物拉丁学名：根据国际植物命名法规，建议《中国药典》中桃仁基原植物的学名由桃 *Prunus persica*（L.）Batsch.、山桃 *P. davidiana*（Carr.）Franch. 修订为桃 *Amygdalus persica* L. 和山桃 *Amygdalus davidiana*（Carr.）C.de Vos ex Henry，与《中国植物志》、*Flora of China* 保持一致，便于国际交流。

2）增订【鉴别】项下桃仁横切面特征和修订桃仁粉末特征。2015 年版《中国药典》（一部）无药材横切面构造特征，故增订。桃仁粉末中，除种皮石细胞是桃仁的鉴别特征之一外，本研究表明其螺纹导管较多，可与苦杏仁相区别。故修订桃仁粉末的特征，保留了种皮石细胞特征，而且增加了子叶细胞含大量糊粉粒和油滴，螺纹导管较多两项特征。

3）增订【检查】项下水分、灰分、酸不溶性灰分。2015 年版《中国药典》

（一部）桃仁项下无此内容，故增订本品的水分、灰分、酸不溶性灰分，有效控制药材质量。

4）增订【浸出物】项醚浸出物。2015 年版《中国药典》（一部）桃仁项下无此内容，经过研究，桃仁活血化瘀的主要成分为不饱和脂肪酸等脂溶性成分，故增订醚浸出物，可作为桃仁药材质量控制指标。

5）修订和增订【含量测定】项内容。2015 年版《中国药典》（一部）桃仁项下仅有苦杏仁苷含量测定方法和最低限量，根据本研究增订杏仁苷最低限量和最高限量，以保证临床用药的安全、有效。同时增加桃仁活血祛瘀活性部位中活性成分的气相色谱测定法，制定桃仁药材中油酸和亚油酸含量的标准。

综上所述，虽《中国药典》（一部）有桃仁标准，但不完善。万德光带领的研究团队根据中医临床主要用途，找出与中药功效相适应的部位和组分以完善质量控制标准；在限量制定时除考虑本实验室的研究结果外，充分吸收其他实验室已有研究结果，综合分析提出限量标准，以保证质量标准的客观性和实用性。对中药中具有明显毒性成分的药材，根据现有毒理学研究结果制定含量的限量范围，才能更有效地保证临床用药安全、有效。若《中国药典》（一部）收载药材基原植物的学名已经变更，而且已被广泛接受，应及时修订，以便国际学术交流和商业贸易。

3. 威灵仙药材质量控制标准研究

威灵仙是临床治疗痹证的常用药，来源于毛茛科植物威灵仙 *Clematis chinensis* Osbeck、棉团铁线莲 *Clematis hexapetala* Pall. 或东北铁线莲 *Clematis manshurica* Rupr. 的干燥根及根茎。味辛、咸，性温；归膀胱经；具有祛风除湿，通络止痛作用；主治风湿痹痛、肢体麻木、筋脉拘挛、屈伸不利、骨哽咽喉等病证。《中国药典》（一部）规定了其药材性状、显微和薄层鉴别，醇溶性浸出物含量等，对药材进行质量控制。威灵仙属多基原品种，各地使用品种也非常复杂，至少涉及 3 科 10 余种植物，无疑给临床用药带来隐患。因此，必须对威灵仙的历史和现实应用情况进行调查，对目前药用品种进行同质性评价，以保证临床用药的安全性和有效性。故在 1996 ～ 2005 年开展了威灵仙药材质量评价研究。

（1）形态组织学研究： 开展了威灵仙、棉团铁线莲、东北铁线莲、秦岭铁线莲、灵仙苗、柱果铁线莲等来源"威灵仙"的原植物形态、药材性状、显微特征对比研究，找到它们的鉴别特征，分别列出了这五种"威灵仙"和"灵仙苗"（地上部分）的药材性状、显微特征鉴定检索表（表2-1）。丰富和完善了药材性状和显微鉴别内容，方便威灵仙药材的品种鉴定。

表2-1　八种威灵仙药材根横切面显微结构分种检索表

1. 根中央具髓部，皮层分布裂生式分泌腔⋯⋯⋯⋯⋯⋯⋯⋯⋯⋯⋯ **显脉旋覆花** *Inula nervosa* **Wall.**

1. 根中央无髓部，皮层无分泌腔。

　2. 皮层无厚壁组织。

　　3. 皮层占根直径的1/2或更多，细胞14层以上；无韧皮纤维或少见韧皮纤维。

　　　4. 韧皮部无石细胞和韧皮纤维⋯⋯⋯⋯⋯⋯⋯⋯ **棉团铁线莲** *Clematis hexapetala* **Pall.**

　　　4. 韧皮部分布有石细胞和韧皮纤维。

　　　　5. 韧皮纤维及石细胞于韧皮部外侧。

　　　　　6. 韧皮部外侧偶有韧皮纤维或石细胞；导管单个散在，排列无规律

　　　　　　⋯⋯⋯⋯⋯⋯⋯⋯⋯⋯⋯⋯⋯⋯⋯⋯ **威灵仙** *Clematis chinensis* **Osbeck**

　　　　　6. 韧皮部有单个或成簇韧皮纤维，石细胞；导管径向成行，与木纤维相间排列

　　　　　　⋯⋯⋯⋯⋯⋯⋯⋯⋯⋯⋯⋯⋯⋯ **东北铁线莲** *Clematis manshurica* **Rupr.**

　　　　5. 韧皮纤维及石细胞单个或2～5个成群分布于整个韧皮部；木质部明显4原型，有4个凹弧⋯⋯⋯⋯⋯⋯⋯⋯⋯⋯⋯⋯ **柱果铁线莲** *Clematis uncinata* **Champ.**

　　3. 皮层约占根直径的1/3或更少，细胞10～12层；韧皮部外侧具韧皮纤维簇

　　　⋯⋯⋯⋯⋯⋯⋯⋯⋯⋯⋯⋯⋯⋯⋯⋯ **毛蕊铁线莲** *Clematis lasiandra* **Maxim.**

　2. 皮层有厚壁组织。

　　7. 厚壁细胞单个或成群分布于皮层外侧，木质部4～6原型，有4～6个凹弧

　　　⋯⋯⋯⋯⋯⋯⋯⋯⋯⋯⋯⋯⋯⋯⋯ **山木通** *Clematis finetiana* **Lévl. et Vaniot**

　　7. 厚壁细胞单个或成群分布于皮层最外侧；木质部2～3原型，有2～3个凹弧

　　　⋯⋯⋯⋯⋯⋯⋯⋯⋯⋯⋯⋯⋯⋯ **锥花铁线莲** *Clematis paniculata* **Thunb.**

（2）活性部位的筛选：根据威灵仙的主要功效是"祛风除湿，通络止痛"，选取"镇痛、抗炎"为威灵仙有效部位研究的指标。采用小鼠热板法、小鼠醋酸扭体法、小鼠耳肿胀试验、大鼠足肿胀试验、大鼠棉球肉芽肿试验，比较东北铁线莲 *Clematis manshurica* Rupr. 的水煎液、挥发油、生物碱、皂苷和芳香水各部位的药理活性。镇痛试验结果表明，皂苷高剂量组、生物碱高剂量组、皂苷低剂量组、水煎液高剂量组，及芳香水高剂量组均能显著延长小鼠舔后足时间，以皂苷高剂量组和生物碱高剂量组作用最显著，芳香水高剂量组作用次之；皂苷高剂量组、皂苷低剂量组、水煎液高剂量组、生物碱高剂量组，芳香水高剂量组及芳香水低剂量组均能明显延长小鼠腹腔注射醋酸后出现扭体反应的时间，都能明

显减少单位时间内出现的扭体次数，皂苷高剂量组和芳香水高剂量组作用尤其显著。抗炎试验结果表明，皂苷高剂量组、皂苷低剂量组、水煎液高剂量组、生物碱高低剂量组、挥发油高剂量组、芳香水高低剂量组均能显著减轻小鼠耳郭肿胀度；皂苷高剂量组、皂苷低剂量组、水煎液高剂量组、生物碱高剂量组、挥发油高剂量组均能显著抑制蛋清所致大鼠足趾肿胀率，抑制作用在给药后 30～120 分钟较明显，在给药 60 分钟时抑制效果最为明显；皂苷高低剂量组、水煎液高低剂量组、生物碱高低剂量组及挥发油高剂量组均能显著抑制大鼠棉球肉芽组织的生成，其中皂苷高剂量组和水煎液高剂量组抑制作用尤其显著。皂苷高低剂量组、水煎液高低剂量组、生物碱高低剂量组及挥发油高低剂量组均能显著降低炎性组织中的前列腺素 E_2（PGE_2）水平，尤以皂苷高剂量组、水煎液高剂量组、生物碱高剂量组及挥发油高剂量组作用最显著。可见，总皂苷、生物碱、挥发油类及芳香水部位均为威灵仙镇痛、抗炎作用的有效部位，其中总皂苷、生物碱作用最显著；抗炎是挥发油的主要活性，芳香水主要活性是镇痛；总皂苷、总生物碱是威灵仙的主要活性部位，降低炎性组织中 PGE_2 水平是其抗炎的机制之一。

（3）指标性成分的筛选：北铁线莲经 60% 乙醇提取、分离，得总皂苷部位，得率约 2.9%。取东北铁线莲总皂苷，加水使之完全溶解，加盐酸调酸浓度至 10%，沸水浴回流水解 2 小时，过滤，收集沉淀，水洗至中性，得总皂苷元。总皂苷元经硅胶柱层析分离，乙醚重结晶，得一白色针状结晶。经薄层和高效液相检测，确定为单一化合物。经 MS、^{1}H–NMR、^{13}C–NMR、IR、UV 光谱确定其结构为 3β–hydroxy–olea–12–en–28–oic acid，即齐墩果酸（$C_{30}H_{48}O_3$）。根据齐墩果酸有保肝、降糖降脂、抗肿瘤、抗高血压、消炎和抗 HIV 等多种药理作用，因此确定齐墩果酸为威灵仙质量控制的指标性成分。

（4）定性方法研究：通过溶剂提取获得威灵仙、秦岭铁线莲、东北铁线莲、棉团铁线莲的总皂苷，以硅胶 G 板上行展开，分别用氯仿：甲醇：水（13：7：2）和正丁醇：甲醇（7：2）为展开剂，硫酸显色剂显色，结果表明，法定品种的薄层色谱相似，但与秦岭铁线莲有一定区别。将皂苷水解后，总皂苷元在硅胶 G 板上行展开，分别用氯仿：丙酮：乙酸乙酯（12：3：0.7），环己烷：乙酸乙酯（7：3）为展开剂，结果表明，几种威灵仙均含齐墩果酸，薄层色谱也相似，但仍有一定区别。可用于法定品种与秦岭铁线莲、威灵仙苗和秦岭铁线莲苗的鉴别。

（5）定量方法研究： 采用高效液相色谱法（HPLC）测定药材中齐墩果酸含量，对方法学进行了考察，共测定了东北铁线莲、威灵仙、棉团铁线莲等样品，所测样品涵盖了威灵仙药材的法定品种。该方法简便，快捷，准确，灵敏度高，重现性好，较双波长薄层扫描法更为简便、快捷，该方法可作为威灵仙药材的质量控制方法。测定结果表明，东北铁线莲药材中含齐墩果酸 0.228%，威灵仙 0.126%，棉团铁线莲 0.185%。从色谱图可见，东北铁线莲中皂苷元较为单一，而威灵仙和棉团铁线莲中皂苷元较为复杂。

综上所述，威灵仙属多基原中药，《中国药典》（一部）虽有标准，但不完善。万德光带领的团队根据中医临床主要用途，找出与中药功效相适应的部位和组分以完善质量控制标准。并通过与常见的地方习用品对比研究，表明秦岭铁线莲的根及根茎具有与法定品种威灵仙相似的物质组成和活性，是较好的地方习用品；而威灵仙苗（威灵仙和秦岭铁线莲地上部分）和法定的药用部位存在区别，不能代替威灵仙的整体功效。

4. 桑类药材的品质评价体系研究

桑类药材包括桑白皮、桑枝、桑叶和桑椹，分别来源于桑科植物桑 *Morus alba* L. 的干燥根皮、嫩枝、叶或果穗，四种中药的性效和主要用途不同。《中国药典》（一部）主要规定了其性状、显微鉴别特征、灰分和浸出物的限量，而无特征性活性成分的质量控制标准。同时桑类中药的来源复杂，仅仅依据现有质量控制指标体系，难以明确其来源是否属于桑 *Morus alba* L.。

（1）桑类中药的药效学比较研究： 根据桑白皮、桑枝、桑叶和桑椹都有止咳、止消渴和补虚或利五脏的医家经验，选择镇咳祛痰、免疫调节、抗氧化和糖尿病模型比较四种中药的共性和差异。

1）镇咳祛痰试验：90% 乙醇加热回流桑叶、桑椹、桑枝、桑白皮所得提取物水分散后用石油醚、乙醚、乙酸乙酯、正丁醇梯度萃取物和水溶液 5 个部位。采用氨水引咳小鼠模型，空白对照组灌胃给予生理盐水，阳性对照组灌胃给予咳必清，实验组分别灌胃给予桑叶、桑椹、桑枝、桑白皮的石油醚部位、乙醚部位、乙酸乙酯部位、正丁醇部位、水部位高剂量（30 倍人体剂量）和低剂量（10 倍人体剂量）及桑白皮水煎液，各 0.2mL/10g，连续灌胃 3 天，第 4 天灌胃 30 分钟后，开始氨水引咳实验，观察小鼠的典型咳嗽动作（腹肌收缩、同时嘴张开、有时可有咳嗽声者为咳嗽，否则算做"无咳嗽"）及记录潜伏期和 2 分钟内咳嗽次数。结果表明：①桑叶、桑椹、桑枝、桑白皮均有减少小鼠 2 分钟内咳嗽次数、延长咳嗽潜伏期的作用（$P < 0.05$ 或 $P < 0.01$），桑白皮水煎液、乙醚部位、乙酸乙酯部位、正丁醇部位均有明显镇咳作用（$P < 0.05$ 或 $P < 0.01$），桑枝石油醚部位、乙酸乙酯部位、正丁醇部位有明显镇咳作用（$P < 0.05$ 或 $P < 0.01$），桑叶、桑椹的各部位均有明显镇咳作用（$P < 0.05$ 或 $P < 0.01$）；②桑叶乙酸乙酯部位、桑椹乙酸乙酯部位、桑枝石油醚部位与桑白皮水煎液的镇咳作用相似（$P > 0.05$）；③桑类药材的石油醚提取部位中，桑枝延长潜伏期的效果较显著，桑椹止咳效果较好；在乙醚提取部位中，桑叶延长潜伏期和止咳效果都较好；在乙酸乙酯提取部位中，桑叶延长潜伏期效果较好，桑椹止咳效果较好；在正丁醇提取部位中，桑椹延长潜伏期和止咳效果都较好；在水提取部位中，桑椹延长潜伏期效果较好，桑叶止咳效果较好。

将镇咳实验后的小鼠称重，再继续饲养 2 天，并每天灌胃给药 0.2mL/10g，实验前一天禁食，不禁水。第二天灌胃给药 30 分钟后，注射酚红溶液（2.5g 酚红溶于 50mL　0.5mol/L 的 $NaHCO_3$ 溶液中，即浓度 0.5%），每只小鼠 0.1mL/10g，30 分钟后脱颈处死小鼠，剪开颈正中皮肤，剥去气管周围组织，剪下自甲状软骨下至气管分支处的一段气管，放进盛有 2mL 生理盐水的试管中，再加入 1mol/L NaOH 0.1mL，用分光光度计（波长 558.5nm）测吸光度值。结果表明：①桑叶、桑椹、桑枝、桑白皮均有提高小鼠气管酚红排泌量的作用（$P < 0.05$ 或 $P < 0.01$），除桑椹乙酸乙酯部位、桑枝乙醚部位、桑白皮石油醚部位无明显作用外，其余各药的相应部位均能明显提高小鼠气管酚红排泌量（$P < 0.05$ 或 $P < 0.01$）；②在桑类药材的石油醚提取部位，以桑叶、桑椹的作用最强；而乙醚、乙酸乙酯、正丁醇、水部位，则以桑白皮提高小鼠气管酚红排泌量的作用最强；③桑叶乙酸乙酯部位、桑椹石油醚部位、桑枝乙酸乙酯部位、桑枝正丁醇部

位、桑白皮的全部提取物与桑白皮水煎液均具相似的作用强度（$P > 0.05$）。

综合上述两项实验指标可见，桑叶、桑椹、桑枝、桑白皮四药镇咳祛痰的活性部位不完全相同，桑椹是石油醚、正丁醇和水溶部位，桑叶、桑枝是石油醚、正丁醇和乙酸乙酯部位，桑白皮是乙醚、正丁醇和乙酸乙酯部位，表明桑类中药镇咳祛痰的活性多样，医家认为这类中药具有治疗咳嗽的作用是肯定的，镇咳祛痰作用是它们的共同药理作用活性。

2）小鼠免疫功能的影响试验：采用小鼠迟发型超敏反应（DTH）模型和小鼠溶血素抗体生成的影响实验。分别以桑叶醇提物（100mg/kg，200mg/kg），桑枝醇提物（222.8mg/kg，445.6mg/kg），桑白皮醇提物（428.6mg/kg，857.2mg/kg），桑椹醇提物（1080mg/kg，2160mg/kg）给正常小鼠灌胃，每天1次。

①小鼠迟发型超敏反应（DTH）实验：给雄性小鼠灌胃给药，连续8天，第1天每只小鼠腹部剃毛2cm×2cm。第2、3天灌胃2小时后，每鼠腹部去毛区用含1% 2,4-二硝基氟苯（DNFB）的丙酮-麻油（1:1）溶液50μL涂抹致敏。第8天灌胃2小时后在每鼠右耳两面分别用含1% DNFB的丙酮-麻油（1:1）溶液5μL涂抹进行攻击，同时于左耳两面分别涂抹丙酮-麻油（1:1）基质溶液5μL作为对照。耳部致敏后24小时，以颈椎脱臼法处死各组小鼠，将左右耳郭剪下，打孔称重，计算肿胀率；另取各组小鼠的胸腺和脾脏称重，计算脏器指数。肿胀度＝致炎侧（右）耳片质量数－对照侧（左）耳片质量数；胸腺指数＝胸腺重（mg）/体重（g）×10；脾指数＝脾重（mg）/体重（g）×10。

②影响小鼠溶血素抗体生成的实验：给雄性小鼠灌胃给药，每天1次，连续7天。第3天各鼠腹腔注射5% 鸡红细胞（CRBC）0.2mL，致敏后4小时灌胃给药。第7天给药1小时后眼眶取血，分离血清，生理盐水稀释500倍供测定。取各鼠稀释血清1mL，加入CRBC 0.5mL、10% 补体血清1mL，混匀；对照管为生理盐水1mL、CRBC 0.5mL、10% 补体血清1mL，混匀。置37℃恒温水浴箱中保温1小时后，于0℃冰箱中止反应。离心后取上清液1mL，加入都氏液3mL，混匀，以不加血清的CRBC与都氏液为参比，用紫外可见分光光度计于540nm处测定吸光度，计算HC_{IgM}值：HC_{IgM}＝样本血清吸光度值×稀释倍数。结果表明，桑叶、桑椹、桑枝、桑白皮四种药的醇提物高低剂量均能显著降低小鼠耳肿胀程度

（$P < 0.01$），提示四种药均有抗炎作用；桑枝高低剂量组、桑白皮低剂量组、桑椹高剂量组均能显著降低 DTH 小鼠的胸腺指数（$P < 0.05$ 或 $P < 0.01$），桑叶、桑枝低剂量组和桑椹高剂量组均能显著降低脾指数（$P < 0.05$ 或 $P < 0.01$），提示四种药对细胞免疫具有一定抑制作用；四种药醇提物的高低剂量均能使小鼠溶血素抗体水平升高，提示四种药均能增强体液免疫功能。历代医家认为四种药具有补虚或利五脏的作用，其药效学基础可能是免疫调节作用。

3）抗氧化试验：采用体外抗氧化实验方法，分别比较桑枝、桑白皮、桑叶、桑椹醇提取物，水分散后的石油醚、乙醚、乙酸乙酯、正丁醇梯度萃取物和水溶液的体外抗氧化作用。分别取桑枝、桑白皮、桑叶、桑椹各提取部位 10mg，精密称定，置 50mL 量瓶中，加入少量无水乙醇，超声处理使完全溶解，加入 1 滴吐温 –80，混匀，用蒸馏水稀释至刻度，作为供试品溶液。精密量取供试品溶液 1mL，置 50mL 量瓶中，加入水杨酸溶液 1mL、硫酸亚铁溶液 2mL，再加入 8.8mmol/L H_2O_2 溶液 2mL，用蒸馏稀释至刻度，置 25℃水浴中反应 1.5 小时。中止反应后，以蒸馏水为参照液，于 510nm 处测定吸光度 A_x。另取供试品溶液 0mL，同法操作，测定吸光度 A_0。根据 A_0 和 A_x，计算供试品对羟自由基的清除率。实验结果表明，桑枝、桑白皮、桑叶、桑椹的各提取部位都有清除 Fenton 反应羟自由基的作用；桑枝、桑叶、桑椹以水部位的清除能力最强，桑白皮则以乙醚部位清除能力最强。桑椹富含以矢车菊 –3– 葡萄糖为代表的花青素类化合物，这类化合物具很强的自由基清除能力；黄酮类化合物、芪类化合物都具有多个酚羟基，可以与生物体内过量的自由基反应生成酚氧自由基，起到抗氧化作用。桑叶富含黄酮类成分，有抗氧化活性。桑叶与桑椹中含维生素 A、维生素 C 及 B 族维生素同样具有抗氧化作用。

4）对胰岛素受体影响：以基于 STAT5b 靶控报告基因的胰岛素受体细胞模型，在细胞水平探讨桑类中药对胰岛素受体的影响。STAT5b（signal transducer and activator of transcription 5b）是胰岛素信号转导中的重要转录因子，是胰岛素受体酪氨酸激酶结构域底物。诱导荧光素酶（Luc）能催化萤火虫的氧化性羧化作用，同时发射出光子，可被光度计捕获定量。因此，构建 STAT5b 应答元件靶控报告基因的细胞模型，通过检测 Luc 报告基因表达水平，间接监测胰岛素受体中酪氨酸激酶活性，从而筛选出具有胰岛素样活性的化合物或 STAT5b 激活剂。本研究选用 pSTAT5b3–TK–Luc 作为 STAT5b 靶控报告基因载体，以 Luc 为报告基因，以 β– 半乳糖苷酶为内参，建立细胞模型，通过检测 Luc 的表达水平间接考察细胞内的胰岛素信号通路是否被激活，最后用所得值计算诱导表达率。分别取桑枝、桑白皮、桑叶、桑椹醇提取物，水分散后的石油醚、乙醚、乙酸乙酯、正丁醇梯度萃取物和水溶液 5 个部位，桑枝、桑白皮各提取部加 DMSO 配成 100μg/μL 的溶液，–20℃储存，实验时用 DMSO 稀释 3 万倍、30 万倍和 300 万倍，作高、中、低三个剂量组；细胞水平上探讨它们对胰岛素受体的影响。结果显示，桑白皮石油醚部位中 / 低剂量组、乙醚部位高剂量组、正丁醇部位高剂量组和水部位中剂量组均能显著诱导 CHO.hIR/STAT5b/Luc 细胞靶控报告基因的表达，尤以乙醚部位高剂量组具极显著；桑枝石油醚高 / 中剂量组、水部位低剂量组均有一定的诱导报告基因表达的活性，但各部位高、中、低剂量组对 CHO.hIR/STAT5b/Luc 细胞靶控报告基因表达的影响无统计学差异；桑叶乙醚部位高剂量组、正丁醇部位中 / 高剂量组、水部位低 / 中剂量组能显著诱导报告基因的表达；桑椹仅水部位中剂量组能显著诱导报告基因的表达，而石油醚部位高剂量组、乙醚部位高 / 低剂量组、乙酸乙酯部位各剂量组、正丁醇中 / 高剂量组却显著抑制报告基因的表达。这可能是医家认为四药具有止消渴作用的药效学基础。

（2）桑类药材化学成分虚拟筛选研究：通过检索 CA 数据库 1907 年创刊以来收录的有关桑属植物化学成分研究的文献，获得了相关桑属化学成分的结构，除去小分子糖和氨基酸类成分后，共有 510 个化合物的数据。采用 Chemsketch 10.0 绘制这些化合物的平面结构，再用 CORINA 程序生成三维结构并进行构象优化，由优化结构的化合物组成小分子库。根据课题组对桑类中药性味功效和药理作用的分析结果，选择表 2-2 所列靶点进行虚拟筛选研究。靶点的三维结构来自美国布鲁克海文（Brookhaven）国家实验室管理的 Protein Data Bank 数据库（http://www.rcsb.org/pdb/），有的靶点自带参考配体；对未带配体的靶点三维结构，自行准备参考配体。

表 2-2　桑类中药化学成分的待对接靶点

序号	靶点	PDB 号	参考配体	药理作用	对应功效
1	胰岛素受体（InsulinRreceptor）	1IRK	L-783281	降血糖	消渴
2	α- 葡萄糖苷酶（α-Glucosidase）	2G3M	acarbose	降血糖	消渴
3	β_2- 肾上腺素受体	2R4S	formoterol	止咳平喘	止肺喘咳
4	磷酸二酯酶 4B（PDE 4B）	1F0J	rolipram	平喘、抗炎	止喘嗽
5	环氧合酶Ⅱ（COXⅡ）	6COX	S58-701	抗炎	消肿
6	PSGL-1 蛋白	1G1S	FUC-623	抗炎	消肿
7	血管紧张素转化酶（ACE）	1UZF	MCO-702	降血压	—
8	谷胱甘肽 S- 转移酶（Glutathione S-transferase）	1N2A	glutathione sulfonate	抗肿瘤	—
9	HIV-1 蛋白酶（HIV-1 Protease）	1HVR	XK2-263	抗 HIV	—
10	碳酸酐酶Ⅻ（Carbonic AnhydraseⅫ）	1JD0	acetazolamide	利尿	利水道
11	盐皮质激素受体（Mineralocorticoid Receptor）	2AA2	aldosterone	利尿	利水道

采用丹麦 Molegro ApS 公司 Molegro Virtual Docker（MVD）2007 对接程序进行分析筛选。例如针对胰岛素受体的虚拟筛选，桑类化学分子库与胰岛素受体三维结构对接，所有化合物的各个 pose 的 Mol Dock Score 评分分布如图 2-4 所示，图中纵坐标为 pose 的数目，横坐标为 Mol Dock Score 值。全部化合物 pose 在 Mol Dock Score-Affinity-Rerank Score 参数空间的分布如图 2-5 所示。参考配体胰岛素受体激动剂 L-783281 与化合物库中 Mol Dock Score 评分最高的化合物 albanin G 与靶标的相互作用示意图（分别如图 2-6、2-8 所示），配体与受体的对接位置可通过图 2-7、2-9 的受体表面直观判别。

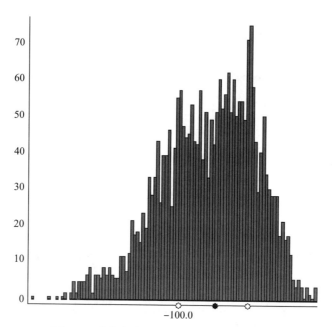

图 2-4　全部化合物 pose 的对接评分分布图

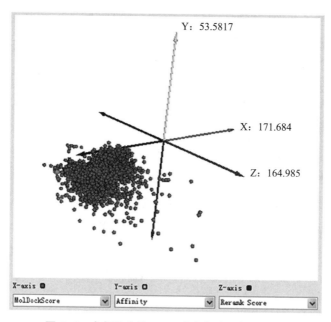

图 2-5　全部化合物 pose 在参数空间的分布图

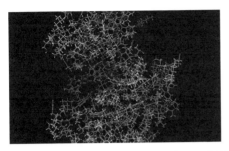 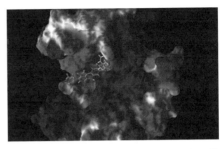

图 2-6　L-783281 与靶标相互作用示意图　图 2-7　从靶标表面看 L-783281 作用的
相对位置

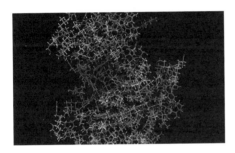 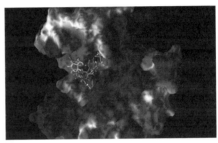

图 2-8　albanin G 与靶标相互作用示意图　图 2-9　从靶标表面看 albanin G 作用的
相对位置

　　桑类中药化学成分虚拟筛选结果显示：对表 2-2 所列 11 个靶点进行虚拟筛选，前 50 个评分较高的结果中，包含 145 个化合物。进一步比较发现不少化合物对多个靶点存在潜在活性，有 9 个化合物对 10 个靶点均有活性，占 6.21%；7 个化合物对 9 个靶点有活性，占 4.83%；5 个化合物对 8 个靶点有活性，占 3.45%；6 个化合物对 7 个靶点有活性，占 4.14%；10 个化合物对 6 个靶点有活性，占 6.90%；13 个化合物对 5 个靶点有活性，占 8.97%；14 个化合物对 4 个靶点有活性，占 9.66%；15 个化合物对 3 个靶点有活性，占 10.34%；25 个化合物对 2 个靶点有活性，占 17.24%；41 个化合物主要作用于 1 个靶点，占 28.28%。其中，9 个对 10 个靶点有潜在活性的化合物依次是：albafuran C、albanin F、albaninG、artonin I、kenusanone C、kuwanon P、kuwanon X、moracenin A、mulberrofuran M。

　　基于化学成分虚拟筛选的结果，可以解释桑类中药的效用并指导其质量控制。

　　①止消渴：分别对胰岛素受体（Insulin Rreceptor）和 α- 葡萄糖苷酶

（α–Glucosidase）具有潜在抑制活性评分绝对值最高的 50 个化合物中，有 31 个化合物具有同时抑制两种靶点的潜在活性，其中 albafuran C、albanin F、albanin G、artonin I、kuwanon W、kuwanon X、moracenin A、mulberrofuran B、mulberrofuran I、mulberrofuran M、mulberrofuran O、rutin、sanggenone T 等 13 个化合物分别抑制两个靶点的潜在活性前 25 位的化合物，它们可以作为解释四种桑类中药性效、止消渴作用和质量评价的潜在指标。

②止喘嗽：以止咳和抗炎的靶点为指标评价，选用 β_2– 肾上腺素受体、磷酸二酯酶 4B（PDE 4B）、环氧合酶 II（COX II）、PSGL–1 蛋白等 4 个靶点，对这 4 个靶点分别具有潜在抑制活性评分绝对值最高的 50 个化合物中，有 15 个化合物具有同时抑制 4 个靶点的潜在活性，其中 mulberrofuran O、albanin F、mulberrofuran M、albanin G、albafuran C、moracenin C、sanggenone T、kuwanon P、moracenin A、kuwanon X 等 10 个化合物是分别抑制 2 个靶点的潜在活性前 25 位的化合物，它们可以作为解释四种桑类中药性效、止咳平喘作用和质量评价的潜在指标。

③利水道：以利尿作用靶点为指标评价，选择碳酸酐酶 XII（Carbonic Anhydrase XII）、盐皮质激素受体（Mineralocorticoid Receptor）2 个靶点，对这 2 个靶点分别具有潜在抑制活性评分绝对值最高的 50 个化合物中，有 16 个化合物具有同时抑制 2 个靶点的潜在活性，其中 mulberrofuran D、mulberrofuran B、isopentenyl adenosine、sanggenone K、mulberrofuran L、zeatin riboside 等 6 个化合物，可以作为解释四种桑类中药性效和质量评价的潜在指标。

④利关节、除风痹：以抗炎和血管作用靶点为评价指标，选用环氧合酶 II（COX II）、PSGL–1 蛋白、血管紧张素转化酶（ACE）等 3 个靶点，对这 3 个靶点具有潜在抑制活性评分绝对值最高的 50 个化合物中，有 13 个化合物同时具有抑制 4 个靶点的潜在活性，其中 albanin F、albanin G、albafuran C、moracenin C、mulberrofuran M、mulberrofuran O、sanggenone T、kuwanon P、mulberrofuran I 等 9 个化合物作为分别抑制 3 个靶点的潜在活性前 25 位的化合物，可以解释四种桑类中药利关节、除风痹作用，可作为质量评价的潜在指标。

（3）桑类药材化学成分的整体信息分析：桑枝、桑白皮、桑叶、桑椹属同基原多部位中药，药效学实验和化学成分虚拟筛选研究证实其共性和差异性客观存在，这是它们具有不同临床适应证的基础。目前光谱和色谱方法能够表征中药的整体化学成分特征，本研究就是利用多种光谱和色谱技术，结合数学和计算化学等方法，更直观表征四者整体化学成分的异同。为阐释这四种中药性效差异的物质基础，为药材的鉴别和质量控制提供有力支撑。

1）基于傅立叶转换的紫外光谱指纹特征分析：紫外光谱法（UV法）具有简便快速、灵敏可靠等特点。但中药的紫外吸收光谱是其各组分特征吸收光谱的叠加谱，属宽带吸收光谱，所表征的直观信息相对较少，不易直接分析以提取有价值的信息（图2-10上），常不易表征不同样品间的差异。紫外吸收光谱获得的原始数据经傅里叶变换（FFT）后，信号分解成幅值分量和频率分量，谱线差异放大，得到的 FFT–UV 光谱信息量增多（图2-10下），有利于谱线轮廓相似的不同光谱间比较分析，也可以计算谱图之间的相似度，对不同样品做出适当的描述；同时支持向量机方法对样品进行分类和预测。通过 Matlab 7.0 编程实现紫外光谱的 FFT 变换，效果如图2-11、图2-12所示。

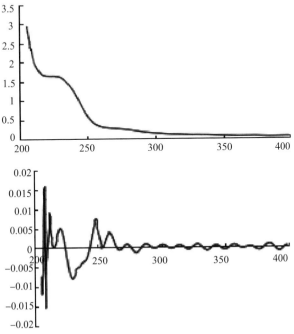

图2-10　桑枝石油醚部位 UV 光谱（上）、FFT–UV 光谱（下）

紫外吸收光谱获得的原始数据，经 FFT 变换所得的 FFT-UV 光谱数据，经标准化变换（减去均值除以标准差）后，进行聚类分析和相似度分析，结果见图 2-11、图 2-12。

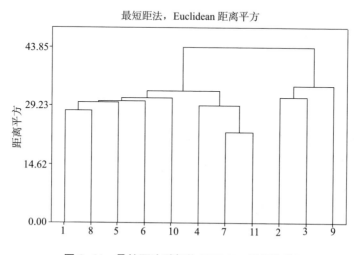

图 2-11　桑枝石油醚部位 FFT-UV 数据聚类图

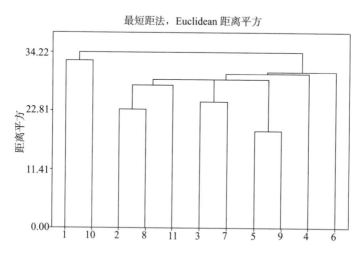

图 2-12　桑枝乙醚部位 FFT-UV 数据聚类图

　　分别将四种桑类中药的 95% 乙醇提取物，分解成石油醚、乙醚、乙酸乙酯、正丁醇与水部位。取各提取部位，除水部位用水溶解、以水为参比溶液外，其他提取部位以甲醇为溶剂、以甲醇为参比溶液。各提取部位以一定量溶剂溶解后，配成适当浓度（最大吸光度控制在 3.0 以下）的溶液使用。取供试品溶液，用参比溶液校零后，在 200～400nm 范围内扫描，扫描间隔为 0.5nm，记录各扫描点的吸光度值，并绘制光谱图。采用夹角余弦法计算紫外光谱两两间的相似度。设 X 为 n 维向量 $(x_1, x_2, \cdots, x_n)$，Y 为 n 维向量 $(y_1, y_2, \cdots, y_n)$，则 X 与 Y 的相似性可用其在几何空间的向量夹角 θ 的余弦来度量：

$$\cos\theta = \frac{\sum\limits_{i=1}^{n} x_i y_i}{\sqrt{\sum\limits_{i=1}^{n} x_i^2 \cdot \sum\limits_{i=1}^{n} y_i^2}}$$

　　$\cos\theta$ 越接近 1，则 X 与 Y 的相似性越大。将 FFT–UV 图谱看作多维空间内的矢量，在 200～400nm 区间每隔 5nm 选取一个吸光度值，利用上述公式计算图谱间的相似度。以平均值光谱为参照，四种桑类中药各部位紫外光谱的相似度如表 2-3 所示。可见，原始光谱经 FFT 变换后，样品之间的相似性和差异得以充分体现。聚类分析中，在特定部位聚在一起的样品，如桑白皮"内江"和"河北"的乙酸乙酯部位，表明它们在该部位的化学成分相似性较大；相距较远的样品则化学成分的相似性小；FFT–UV 图谱的相似度也同样能说明这一问题。另一方面，同一药材在不同部位的聚类结果可能不一致，如桑白皮"A2"与"荷花池"在石油醚部位和水部位聚在一起，但在正丁醇部位，"A2"与"潼南"聚为一类，而"荷花池"与"湖南"聚为一类。这说明"A2""荷花池"的石油醚部位和水部位的化学成分结构类型或含量较为相似，"A2"与"潼南""荷花池"与"湖南"的正丁醇部位的化学成分结构类型或含量较为相似；而"A2"与"荷花池"的正丁醇部位的化学成分结构类型或含量差异较大。

表 2-3   桑枝药材各部位 FFT-UV 图谱的相似度评价
（以平均值光谱为参照）

样品		石油醚	乙醚	乙酸乙酯	正丁醇	水
桑白皮	S1	0.2938	0.3399	0.8223	0.191	0.3835
	S2	0.1643	0.8087	0.5133	0.358	0.8381
	S3	0.1629	0.6616	0.5358	0.621	0.5235
	S4	0.4396	0.4825	0.1973	0.2599	0.3282
	S5	0.5297	0.1917	0.5387	0.6599	0.4854
	S6	0.6493	0.6362	0.8004	0.5466	0.4946
	S7	0.7734	0.7846	0.6296	0.1707	0.5631
	S8	0.668	0.6151	0.4194	0.2622	0.4227
	S9	0.1929	0.4932	0.3917	0.6141	0.5133
	S10	0.2622	0.3907	0.4649	0.5381	0.4841
	S11	0.4375	0.6301	0.4106	0.5534	0.5148
桑枝	S1	0.8136	0.5848	0.5502	0.3394	0.906
	S2	0.0163	53	0.7027	0.415	0.4804
	S3	0.7013	0.8538	0.3072	0.1991	0.8272
	S4	0.604	0.7964	0.5661	0.6053	0.4875
	S5	0.6405	0.6871	0.802	0.7484	0.6857
	S6	0.3385	0.5713	0.4659	0.728	0.7652
	S7	0.5361	0.8886	0.6814	0.6201	0.5121
	S8	0.8369	0.7125	0.4393	0.481	0.6413
	S9	0.7707	0.7431	0.81	0.5939	0.6734
	S10	0.8057	0.8059	0.6847	0.8182	0.8399
	S11	−0.1662	0.5788	0.8027	0.3098	0.4557

样品		石油醚	乙醚	乙酸乙酯	正丁醇	水
	S2	−0.290	0.160	0.384	0.596	0.892
	S3	0.142	0.570	0.486	0.680	0.288
	S4	0.557	0.688	0.457	0.149	0.707
	S5	0.493	0.370	0.729	0.566	0.076
	S6	0.115	0.740	0.569	0.666	0.544
	S7	0.157	0.742	0.619	0.068	0.242
	S8	0.333	0.170	0.366	0.339	0.611
桑叶	S9	0.699	0.464	0.197	0.702	0.735
	S10	0.635	0.270	0.652	0.549	0.827
	S11	0.520	0.599	0.680	0.828	0.207
	S12	0.620	0.286	0.660	0.652	0.849
	S13	0.469	0.571	0.672	0.719	0.496
	S14	0.614	0.287	0.646	0.775	0.901
	S15	0.198	0.514	0.367	0.497	0.781
	S16	0.605	0.442	0.353	0.616	0.674
	S2	0.580	0.145	0.359	0.233	0.779
	S3	0.132	−0.059	0.425	1.000	−0.029
	S4	0.239	0.355	0.697	0.184	0.806
	S5	0.627	0.482	0.673	−0.090	0.634
桑椹	S6	0.501	0.658	0.508	0.125	0.826
	S7	0.822	0.618	0.636	0.118	0.741
	S8	−0.063	0.178	0.481	−0.003	0.454
	S9	0.621	0.577	0.238	0.073	0.874
	S10	0.788	0.574	0.518	0.036	0.510

续表

样品		石油醚	乙醚	乙酸乙酯	正丁醇	水
桑椹	S11	0.692	0.728	0.688	0.119	0.489
	S12	0.305	0.557	0.550	0.181	0.652
	S13	0.404	0.588	0.038	0.203	0.785
	S14	0.515	0.335	0.511	0.049	0.583
	S15	0.389	0.343	0.499	0.149	0.480
	S16	0.591	0.514	0.714	0.247	0.259

上述结果可知，紫外光谱的特征波长分析长于描述样品间化学成分的差异，谱线轮廓分析易于识别样品间的共性特征；紫外光谱经 FFT 变换后，通过聚类分析和相似度分析能够充分表征样品之间整体化学成分的相似性和差异。不同原植物或种质的桑枝、桑白皮、桑叶、桑椹药材，在整体化学成分上既存在差异，也存在着共性，且药材两两之间的共性，可能随不同提取部位而变化。同一原植物或种质的不同产地的药材，其化学成分同样存在差异和共性，也与提取部位有关。不同原植物或种质、同一原植物或种质的不同产地、不同提取部位，这些相互交错的表征桑类药材品质的因素，完全可以通过 FFT-UV 光谱的聚类及相似性分析得到充分描述和识别。

2）基于支持向量机的 FFT-UV 光谱识别方法研究：在认识到 FFT-UV 光谱能充分反映样品特征，考虑采用支持向量机方法对这些特征进行识别，以达到判别或者预测样品属性的目的。支持向量机方法是建立在结构风险最小化原则基础上的一种新型统计学习方法，其学习策略是根据有限样本信息，在兼顾经验风险和置信范围的同时寻求最优解，以实现对样本的统计估计和预测。支持向量机方法的特点在于针对有限样本求最优解，其所用算法最终将原始问题转化为一个二次函数寻优问题，所得到的解为全局最优解，从而解决了神经网络方法中无法避免的局部最优问题。由于有这些优点，近年来支持向量机方法在人脸识别、气象预报等许多领域获得了应用，在中药鉴定方面的应用也已有报道。

采用支持向量机对 FFT-UV 光谱进行识别的基本思路是：将药材各部位的

FFT–UV 光谱作为样本组成训练集 T，样本量用 l 表示，将每一样本中 n 个波长点相应的值作为指标向量，$x_i \in x = R^n$ 记为（$i=1，2，\cdots，n$），若将样本所属的类别用 y 表示，当样本的类别只有两类时（如本实验样本可分为属于或不属于 *Morus alba* L. 两类），则某一样本 j 可记为 $y_j \in y = \{1, -1\}$；将 x 作为输入，将 y 作为输出，可以设想通过机器学习

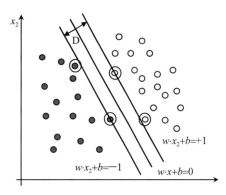

图 2-13　分类超平面示意图

建立一个能够识别 *Morus alba* L. 的 FFT–UV 光谱模型，理想的模型能够预测新样本的输入，推断其输出 y 为 1 还是 –1，从而识别该样本是或不是 *Morus alba* L.。解决问题的关键在于建立一个良好的分类模型，而建立模型的实质在于找到一个可以将 R^n 中的各点正确地分为两部分的规则，这个规则依赖于训练集 $T = \{(x_1, y_1), \cdots (x_l, y_l)\} \in (x \times y)^l$。通过对训练集的训练，找到 $x = R^n$ 上的一个实值函数 $g(x)$，用决策函数 $f(x) = \mathrm{sgn}(g(x))$ 来判断样本输入 x 所对应的输出 y 值。

　　支持向量机是一种构造决策函数的方法。对于线性可分的两类而言，可以用多条直线将两类分开，如图 2-13 所示。所有分类线的集合称为分类超平面，其中，处于两类中间的分类线最有代表性，通常用方程 $(w \cdot x) + b = 0$ 表示，该方程使得样本集 (x_i, y_i) 满足 $y_i[(w \cdot x_i) + b] - 1 \geq 0$。因两类样本的属性值分别用 1 和 –1 表示，因此，处于分类超平面边界的两条直线的方程分别为 $(w \cdot x_1) + b = 1$ 和 $(w \cdot x_2) + b = -1$，样本值中位于这两条直线上的向量即称为支持向量。这两条直线之间的距离 $D = \dfrac{2}{\|w\|^2}$，好的分类超平面要求 D 尽可能大，这等价于使 $\|w\|^2$ 尽可能小。满足 $y_i[(w \cdot x_i) + b] - 1 \geq 0$ 且使 $\dfrac{1}{2}\|w\|^2$ 最小的分类方程则称为最优分类面。函数 $g(x)$ 代表了两类样本的最优分类面。只要求出分类方程的最优解为 (w^*, b^*)，则可构造最优分类面方程 $g(x) = (w^* \cdot x) + b^*$，从而求出决策函数 $f(x)$。

　　在 $y_i[(w \cdot x_i) + b] - 1 \geq 0$ 条件下求 $\|w\|^2$ 的最小值，可以用 Lagrange 最优化对

偶问题来解决，即在约束条件 $\sum_{i=1}^{l}\alpha_i y_i = 0$ 和 $\alpha_i \geq 0$（α_i 为 Lagrange 乘子，$i=1$，2，$\cdots$，n）下求解下列目标函数 $Q(\alpha) = \sum_{i=1}^{l}\alpha_i - \frac{1}{2}\sum_{i=1}^{l}\sum_{j=1}^{l}\alpha_i\alpha_j y_i y_j (x_i \cdot x_j)$ 的最大值，此为不等式约束条件下的二次函数寻优问题，存在唯一解 α^*，根据最优解 $\alpha^* = (\alpha_1^*, \cdots, \alpha_l^*)^T$ 计算 $w^* = \sum_{i=1}^{l} y_i \alpha_1^* x_i$，选择 α^* 的一个正分量 α_j^* 计算 b^*，$b^* = y_j - \sum_{i=1}^{l} y_i \alpha_j^* (x_i \cdot x_j)$。$\alpha^*$ 的每一个分量均与一个训练点相对应，最优分类面的划分依赖于 α_i^* 不为零的训练点，这些点的输入 x_i 即为支持向量。

上述理论是基于线性分类面的，对于分类面非线性的情况，可以此为基础进行扩展。如果分类面近似线性，可以在约束条件 $y_i[(w \cdot x_i) + b] - 1 \geq 0$ 中加入一个松弛变量 $\xi_i \geq 0$，即把约束条件扩展为 $y_i[(w \cdot x_i) + b] + \xi_i \geq 1$，$\xi$ 体现了训练集被错误划分的情况，错划程度可用 $\sum_{j=1}^{l}\xi_i$ 表示，为了分类正确，要求错划程度尽可能小。但是，ξ_i 充分大时样本点 (x_i, y_i) 总可满足 $y_i[(w \cdot x_i) + b] + \xi_i \geq 1$，因此，需要在目标函数中引入惩罚因子 $C > 0$ 以避免 ξ_i 过大，得到新的目标函数 $(w, \xi) = \frac{1}{2}\|w\|^2 + C(\sum_{i=1}^{n}\xi_i)$。适当的惩罚因子 C 能够充分兼顾最大分类间隔和最小的错划程度，当 $C \to \infty$ 时，近似线性的分类将逼近线性分类。

对于非线性分类问题，不能直接采用线性分类器，但可以将输入向量通过一个非线性函数 $\Phi(x_i)$ 映射到一个更高维的特征空间，然后再进行线性分类。由于在前述最优化对偶问题中，$(x_i \cdot x_j)$ 会影响最后结果，当映射到高维空间后，影响最后结果的则为 $\Phi(x_i) \cdot \phi(x_j)$。$\Phi(x_i)$ 和 $\Phi(x_j)$ 的内积可用核函数 $K(x_i, x_j)$ 表示，核函数所满足的条件可由 Mercer 定理给出。核函数的引入使得非线性分类问题的最优决策函数变为 $f(x) = \text{sgn}(\sum_{i=1}^{l}\alpha_i^* y_i K(x_i, x) + b^*)$。目前，应用支持向量机时采用的核函数主要有三种：多项式核函数 $K(x, x_i) = (x \cdot x_i + 1)^d$、径向基核函数 $K(x, x_i) = \exp(-\gamma \|x - x_i\|^2)$ 和 Sigmoid 核函数 $K(x, x_i) = \tanh(\beta_1(x \cdot x_i) + \beta_2)$。不同的核函数所用参数不同，因此，选择适合的参数是支持向量机获得理想结果的

前提。

由于径向基核函数对非线性、高维数资料的分类较为有效，因此本实验采用径向基核函数。径向基核函数的参数包括惩罚因子 C 和径向基系数 γ，C 控制经验风险，γ 则控制支持向量机算法对输入量变化的敏感程度。不同的 C、γ 可使支持向量机所建立的分类模型的预报正确率不同，理想的模型依赖于最佳的 C 和 γ。为了寻找最佳 C、γ，目前比较好的方法是在对训练样本进行交叉验证时，采用网格搜索法来尝试 C 和 γ 的各种组合。例如，先随机产生一个组合进行计算，建立相应分类模型并对训练样本进行预报，将预报结果与样本的真实分类进行比较以得到所建立模型的预报正确率，如果正确率未达到预期值，则继续尝试新的 C、γ 组合，直到正确率符合要求为止，从而得到最佳的 C 和 γ 以建立分类器。网格搜索过程可以通过绘制 $\log C$–$\log \gamma$ 坐标系中正确率的等高线图而直观显示。

因 FFT–UV 光谱数据点多，直接进行支持向量的计算则计算量很大，故考虑对光谱进行适当压缩以减少数据的维数和提高运算速度。实验时先使用 Matlab 的小波工具箱对光谱进行一维小波变换，将光谱数据压缩为 54 个数据点。压缩后的光谱不影响谱图的特征识别，如图 2–14 所示。

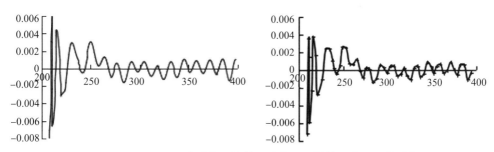

图 2–14　FFT–UV 光谱的压缩效果（左：压缩前；右：压缩后）

本研究采用台湾大学林智仁（Chih–Jen Lin）博士的 libsvm 2.85 软件，在 Phython 2.5 环境下进行运算。运算时利用软件附带的 grid.py 和 easy.py 工具进行参数 C 和 γ 的网格搜索，并调用 gnuplot 程序绘制交叉验证的预报正确率等高线图。由于采用了 grid.py 和 easy.py 的默认设置，因此，所得到 C 和 γ 的最佳参数值并不一定是真实的最优值，所以，可以根据 grid.py 和 easy.py 运算所得的优化参数值，继续手动调整参数 C 和 γ，使所建立模型趋于理想。使用 libsvm 的具体流程为：①按照 libsvm 的要求准备数据文件；②对数据进行标准化变换；③采用网格搜索法优化参数，采用留一法进行交叉验证；④对优化所得的最优参数进行验证和调整；⑤确定参数，建立分类模型；⑥利用模型对样本进行预测。

　　实验时将原植物为 *Morus alba* L. 的药材属性设为 1，将非 *Morus alba* L. 的药材属性设为 –1，将药材数据用 libsvm 进行训练，搜索参数，建立模型并以训练样本作为测试样本进行检验，结果如图 2–15、图 2–16 和表 2–4、表 2–5 所示。

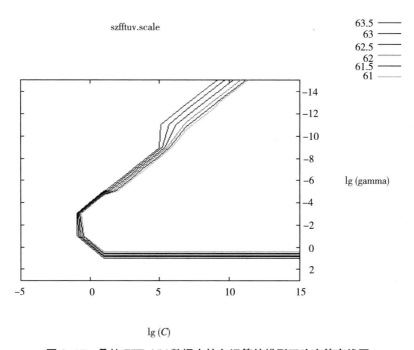

图 2–15　桑枝 FFT–UV 数据支持向运算的模型正确率等高线图

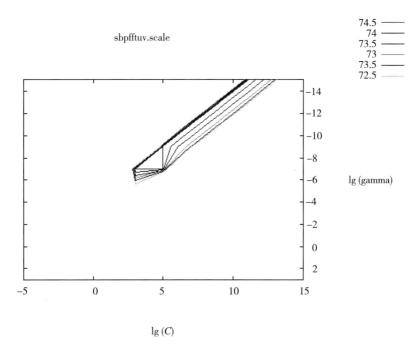

图 2-16　桑白皮 FFT-UV 数据支持向运算的模型正确率等高线图

表 2-4　不同参数 C 和 γ 对模型预测正确率的影响

序号	C	γ	#iter	nu	obj	rho	nSV	nBsv	Total nSV	预测率（%）
1	0.03125	0.078125	49	0.727273	−1.236169	−0.983493	55	25	55	63.6364
2	0.5565	0.078125	67	0.727273	−17.87407	−0.705734	55	24	55	67.2727
3	0.6666	0.078125	67	0.727273	−20.370939	−0.647518	55	24	55	80
4	0.8252	0.078125	70	0.727273	−23.364165	−0.56367	55	24	55	92.7273
5	1.0	0.078125	73	0.727273	−25.83778	−0.471252	55	24	55	98.1818
6	1.5	0.078125	98	0.648873	−29.126164	−0.330424	55	13	55	100

注：表中 C 和 γ 以外的项目为 libsvm 运算时得到的一些内置参数，这些参数影响 C 和 γ 优化。下同。

表 2-5　不同参数 C 和 γ 对模型预测正确率的影响

序号	C	γ	#iter	nu	obj	rho	nSV	nBsv	Total nSV	预测率（%）
1	8.0	0.0078125	106	0.743226	−262.8385	−0.115762	48	33	48	83.6364
2	10.0	0.0078125	140	0.709867	−310.6444	−0.111617	48	30	48	85.4545
3	15.0	0.0078125	182	0.670062	−414.9516	−0.022078	45	27	45	89.0909
4	20.0	0.0078125	182	0.637495	−497.4948	0.059881	42	23	42	92.7273
5	25.0	0.0078125	200	0.602763	−563.3749	0.152469	42	18	42	92.7273
6	50.0	0.0078125	384	0.468408	−749.1079	0.600984	42	11	42	96.3636

由表 2-4、表 2-5 看出，当参数适当时，支持向量机所刻画的分类超平面可以达到近乎理想的效果，所建立的模型预测率达 90% 以上。因此，只要通过适当的手段找到不同样品之间的差异，就可以通过支持向量机方法进行判别和预测，从而实现对中药品质的准确评价。

3）基于图像分析技术和支持向量机的数字化薄层色谱指纹特征分析方法研究：薄层色谱指纹图谱以其简便、特征明显、易于识别而广泛应用于中药鉴别。薄层色谱检识方法中，相对比移值（R_f）是主要的量化参数，其他特征常用目测分析。因此，薄层色谱的量化方法成为建立薄层指纹图谱的关键问题。目前以薄层色谱图像的灰度值为基础，将彩色的薄层色谱图像转换为单色的灰度图像再进行处理，通过灰度值表征灰度图像各像素点的颜色深度，将各色谱斑点的灰度值扣除空白区域的噪声后即得到量化数据的研究逐渐增多。这类方法的致命缺陷是损失了色谱斑点的固有色度。本研究利用 Matlab 7.0 编程，提出一种基于图像光强（image optical intensity）的薄层色谱量化方法。

①连续光强扫描获取数字化薄层色谱图：薄层色谱的彩色数码图像中，各像素点均有相应的光强。物理学术语光强主要是用于衡量物质的发光强度，定义是光源在指定方向的单位立体角内发出的光通量，设光通量为 dΦ，立体角元为 dω，则发光光强 I=dΦ/dω，其单位为 candela（坎德拉）。光源所发出的光通量包含各种颜色光的分量，任何复合颜色都可分解为红、绿、蓝三色。因此，任何光

源的光强可分解为相应的红、绿、蓝三种单色光的光强。如果运用计算机图像分析技术对薄层色谱原始图像指定区域按像素点进行连续的光强扫描，可分别得到相应的红、绿、蓝三色的光强，将每一像素点三色的光强相加，则可得到该像素点的光强；以像素距离为横坐标、光强为纵坐标作图，则可得到数字化的薄层光强色谱图。为便于比较，将横坐标变换为色谱斑点的 hR_f 值，将纵坐标变换为光强的丰度，则得到标准化变换的薄层色谱图。

②滤波：薄层色谱板的吸附剂存在不均匀性，所以薄层色谱原始图像非样品区域各像素点的光强也不完全一致。因此，即便在样品色谱区域进行光强扫描时，以非样品区域为参照扣除了大部分空白，结果仍难免存在噪声，所得数字化色谱图不够平滑。为消除噪声影响，实验中对直接光强扫描色谱图进行了savitzky-golay 滤波处理。savitzky-golay 滤波法系采用窗口移动多项式最小二乘拟合法对谱线信号进行平滑处理，是强调窗口宽度中心点的中心作用的加权平均法，所用多项式的次数可以为二次、三次、四次甚至更高次，可根据谱线信号的具体情况进行选择。savitzky-golay 滤波可以很好地排除干扰，而信号的基本特征并无变化。

③基线校正：为保证色谱峰积分的准确性，在变换为标准化色谱图之前，先进行基线校正，以扣除光强扫描色谱图基线漂移所带来的影响。

④非对称色谱峰和重叠峰的拟合、拟合峰的积分：因受样品本身及薄层色谱条件的限制，薄层色谱中的一些斑点可能不够圆整、部分重叠或者存在斑点拖尾等情况，这些情况反映在数字化色谱图中，就表现为色谱峰之间分离度差、色谱峰不对称及色谱峰存在重叠。这样的色谱图比较难以解析并且解析结果误差很大。因此，有必要对非对称峰、重叠峰进行高斯拟合，即采用如 $f(x) = A\exp(-(x-B)^2/C^2)$（式中 A、B、C 为实数常数，且 $A > 0$）的高斯函数对数据点集进行函数逼近，从而将这些峰拟合为对称的高斯峰。拟合峰能够使非对称峰、重叠峰等被掩蔽的峰特征得以修正，而且使峰面积等各种峰参数的测量较未拟合时更为准确。但当非对称色谱峰不规则程度较大时，其峰的某些类似拐点的地方也将被拟合为单独的峰。此外，谱图噪声较大，噪声也有可能被拟合。因此，拟合后宜与薄层色谱原始图像中的斑点进行对比，决定取舍。

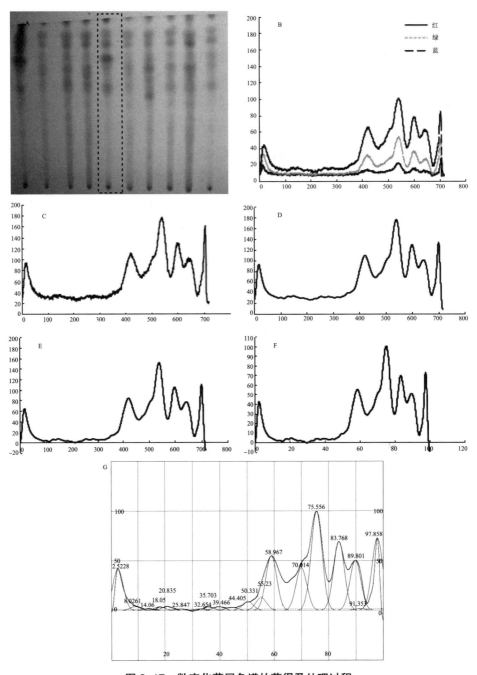

图 2-17　数字化薄层色谱的获得及处理过程

注：A. 薄层色谱原始图像；B. 连续光强扫描色谱图；C. 红、绿、蓝三色光强叠加色谱图；
D. savitzky-golay 滤波色谱图；E. 基线校正色谱图；F. 标准化变换色谱图；G. 不对称峰和重叠峰的拟合

实验样品：取各药材提取部位，加甲醇制成 1mg/mL 的溶液，备用。

实验条件：石油醚部位、乙醚部位、乙酸乙酯部位采用硅胶 G 薄层层析，正丁醇部位和水部位采用聚酰胺薄膜薄层层析。点样量均为 10 μL。展开剂为石油醚部位为石油醚（60～90℃）-乙醚（1：2），乙醚部位为石油醚（60～90℃）-乙酸乙酯（1：1），乙酸乙酯部位为甲苯-乙酸乙酯-冰乙酸（5：4：1），正丁醇部位为甲醇-36% 乙酸（1：1），水部位为甲醇-冰乙酸（6：1）。

检识方法：石油醚部位用碘蒸气显色（其荧光斑点不太明显且荧光易褪）；其余部位，经氨气熏 5 分钟后，置于 254nm 紫外光灯下观察。

实验结果：各药材的薄层色谱图像、光强扫描色谱图和标准化变换色谱图、各色谱图的滤波、基线校正等操作处理过程（见图 2-17）。标准化变换色谱图按上述方法进行高斯拟合后，求出薄层色谱图像各斑点对应的拟合峰的峰面积，结果见表 2-6 至表 2-17，图 2-18、图 2-20。各药材样品峰面积的相似度系以平均峰面积为参照，用夹角余弦法计算而得。为了减少误差，进行支持向量机运算前，对数据进行了预处理，即以峰面积比值作为支持向量机运算的输入。峰面积比值系以各峰面积除以最大峰面积，也就是以峰面积最大者作为内标峰。

表 2-6　桑枝石油醚部位数字化薄层色谱拟合峰峰面积

序号	荷花池	南充	中江	凯里	眉山	潼南	吐鲁番	湖南	内江	B2	B1	平均值
1	156.57	339.89	308.14	309.42	228.34	435.12	313.54	369.07	256.61	304.79	265.27	273.90
2	0	125.69	203.89	208.30	19.31	54.91	171.62	147.97	171.03	40.41	0	103.92
3	55.96	178.23	287.60	253.58	25.43	208.10	182.91	174.38	229.49	87.15	0	152.98
4	30.51	103.51	286.49	243.88	41.57	0	156.74	164.19	200.87	0	0	111.62
5	103.26	85.83	280.89	245.09	79.79	210.71	145.20	187.25	247.29	0	0	144.12
6	0	0	0	0	0	0	488.54	159.03	143.38	81.62	53.64	84.20
7	304.22	202.45	553.90	452.08	325.30	347.45	385.48	362.78	333.69	299.20	140.74	337.03
8	194.09	243.62	0	498.72	0	272.11	421.90	120.37	249.22	201.76	81.83	207.60
9	190.08	368.75	579.01	545.49	254.44	487.13	556.73	429.35	483.55	310.95	151.30	396.07
10	647.20	176.50	456.17	353.53	574.19	266.50	365.78	278.57	309.21	327.89	251.02	364.23
11	651.89	289.58	613.63	556.82	413.34	475.23	424.12	467.73	506.53	442.77	255.13	463.34

序号	荷花池	南充	中江	凯里	眉山	潼南	吐鲁番	湖南	内江	B2	B1	平均值
12	263.92	361.42	609.92	509.75	314.92	552.83	446.93	444.76	435.40	343.76	143.49	402.46
13	572.11	299.37	591.90	478.21	439.24	504.53	438.31	362.13	334.53	355.11	316.48	426.54
相似度	0.9100	0.9589	0.9675	0.9718	0.9285	0.9723	0.9369	0.9819	0.9797	0.9785	0.9222	1.0000

表 2-7　桑枝乙醚部位数字化薄层色谱拟合峰峰面积

序号	荷花池	南充	中江	凯里	眉山	潼南	吐鲁番	湖南	内江	B2	B1	平均值
1	678.42	593.54	677.00	870.24	622.99	694.55	769.74	247.88	747.08	560.37	629.01	590.90
2	522.20	634.43	466.88	407.01	509.44	670.12	643.14	652.75	505.47	640.39	657.21	573.55
相似度	0.9935	0.9988	0.9861	0.9451	0.9964	1.0000	0.9972	0.9059	0.9846	0.9967	0.9993	1.0000

表 2-8　桑枝乙酸乙酯部位数字化薄层色谱拟合峰峰面积

序号	荷花池	南充	中江	凯里	眉山	潼南	吐鲁番	湖南	内江	B2	B1	平均值
1	74.26	82.48	70.06	80.47	86.15	109.87	88.22	219.93	105.24	94.05	109.48	93.35
2	298.30	74.77	80.69	35.66	198.39	62.08	0	431.92	58.99	169.03	159.23	142.64
3	508.93	397.89	385.56	379.18	393.06	375.99	517.03	466.22	374.01	491.16	479.82	433.53
4	57.52	171.60	30	66.76	31.28	45.41	0	183.02	38.04	91.76	141.97	77.94
相似度	0.9733	0.9665	0.9896	0.9767	0.9848	0.9847	0.9380	0.9068	0.9832	0.9996	0.9947	1.0000

表 2-9　桑枝正丁醇部位数字化薄层色谱拟合峰峰面积

序号	荷花池	南充	中江	凯里	眉山	潼南	吐鲁番	湖南	内江	B2	B1	平均值
1	249.96	0	107.21	0	0	286.14	0	0	0	115.07	0	75.84
2	431.25	51.98	118.96	0	68.41	630.05	0	0	0	241.08	0	154.17
3	245.65	183.21	347.41	252.44	168.34	220.82	0	165.60	293.34	261.56	0	213.84
4	522.32	654.62	799.41	807.57	747.91	432.50	0	442.12	829.66	762.64	0	599.88
5	123.05	0	166.19	250.46	231.69	157.56	0	78.36	258.37	93.72	0	135.94
相似度	0.8996	0.9580	0.9928	0.9633	0.9730	0.7717	—	0.9658	0.9642	0.9940	—	1.0000

表 2-10　桑枝水部位数字化薄层色谱拟合峰峰面积

序号	荷花池	南充	中江	凯里	眉山	潼南	吐鲁番	湖南	内江	B1	B2	平均值
1	444.85	747.15	647.00	603.61	355.54	930.46	678.64	747.51	681.87	349.65	0	618.63
2	527.14	497.38	596.27	382.54	563.14	549.32	345.92	508.45	680.27	401.46	0	505.19
3	73.52	109.05	192.19	246.19	24.54	649.49	238.32	132.10	210.70	328.40	0	220.45
4	103.48	208.65	267.45	409.66	65.16	804.33	87.70	318.89	131.84	402.22	0	279.94
5	180.61	456.52	786.18	359.38	208.67	242.14	270.92	151.96	388.07	951.03	0	399.55
6	125.22	94.91	556.14	401.69	67.52	810.62	73.89	234.43	201.65	475.34	0	304.14
7	109.42	313.64	462.10	447.65	128.44	706.68	71.31	347.47	162.36	473.26	0	322.23
相似度	0.9307	0.9650	0.9634	0.9757	0.8881	0.9113	0.9133	0.9589	0.9608	0.8762	—	1.0000

支持向量机识别结果：

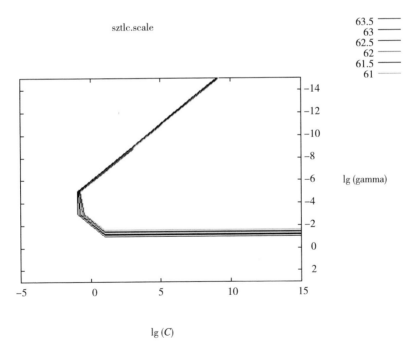

图 2-18　桑枝数字化薄层色谱数据支持向运算的模型正确率等高线图

表 2-11　不同参数 C 和 γ 对模型预测正确率的影响

序号	C	γ	#iter	nu	obj	rho	nSV	nBsv	Total nSV	预测率（%）
1	0.03125	0.0078125	4	0.727273	−0.249962	−0.99967	8	8	8	63.6364
2	0.5	0.0078125	6	0.727273	−3.991510	−0.993555	9	6	9	63.6364
3	5	0.0078125	9	0.727273	−39.152223	−0.934876	9	6	9	63.6364
4	100	0.0078125	23	0.637190	−498.4859	−0.085717	10	4	10	90.9091

表 2-12　桑白皮石油醚部位

序号	荷花池	安县	新疆	湖南	凯里	潼南	河北	汉中	内江	A2	A1	平均
1	74.56	160.58	0	108.03	174.80	244.13	128.89	241.98	137.45	86.61	120.94	134.36
2	0	55.75	0	0	63.10	93.37	19.83	47.41	0	0	0	25.41
3	0	22.60	0	0	78.22	95.30	11.24	18.91	0	0	0	20.57
4	28.99	18.43	0	0	190	91.92	18.61	33.25	0	0	0	34.66
5	42.42	30.35	0	31.84	226.52	113.78	27.38	104.15	45.06	0	13.19	57.70
6	106.15	105.22	0	105.85	241.60	310.19	92.31	250.82	110.18	93.55	95.80	137.42
7	404.14	375.31	0	515.31	648.85	539.90	283.46	341.87	406.31	389.33	297.14	381.97
8	131.12	56.00	0	50	241.18	217.63	30	300	175.00	130.33	134.65	133.27
9	213.40	120.63	0	277.47	200	200	322.57	323.71	175.75	130	130.99	190.41
10	364.88	437.26	0	610.37	665.06	732.52	464.42	767.85	549.34	556.04	388.01	503.25
11	331.18	227.84	0	498.18	622.31	631.86	413.06	345.08	472.78	490.04	406.63	403.54
相似度	0.9836	0.9736	—	0.9853	0.9781	0.9893	0.9671	0.9553	0.9951	0.9852	0.9882	1.0000

表 2-13 桑白皮乙醚部位

序号	荷花池	安县	新疆	湖南	凯里	潼南	河北	汉中	内江	A2	A1	平均值
1	91.59	37.94	8.91	155.46	139.18	121.28	87.25	85.00	144.86	128.94	144.07	104.04
2	509.14	699.32	469.72	528.05	645.04	689.07	693.81	368.63	450.75	418.25	331.46	527.57
3	445.18	0	126.14	657.10	187.98	380.78	322.64	443.96	407.66	177.94	327.53	316.08
4	120.68	0	125.99	0	71.45	118.54	145.88	139.46	127.73	84.28	58.69	90.25
5	243.30	0	56.25	305.75	40.18	204.83	154.14	257.44	458.33	134.89	153.22	182.57
6	220.30	0	53.86	162.83	106.58	241.86	252.97	285.50	142.21	60.93	25.04	141.10
7	109.36	0	0	0	0	114.79	163.63	250.80	0	0	0	58.05
相似度	0.9804	0.7904	0.9279	0.9332	0.9406	0.9953	0.9799	0.9004	0.9244	0.9788	0.9513	1.0000

表 2-14 桑白皮乙酸乙酯部位

序号	荷花池	安县	新疆	湖南	凯里	潼南	河北	汉中	内江	A2	A1	平均值
1	0	0	0	0	0	0	0	43.96	57.28	17.24	33.89	38.09
2	122.83	34.82	0	29.32	10.48	83.26	49.06	171.52	184.05	65.07	106.26	131.72
3	0	0	0	0	0	0	0	0	47.54	0	35.57	20.78
4	0	0	0	0	0	0	0	0	80.95	0	0	20.24
5	48.81	139.11	0	42.87	78.36	58.65	57.99	116.70	44.34	85.84	101.38	87.06
6	50.86	37.10	113.11	34.09	54.13	12.45	37.43	83.49	85.56	45.41	64.56	69.76
7	320.44	402.99	348.66	313.15	292.89	314.05	340.75	384.58	351.60	367.06	416.66	379.98
8	100.76	82.74	0	132.92	25.33	59.64	76.74	112.86	190.13	148.31	240.10	172.85
9	149.62	145.61	79.35	89.51	28.79	55.38	78.48	94.16	83.70	95.65	166.18	109.92
10	0	242.40	69.57	0	0	0	0	75.30	0	0	106.18	45.37
相似度	0.9706	0.8741	0.8501	0.9645	0.8971	0.9555	0.9580	0.9816	0.9696	0.9817	0.9836	1.0000

表 2-15　桑白皮正丁醇部位

序号	荷花池	安县	新疆	湖南	凯里	潼南	河北	汉中	内江	A2	A1	平均值
1	105.99	344.01	298.88	322.73	452.50	239.34	390.29	534.53	239.67	99.89	127.79	286.87
2	90.67	204.59	36.11	0	0	68.44	65.31	69.26	0	87.88	91.24	64.86
3	314.79	314.69	229.51	427.01	244.92	410.13	378.52	296.70	412.83	323.78	276.42	329.94
4	226.23	138.07	54.77	117.15	144.59	103.82	91.83	0	191.87	320.81	205.00	144.92
5	218.98	181.11	71.89	311.43	104.12	256.44	274.51	205.28	220.31	386.60	260.72	226.49
6	389.85	216.26	115.24	418.78	146.86	400.14	379.14	487.94	349.10	430.29	322.22	332.35
7	183.04	103.79	205.26	93.70	0	158.94	0	177.53	91.23	59.98	80.74	115.42
8	535.26	308.02	0	208.13	0	575.92	408.73	451.57	347.39	410.83	445.40	335.57
9	118.44	102.98	0	0	0	112.44	0	0	0	53.73	113.77	45.58
10	226.64	146.79	0	101.90	103.10	180.02	102.07	263.19	86.26	231.33	188.22	148.14
11	210.52	459.70	235.51	77.33	162.50	85.53	164.77	270.96	44.90	185.33	144.83	185.62
12	0	0	404.13	0	0		0	0	0	0	0	40.41
13	0	0	272.93	0	0	71.22	0	0	0	96.66	33.43	43.11
14	211.55	317.56	359.00	86.27	337.42	241.22	208.45	418.15	149.19	407.32	332.71	278.99
相似度	0.9358	0.9212	0.6631	0.9198	0.8072	0.9569	0.9674	0.9537	0.9502	0.9379	0.9566	1.0000

表 2-16　桑白皮水部位

序号	荷花池	安县	新疆	湖南	凯里	潼南	河北	汉中	内江	A2	A1	平均值
1	168.72	233.71	318.74	233.61	129.81	223.81	338.59	438.81	260.18	187.71	188.00	247.43
2	336.72	149.96	393.72	318.15	81.90	264.53	163.61	161.79	251.36	276.66	248.01	240.58
3	298.19	39.84	265.28	205.15	43.98	176.24	65.01	136.65	113.04	263.62	203.24	164.57
4	373.54	39.11	348.72	280.51	106.56	277.62	99.21	203.99	370.14	318.11	262.23	243.61

续表

序号	荷花池	安县	新疆	湖南	凯里	潼南	河北	汉中	内江	A2	A1	平均值
5	131.52	30.00	68.32	12.42	12.45	93.04	0	8.23	45.95	49.08	86.55	48.87
6	516.37	98.60	149.23	112.65	29.32	508.05	115.70	144.68	185.33	355.33	387.79	236.64
7	164.55	50.01	28.51	60.75	78.97	135.94	82.13	108.73	83.83	226.58	214.42	112.22
8	179.16	216.28	88.98	61.75	159.63	125.23	97.38	116.93	82.89	190.81	165.22	134.93
9	78.36	44.54	62.78	56.34	65.84	20.06	0	62.38	0	96.06	30.99	47.03
10	87.01	91.55	86.20	112.24	109.09	43.65	0	38.17	0	186.71	80.59	75.93
11	452.45	439.18	183.61	184.58	603.37	469.57	145.82	234.06	175.56	475.70	254.17	328.92
相似度	0.9587	0.8602	0.9133	0.9292	0.7741	0.9558	0.8781	0.9172	0.9286	0.9724	0.9546	1.0000

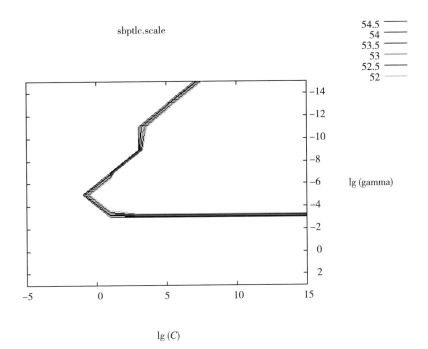

图 2-19　桑白皮数字化薄层色谱数据支持向运算的模型正确率等高线图

表 2-17 不同参数 C 和 γ 对模型预测正确率的影响

序号	C	γ	#iter	nu	obj	rho	nSV	nBsv	Total nSV	预测率（%）
1	0.03125	0.0078125	1	0.4	−0.062492	−1.000076	2	2	10	54.5455
2	5	0.0078125	7	0.4	−9.833456	−1.015697	4	1	11	54.5455
3	50	0.0078125	10	0.4	−83.345981	−1.155809	4	1	10	81.8182
4	65	0.0078125	10	0.4	−101.85471	−1.202551	4	1	10	90.9091

4）桑类药材石油醚部位的 GC-MS 比较分析

分析样品：桑叶、桑椹、桑枝和桑白皮采自栽培品种"广东荆桑"（Morus alba L.）的相应药用部位。取药材干燥、粉碎，称取 10g，加石油醚 200mL 回流提取 4 小时，回收溶剂，得石油醚提取物。取提取物 10mg，溶于 10mL 二氯甲烷中，作供试品溶液。

气相色谱条件：岛津 GCMS-QP2010 Plus 气相色谱–质谱联用仪，GC-MS solution 工作站。毛细管柱（HP-5，30m×0.25mm，0.25μm）；程序升温：起始温度 60℃，保持 3 分钟，以 5℃/min 升温至 220℃，保持 5 分钟，再以 10℃/min 升温至 270℃，保持 5 分钟；进样口温度：250℃；不分流进样；进样量 1μL。载气：高纯氦，流量 1.0mL/min；质谱条件：进样口温度：280℃。电离方式：EI。电子能量：70eV。离子源温度：230℃。扫描质量范围：50 ～ 800amu。质谱数据库：NIST05.LIB。

GC-MS 分析结果：在桑叶、桑椹、桑枝和桑白皮的石油醚提取物中，分别检测到主要色谱峰 38、34、31、19 个，各峰经质谱扫描后得到相应的质谱，经检索及核对标准质谱图，并根据有关质谱资料进行解析，分别鉴定出 23、25、20、18 个成分，并用峰面积归一化法测定了各成分的相对百分含量。从成分结构类型可见，桑类中药的低极性成分主要是多种烷烃衍生物及酯类，其中桑白皮以酯类成分为主，其余三者以烷烃衍生物为主，尤其是桑叶中含有多种烷烃，与文献报道一致。但烷烃衍生物及酯类的相对含量均较低。在鉴定的 56 个化合物中，3,7-二甲基癸烷为桑树各部位的共有成分；各部位两两间的共有成分，桑叶与桑椹为 14 个，桑叶与桑枝为 7 个，桑叶与桑白皮为 4 个，桑椹与桑枝为 9 个，桑椹与桑白皮为 4 个，桑枝与桑白皮为 2 个。桑叶中的高含量组分未能被鉴定，已鉴定的成分中相对含量较高的为植醇（5.68%）、4,6- 二甲基正十二烷（4.52%）、正十六烷（4.50%）、棕榈酸（4.39%）等；桑椹中相对含量较高的成分为原阿片碱（49.70%）和亚油酸（9.71%）；桑枝已鉴定成分中相对含量较高的是棕榈酸（12.51%）、反式 -2- 氯环戊醇（10.84%）、溴代十八烷（8.48%）、正十七烷（8.03%）；桑白皮中相对含量最高的为原阿片碱，达 73.22%，其次十八碳醛（4.93%）和亚油酸乙酯（4.39%）。可见，桑叶、桑椹、桑枝和桑白皮相互之间既含有共性成分又含有各自特征成分。化学成分的组成决定药物的功效，因此，上述化学成分的异同，能够在一定程度上反映出这些相同基原、不同药用部位的桑类药材在生物活性方面的区别及联系。

5）桑类中药不同极性部位的 HPLC 色谱分析

实验样品：取桑叶 16 批、桑枝 9 批、桑白皮 9 批、桑椹 15 批，各药材提取部位（石油醚部位除外），加甲醇制成 0.1mg/mL 的溶液，备用。由于石油醚部位的化学成分极性小，易阻滞色谱柱，前面已进行 GC-MS 分析，此处不再进行研究。

色谱条件：戴安（DIONEX）高效液相色谱仪，Chromeleon 色谱工作站。色谱柱：Phenomenex Luna C_{18}（2）（250mm×4.6mm，5μm）；流动相：乙腈（A）-0.5% 磷酸（B）；洗脱方式：梯度洗脱。流速：0.8mL/min；检测波长：320nm；柱温：25℃。进样量：10μL。桑枝、桑白皮、桑叶、桑白皮各提取部位的流动相梯度程序如表 2-18、表 2-19、表 2-20、表 2-21 所示。

表 2-18　乙醚部位流动相梯度程序

时间（min）	0	10	25	35	55	75	85	105
A（V/V，%）	10	15	25	34	46.5	59.5	67	80
B（V/V，%）	90	85	75	66	53.5	40.5	33	20

表 2-19　乙酸乙酯部位流动相梯度程序

时间（min）	0	10	20	30	40	55	65	90
A（V/V, %）	3	21	37	37	44	52	64	80
B（V/V, %）	97	79	63	63	56	48	36	20

表 2-20　正丁醇部位流动相梯度程序

时间（min）	0	15	20	25	35	40	45	55
A（V/V, %）	4	8.5	11.5	12	19	24	25.5	33
B（V/V, %）	96	91.5	88.5	88	81	76	74.5	67

表 2-21　水部位流动相梯度程序

时间（min）	0	15	20	28	35	40
A（V/V, %）	2	21	26	32	34	40
B（V/V, %）	98	79	74	68	66	60

共有峰及相似度分析：先找出桑叶 16 批、桑枝 9 批、桑白皮 9 批、桑椹 15 批药材两两之间 HPLC 图谱的共有峰，并用夹角余弦法计算两两之间的相似度，从而找出这些药材两两之间的相似与差异；再找出各批药材的共有峰，以峰面积最大者为内标峰，计算各共有峰与内标峰的比值，所得数据用作支持向量机分类器的输入值。各 HPLC 图谱色谱峰积分的阈值设为 5.0（信噪比约为 10/1），为保证积分准确，全部采用手动积分。

①乙醚部位 HPLC 色谱分析：通过共有峰及相似度分析，拟合出各种药材标准 HPLC 指纹图谱（图 2-20），图谱信息见表 2-22 至表 2-26。可见，四味药的乙醚部位化学成分均丰富，但差异较大，同时也表现出一定的相似性，如 113 号峰（桑枝、桑白皮）。

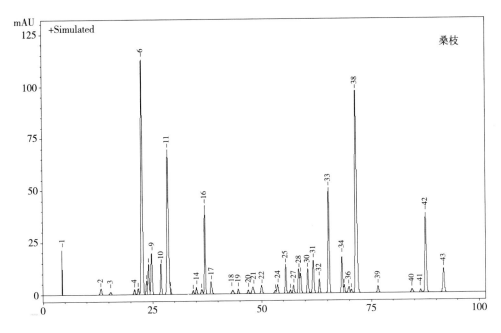

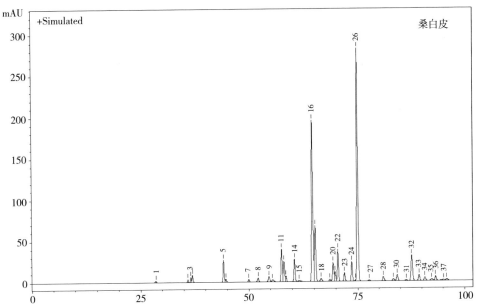

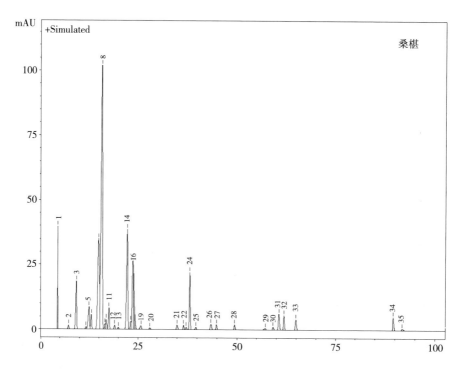

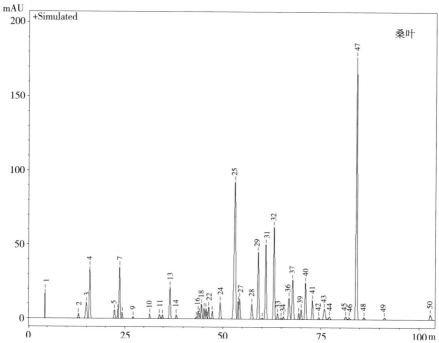

图 2-20　桑类中药乙醚部位的 HPLC 标准指纹图谱

表 2-22　乙醚部位总峰面积、峰数统计

	桑叶	桑枝	桑白皮	桑椹
总峰面积	16693.76	12769.84	16785.17	9870.943
相对总峰面积（%）	100	76.5	101	59.1
色谱峰数	78	104	103	60

表 2-23　乙醚部位主要色谱峰——桑枝（峰面积前 10 位）

编号	保留时间（min）	桑枝	桑白皮	桑椹	桑叶	匹配数目
153	71.587	1074.208	0	37.491	178.083	3
25	22.642	819.467	0	0	0	1
43	27.857	789.142	0	0	0	1
46	28.54	712.929	29.228	0	0	2
28	22.906	598.343	0	194.133	0	2
131	65.257	582.586	1057.554	50.86	0	3
27	22.743	454.103	0	0	0	1
59	38.138	422.822	0	0	0	1
58	37.112	390.183	74.039	25.472	120.168	4
148	70.472	357.017	179.598	0	90.966	3
峰面积和		6200.8	1340.419	307.956	389.217	
峰面积/总峰面积（%）		48.6	8.0	3.1	2.3	

表 2-24 乙醚部位主要色谱峰——桑白皮（峰面积前 10 位）

编号	保留时间（min）	桑枝	桑白皮	桑椹	桑叶	匹配数目
128	64.504	0	1926.128	0	0	1
165	74.783	0	1385.163	0	0	1
108	58.07	0	1261.953	0	123.131	2
166	75.039	0	1195.932	39.958	0	2
129	64.874	0	1162.04	0	44.211	2
131	65.257	582.586	1057.554	50.86	0	3
167	75.175	21.795	788.084	0	0	2
164	74.645	0	664.412	0	0	1
150	70.79	79.107	555.877	0	0	2
163	74.414	0	400.994	0	0	1
峰面积和		683.488	10398.14	90.818	167.342	
峰面积/总峰面积（%）		5.3	61.9	0.9	1.0	

表 2-25 乙醚部位主要色谱峰——桑椹（峰面积前 10 位）

编号	保留时间（min）	桑枝	桑白皮	桑椹	桑叶	匹配数目
26	22.671	217.082	0	1238.082	0	2
10	15.18	20.068	0	1018.129	0	2
14	16.149	58.97	0	838.977	0	2
31	23.761	25.344	0	557.992	63.528	3
24	22.379	0	11.135	507.817	26.758	3
13	15.97	0	0	488.551	0	1
12	15.86	0	17.772	444.559	0	2
1	4.37	355.982	0	395.162	361.586	3

编号	保留时间（min）	桑枝	桑白皮	桑椹	桑叶	匹配数目
23	22.057	106.862	0	313.382	0	2
33	24.06	222.039	0	297.71	0	2
峰面积和		1006.347	28.907	6100.361	451.872	
峰面积 / 总峰面积（%）		7.9	0.2	61.8	2.7	

表 2-26　乙醚部位主要色谱峰——桑叶（峰面积前 10 位）

编号	保留时间（min）	桑枝	桑白皮	桑椹	桑叶	匹配数目
183	84.46	18.124	109.348	0	1620.425	3
93	53.634	87.791	0	53.445	1142	3
91	53.072	70.783	0	61.747	1115.077	3
182	84.201	0	94.337	0	944.296	2
181	84.042	0	0	0	737.499	1
184	84.747	0	0	0	736.295	1
114	59.64	33.695	12.875	0	567.39	3
94	53.904	61.387	0	0	563.12	2
123	62.929	106.478	0	130.547	505.226	3
120	61.592	14.188	16.592	26.012	466.95	4
峰面积和		392.446	233.152	271.751	8398.278	
峰面积 / 总峰面积（%）		3.0	1.4	2.7	50.3	

②乙酸乙酯部位 HPLC 色谱分析：通过共有峰及相似度分析，拟合出各种药材标准 HPLC 指纹图谱（图 2-21），图谱信息见表 2-27 至表 2-31。可见，桑叶、桑椹、桑枝和桑白皮四药在乙酸乙酯部位化学成分也丰富，但差异较大，尤其是桑白皮的差异性较突出。同时也表现出共有成分的一致性，但在不同部位的含量差异非常大。

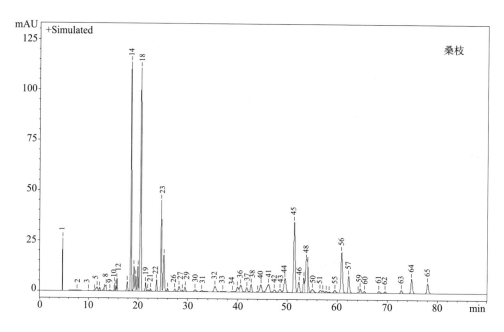

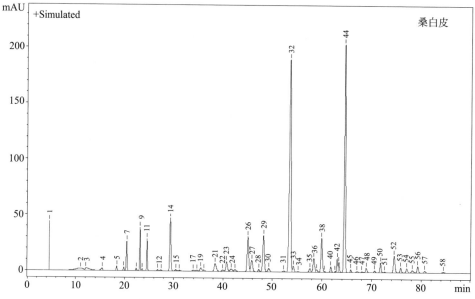

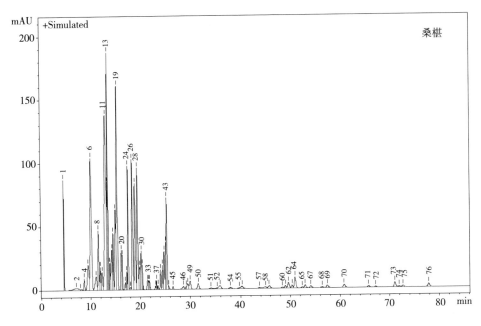

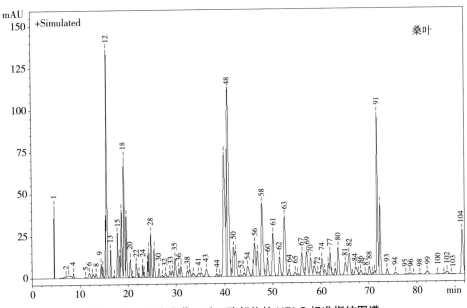

图 2-21 桑类中药乙酸乙酯部位的 HPLC 标准指纹图谱

表 2-27　乙酸乙酯部位总峰面积、峰数统计

	桑叶	桑枝	桑白皮	桑椹
总峰面积	19526.59	8737.033	16487.08	18979.61
相对总峰面积（%）	100	53	87	98
色谱峰数	122	98	134	144

表 2-28　乙酸乙酯部位主要色谱峰——桑枝（峰面积前 10 位）

编号	保留时间（min）	桑枝	桑白皮	桑椹	桑叶	匹配数目
45	18.608	1238.065	0	685.515	374.542	3
57	20.564	1214.292	56.589	0	111.083	3
13	11.708	640.666	0	268.489	159.702	3
164	51.577	521.075	0	0	0	1
74	24.701	500.987	73.253	156.858	199.503	4
175	54.039	381.156	479.721	37.189	0	3
2	4.709	215.533	13.101	0	0	2
195	60.514	197.684	39.707	0	20.05	3
48	19.238	165.612	0	0	719.256	2
163	51.334	165.152	0	0	79.37	2
峰面积和		5240.222	662.371	1148.051	1663.506	
峰面积/总峰面积（%）		60.0	4.0	6.0	8.5	

表 2-29　乙酸乙酯部位主要色谱峰——桑白皮（峰面积前 10 位）

编号	保留时间（min）	桑枝	桑白皮	桑椹	桑叶	匹配数目
170	53.143	0	2268.943	0	0	1
210	64.171	6.105	1438.793	0	0	2
142	44.936	67.264	1001.476	16.898	0	3

编号	保留时间（min）	桑枝	桑白皮	桑椹	桑叶	匹配数目
173	53.582	147.787	951.883	0	0	2
193	59.899	0	730.154	0	48.413	2
213	64.911	0	723.265	0	0	1
211	64.411	0	603.22	0	0	1
152	48.007	0	546.683	0	10.698	2
90	29.279	0	498.607	0	0	1
175	54.039	381.156	479.721	37.189	0	3
峰面积和		602.312	9242.745	54.087	59.111	
峰面积／总峰面积（%）		6.9	56.1	0.28	0.30	

表 2-30　乙酸乙酯部位主要色谱峰——桑椹（峰面积前 10 位）

编号	保留时间（min）	桑枝	桑白皮	桑椹	桑叶	匹配数目
32	15.465	0	26.066	2413.451	0	2
9	10.194	0.802	0	1360.436	0	2
21	13.467	44.41	0	971.801	0	2
47	19.114	0	0	932.837	0	1
19	13.173	7.15	0	793.847	0	2
77	25.346	132.442	0	789.092	131.475	3
7	9.588	0	0	762.42	0	1
50	19.63	96.699	0	718.386	782.342	3
45	18.608	1238.065	0	685.515	374.542	3
43	17.813	57.885	0	676.836	131.308	3
峰面积和		1577.453	26.066	10104.621	1419.667	
峰面积／总峰面积（%）		18.1	0.2	53.3	7.3	

表 2-31　乙酸乙酯部位主要色谱峰——桑叶（峰面积前 10 位）

编号	保留时间（min）	桑枝	桑白皮	桑椹	桑叶	匹配数目
127	40.727	48.211	7.765	0	2615.822	3
121	39.532	0	0	0	1414.929	1
232	72.208	0	58.425	0	1293.724	2
33	15.591	22.059	0	0	1237.446	2
125	40.478	12.65	18.742	0	1107.022	3
151	47.725	6.168	0	0	791.111	2
50	19.63	96.699	0	718.386	782.342	3
48	19.238	165.612	0	0	719.256	2
148	46.584	50.936	24.612	0	630.887	3
峰面积和		402.335	109.544	718.386	10592.539	
峰面积/总峰面积（%）		4.6	0.7	3.8	54.2	

③正丁醇部位 HPLC 色谱分析：通过共有峰及相似度分析，拟合出各种药材标准 HPLC 指纹图谱（图 2-22），图谱信息见表 2-32 至表 2-36。可见，桑叶、桑椹、桑枝和桑白皮四药在正丁醇部位化学成分也丰富；桑叶、桑椹的共有成分相似度较高；桑枝、桑白皮的化学成分种类较少，桑白皮成分的特异性较明显，但与桑枝的共同性高于桑叶、桑椹。

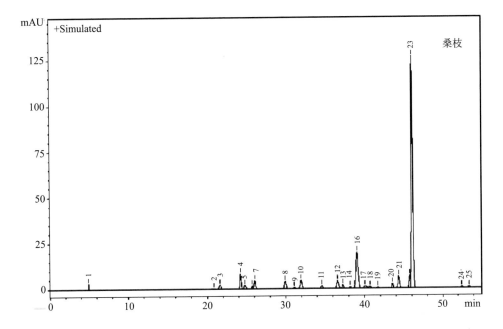

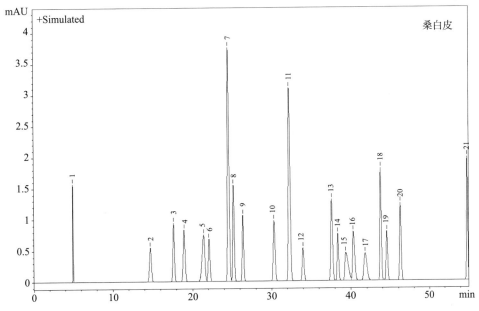

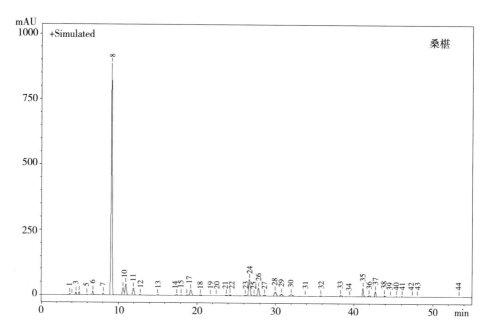

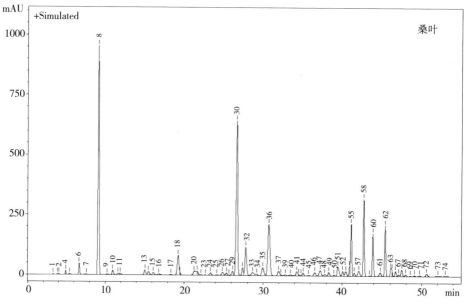

图 2-22　桑类中药正丁醇部位的 HPLC 标准指纹图谱

表 2-32　正丁醇部位总峰面积、峰数统计

	桑叶	桑枝	桑白皮	桑椹
总峰面积	46401.53	3303.296	570.23	17040.75
相对总峰面积（%）	100	7.1	1.2	36.7
色谱峰数	203	38	22	99

表 2-33　正丁醇部位主要色谱峰——桑枝（峰面积前 10 位）

编号	保留时间（min）	桑枝	桑白皮	桑椹	桑叶	匹配数目
90	46.13	1450.084	0	46.499	48.535	3
67	39.253	268.148	0	4.85	480.015	3
49	31.975	195.783	0	84.022	0	2
21	24.37	183.302	0	61.774	33.853	3
66	39.063	138.483	0	0	38.433	2
54	36.662	138.157	0	0	0	1
28	26.132	80.149	0	26.59	342.092	3
84	44.47	77.792	0	0	73.093	2
50	32.23	75.348	53.778	155.436	32.998	4
88	45.778	69.519	0	0	11.323	2
峰面积和		2676.765	53.778	379.171	1060.342	
峰面积/总峰面积（%）		81.0	9.4	2.2	2.3	

表 2-34   正丁醇部位主要色谱峰——桑白皮（峰面积前 10 位）

编号	保留时间	桑枝	桑白皮	桑椹	桑叶	匹配数目
91	46.237	0	98.634	0	188.47	2
22	24.507	0	55.42	0	15.057	2
50	32.23	75.348	53.778	155.436	32.998	4
30	26.377	0	49.814	10.932	1122.5	3
43	30.418	0	30.689	0	297.748	2
17	21.418	0	27.37	0	23.648	2
83	43.785	0	23.653	7.46	1570.396	3
85	44.583	0	23.137	6.09	26.097	3
25	25.174	0	22.907	0	8.106	2
59	37.637	0	21.786	0	46.18	2
峰面积和		75.348	407.188	179.918	3331.2	
峰面积/总峰面积（%）		2.3	71.4	1.1	7.2	

表 2-35   正丁醇部位主要色谱峰——桑椹（峰面积前 10 位）

编号	保留时间	桑枝	桑白皮	桑椹	桑叶	匹配数目
3	9.041	5.835	0	8996.148	6655.759	3
33	26.865	0	0	867.314	0	1
32	26.689	0	0	787.963	0	1
5	10.963	0	0	556.141	131.316	2
6	11.97	0	0	421.216	60.736	2
37	28	0	0	401.829	18.971	2
31	26.568	0	0	309.215	5324.491	2
36	27.847	0	0	309.183	0	1

续表

编号	保留时间	桑枝	桑白皮	桑椹	桑叶	匹配数目
76	41.189	0	0	307.826	623.183	2
81	42.707	0	0	297.134	2737.501	2
峰面积和		5.835	0	13253.969	15551.957	
峰面积/总峰面积（%）		0.2	0	77.8	33.5	

表 2-36　正丁醇部位主要色谱峰——桑叶（峰面积前 10 位）

编号	保留时间	桑枝	桑白皮	桑椹	桑叶	匹配数目
3	9.041	5.835	0	8996.148	6655.759	3
31	26.568	0	0	309.215	5324.491	2
45	30.637	0	0	20.681	2999.075	2
81	42.707	0	0	297.134	2737.501	2
87	45.373	0	0	39.924	2116.736	2
42	30.254	27.524	0	72.216	1873.763	3
83	43.785	0	23.653	7.46	1570.396	3
93	47.1	0	0	0	1133.2	1
30	26.377	0	49.814	10.932	1122.5	3
35	27.72	0	0	160.851	983.066	2
峰面积和		33.359	73.467	9914.561	26516.487	
峰面积/总峰面积（%）		1.0	12.9	58.2	57.1	

　　④水溶性部位 HPLC 色谱分析：通过共有峰及相似度分析，拟合出各种药材标准 HPLC 指纹图谱（图 2-23），图谱信息见表 2-37 至表 2-41。可见，桑叶、桑椹、桑枝和桑白皮四药在乙醇提取物的水溶性部位化学成分最少，桑白皮的成分与其他三药的差异性较大，桑叶与桑枝有较高的相似度，桑椹与桑叶的相似度次之。

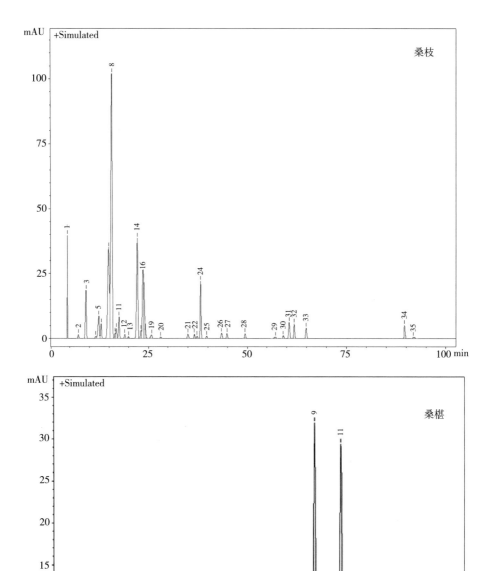

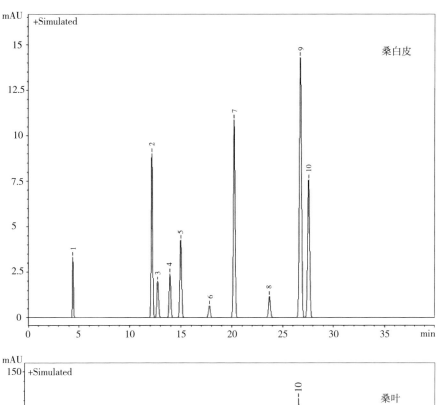

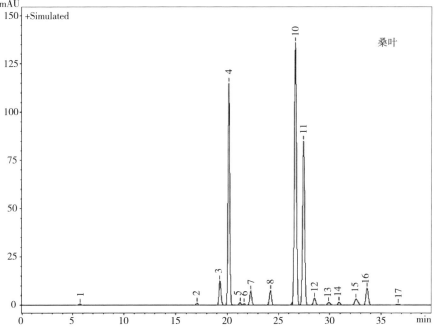

图 2-23　桑类中药水溶性部位的 HPLC 标准指纹图谱

表 2-37　水部位总峰面积、峰数统计

	桑叶	桑枝	桑白皮	桑椹
总峰面积	4002.936	2399.382	1541.409	662.838
相对总峰面积（%）	100	59.9	38.5	16.6
色谱峰数	38	12	22	17

表 2-38　水部位主要色谱峰——桑枝（峰面积前 10 位）

编号	保留时间（min）	桑枝	桑白皮	桑椹	桑叶	匹配数目
29	24.292	1348.989	16.966	0	72.72	3
37	26.745	518.357	0	44.079	1232.557	3
19	20.254	132.815	7.902	30.615	950.72	4
32	25.507	111.953	0	0	3.924	2
44	29.106	72.502	0	0	0	1
46	29.802	68.799	0	0	82.339	2
58	38.525	55.11	0	0	0	1
40	27.557	33.47	0	25.389	757.978	3
15	19.302	25.424	0	0	69.784	2
27	23.618	14.081	0	18.334	9.078	3
峰面积和		2381.5	24.868	118.417	3179.1	
峰面积/总峰面积（%）		99.3	1.61	1.9	79.4	

表 2-39　水部位主要色谱峰——桑白皮（峰面积前 10 位）

编号	保留时间（min）	桑枝	桑白皮	桑椹	桑叶	匹配数目
39	27.355	0	464.748	77.849	0	2
30	24.62	0	371.447	0	4.793	2
20	20.696	0	98.747	0	0	1

续表

编号	保留时间（min）	桑枝	桑白皮	桑椹	桑叶	匹配数目
48	30.598	0	88.147	0	0	1
33	26.06	0	76.294	0	48.627	2
31	24.871	0	76.271	0	0	1
55	33.586	0	61.809	0	69.815	2
16	19.628	0	58.484	0	0	1
41	28.193	0	40.674	0	5.965	2
11	15.512	0	33.202	0	0	1
峰面积和		0	1369.823	77.849	129.2	
峰面积/总峰面积（%）		0	88.9	11.7	3.2	

表 2-40　水部位主要色谱峰——桑椹（峰面积前 10 位）

编号	保留时间（min）	桑枝	桑白皮	桑椹	桑叶	匹配数目
36	26.597	0	0	121.139	0	1
18	20.036	0	0	89.728	40.281	2
39	27.355	0	464.748	77.849	0	2
3	12.021	0	0	75.426	0	1
35	26.538	0	0	50.512	0	1
37	26.745	518.357	0	44.079	1232.557	3
19	20.254	132.815	7.902	30.615	950.72	4
9	14.939	0	0	27.93	4.841	2
4	12.194	0	0	27.237	6.616	2
40	27.557	33.47	0	25.389	757.978	3
峰面积和		684.642	472.65	569.904	2992.993	
峰面积/总峰面积（%）		28.5	30.7	86.0	74.8	

表 2-41　水部位主要色谱峰——桑叶（峰面积前 10 位）

编号	保留时间（min）	桑枝	桑白皮	桑椹	桑叶	匹配数目
37	26.745	518.357	0	44.079	1232.557	3
19	20.254	132.815	7.902	30.615	950.72	4
40	27.557	33.47	0	25.389	757.978	3
34	26.363	0	0	0	120.202	1
14	18.987	0	0	0	120.124	1
46	29.802	68.799	0	0	82.339	2
38	27.124	0	21.527	0	80.496	2
29	24.292	1348.989	16.966	0	72.72	3
55	33.586	0	61.809	0	69.815	2
15	19.302	25.424	0	0	69.784	2
峰面积和		2127.854	108.204	100.083	3556.735	
峰面积 / 总峰面积（%）		88.7	7.0	15.1	88.6	

综上可见，桑叶、桑椹、桑枝和桑白皮的化学成分具有相似性，差异性也明显；低极性成分相似得多，相似成分在不同药中量的变化明显。在乙醚部位桑叶和桑枝成分共有性最高，其次是桑叶和桑椹，以及桑椹和桑枝；在乙醚、乙酸乙酯部位桑叶和桑枝的成分共有性最高，其次是桑枝和桑椹，以及桑枝和桑白皮；正丁醇部位桑叶和桑椹成分共有性最高，其次是桑白皮和桑叶，以及桑枝、桑叶和桑椹；水溶性部位叶和桑椹成分共有性最高，桑枝、桑叶和桑椹次之，桑白皮的差异性最突出。各极性成分丰富，差异也明显，提示这也是解释其性效差异和进行质量控制的重要部位。

（4）桑叶的品质评价研究

1）桑叶 HPLC 指纹图谱建立：采用 HPLC 法，以流动相甲醇（A）-0.5% 磷酸（B）梯度洗脱，洗脱条件见表 2-42；流速 1.0mL/min；检测波长 320nm；柱温 30℃；进样量：15μL；采样时间：55 分钟。以绿原酸、芦丁作外标，获取桑叶 70% 甲醇提取样品的指纹图谱信息，采用《中药色谱指纹图谱相似度评价系统 2004A 版》（国家药典委员会）进行 HPLC 图谱的数据分析，MINITAB15 软件进行聚类分析。

表 2-42　桑叶药材 HPLC 梯度洗脱条件

时间（min）	0	10	20	28	40	55
A（V/V，%）	14.5	14.5	25.5	32	38.5	49
B（V/V，%）	85.5	85.5	74.5	68	61.5	51

完成精密度、重现性、稳定性等方法学考察后，将 16 批桑叶样品的 HPLC 图谱数据导入指纹图谱分析软件，以对照药材为参照图谱，经色谱峰匹配，进行 15 批药材色谱图样本与对照药材图谱的相似度评价（表 2-43），所有样品有 7 个共有峰（图 2-24、2-25）。与对照品比较（图 2-26），2 号峰与 6 号峰分别为绿原酸和芦丁。

表 2-43　桑叶药材 HPLC 图谱相似度

样品	相似度	样品	相似度	样品	相似度
S2	0.834	S7	0.923	S12	0.925
S3	0.939	S8	0.886	S13	0.982
S4	0.959	S9	0.878	S14	0.946
S5	0.970	S10	0.911	S15	0.882
S6	0.834	S11	0.909	S16	0.658

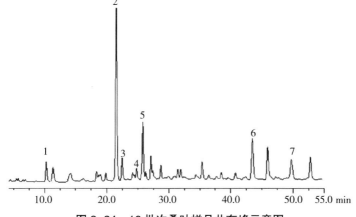

图 2-24　16 批次桑叶样品共有峰示意图

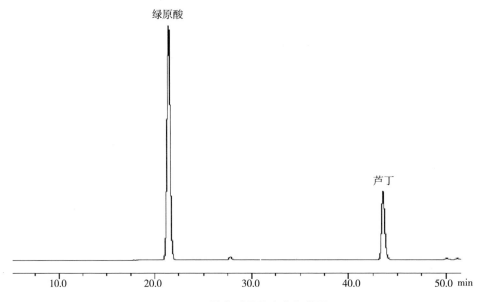

图 2-25　混合对照品溶液色谱图

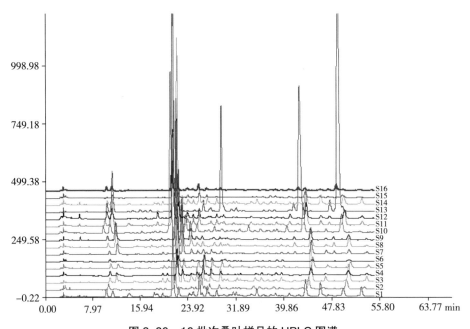

图 2-26　16 批次桑叶样品的 HPLC 图谱

采用HPLC-MS分析，推测HPLC指纹图谱中7个共有成分，见图2-27、2-28，表2-44。7个被指认的色谱峰中，除峰1（绿原酸）外，其他6个峰均为槲皮素的糖苷。

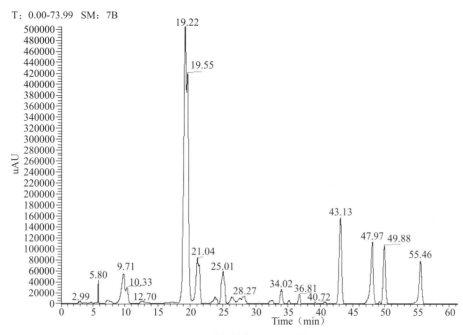

图 2-27　桑叶样品 TIC 图谱

表 2-44　桑叶药材 HPLC 图谱中成分推测

峰号	保留时间（min）	分子量	推测结果
1	19.61	354	绿原酸
2	24.03	626	槲皮素 -3-O-β-D- 吡喃葡萄糖基 -（1→6）-β-D- 吡喃葡萄糖苷
3	34.00	626	槲皮素 3,7- 二 -O-β-D- 吡喃葡萄糖苷
4	43.13	610	槲皮素 -3-O- 芸香糖苷（芦丁）
5	48.25	550	乙酰化槲皮素 -3-O-（6″-O- 乙酰基）-β-D- 葡萄糖苷
6	49.86	448	槲皮素 -3-O-α-L- 鼠李吡喃糖苷
7	55.70	448	二乙酰基槲皮素 -3-O-α-L- 鼠李吡喃糖苷

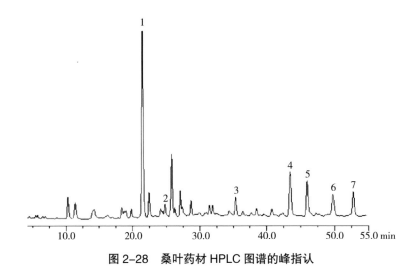

图 2-28　桑叶药材 HPLC 图谱的峰指认

　　本次分析的 16 批样品产地不同、品种各异，具有一定代表性；16 批样品的 HPLC 图谱有 7 个共有峰，这能反映出桑属植物叶中化学成分的共性。以桑叶对照药材为参照，其余 15 批次桑叶样品的相似度在 0.658～0.982，相互吻合程度不高，提示 16 批桑叶样品化学成分的质与量有较大差异。聚类分析表明贵州凯里的野生裂叶桑（S16）单独为一类，广东的样品（S8～S11）聚一类，其余样品聚一类。表明桑叶的化学成分与生长环境、品种等因素有关。

　　2）不同采收月份桑叶的 HPLC 图谱比较：选取四川成都地区 4 棵桑树，连续 9 个月采集桑叶，1～3 号桑树位于四川大学华西药用植物园 A 点、B 点与 C 点，采收时间为 2007 年 4 月 21 日、5 月 21 日、6 月 20 日、7 月 21 日、8 月 21 日、9 月 21 日、10 月 18 日、11 月 16 日、12 月 14 日；4 号桑树位于成都中医药大学校园，采收时间为 2007 年 4 月 22 日、5 月 21 日、6 月 20 日、7 月 21 日、8 月 21 日、9 月 21 日、10 月 18 日、11 月 16 日、12 月 14 日、12 月 27 日、2008 年 1 月 17 日。4 棵桑树经鉴定均为桑 *Morus alba* L.。采用上述指纹图谱分析方法，比较不同月份采收的桑叶成分变化，HPLC 指纹图谱整体信息见图 2-29 至图 2-32，绿原酸、芦丁、乙酰化槲皮素 -3-O-（6"-O- 乙酰基）-β-D- 葡萄糖苷、槲皮素 -3-O-α-L- 鼠李吡喃糖苷、二乙酰基槲皮素 -3-O-α-L- 鼠李吡喃糖苷等五组分峰面积和总峰面积动态变化，见图 2-33 至图 2-36。

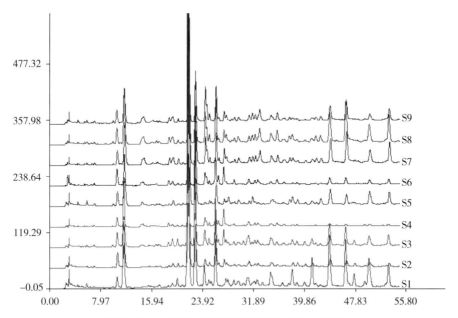

图 2-29　1 号树不同月份采收样品 HPLC 图谱

（S1 ～ S9 样品按采集时间的先后顺序排列，下同）

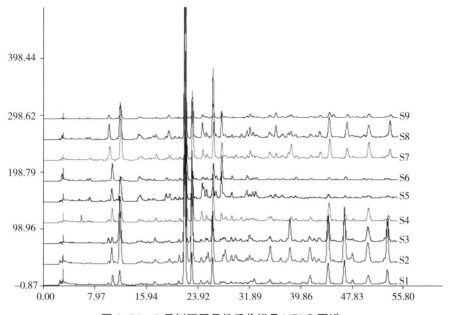

图 2-30　2 号树不同月份采收样品 HPLC 图谱

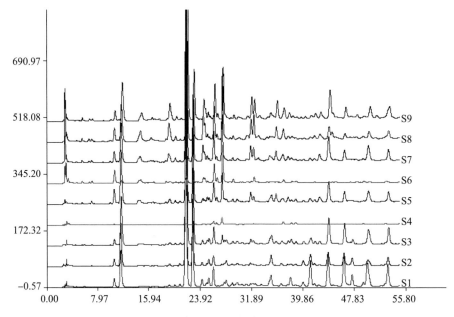

图 2-31　3 号树不同月份采收样品 HPLC 图谱

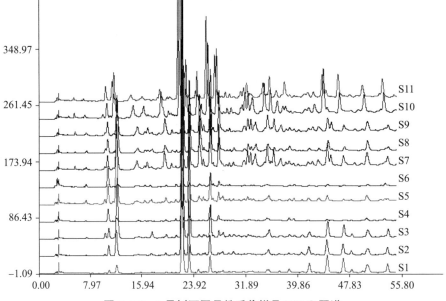

图 2-32　4 号树不同月份采收样品 HPLC 图谱

从图 2-29 至图 2-32 可见，4 棵桑树的叶在不同月份，化学成分呈现明显的波动变化。总体上在 10 月下旬后就趋于稳定，而在 10 月以前叶的成分组成波动较大，二者的成分差异也大。从图 2-33 至图 2-36 可见，总的趋势是 4 ～ 9 月，化学组分的总含量波动大，尤其是 7、9 两个月，有 3 棵树的峰面积都降到了最低值。但从 10 月起，总峰面积开始增加，至 11 月或 12 月达到最大值，随后快速下降。绿原酸及槲皮素苷峰面积的变化趋势与总峰面积一致，但增减幅度不一样。

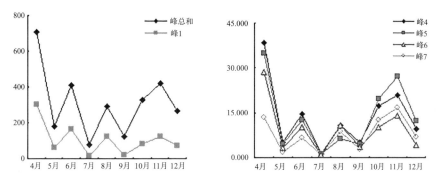

图 2-33　1 号树桑叶不同生长月份峰面积变化趋势

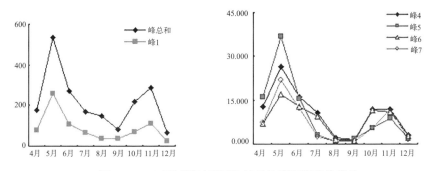

图 2-34　2 号树桑叶不同生长月份峰面积变化趋势

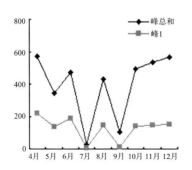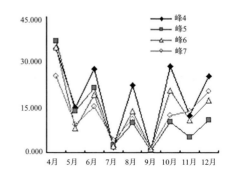

图 2-35　3 号树桑叶不同生长月份峰面积变化趋势

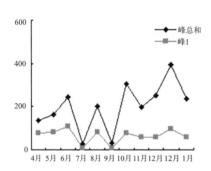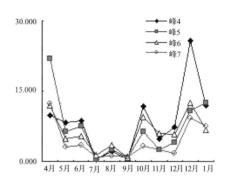

图 2-36　4 号树桑叶不同生长月份峰面积变化趋势

从上可见，桑叶的 HPLC 图谱中，主成分为绿原酸和多种槲皮素苷类。绿原酸具有抗菌、消炎、解毒、利胆、降压和升高白细胞等作用，槲皮素苷类具有降糖、抗病毒、抗氧化、消炎、抗癌等多种生理活性。桑叶在春季生长旺盛，所含化学成分丰富；随着气温升高，这些成分处于动态变化中；秋季气温开始下降，叶片停止生长而逐渐硬化，次生代谢产物积累相对增加，故秋末冬初的桑叶也含有较丰富的化学成分；待气温进一步下降，桑叶内的化学组分被破坏，有效成分迅速降低。从本实验结果可知，尽管嫩桑叶的化学成分总量可能比冬桑叶高，二者的成分并不完全相同，春季采叶还会出现与养蚕业争夺资源情况。因此，目前市售桑叶药材多在深秋采收，既能保证药用质量，又能合理利用桑资源。

3）不同品种冬桑叶的品质比较：选取目前四川推广栽培的多个主流桑树品种的冬桑叶进行比较研究，品种情况见表 2-45。采用上述指纹图谱分析方法，比较冬桑叶不同品种间差异。

表 2-45　冬桑叶样品来源

编号	品种	基原植物	编号	品种	基原植物
S1	对照药材	*M. alba* L.	S13	荷叶白	*M. alba* var. *multicaulis*
S2	云桑 2 号	*M. alba* L.	S14	新一之濑	*M. alba* L.
S3	云桑 1 号	*M. alba* L.	S15	南 1 号	*M. alba* var. *multicaulis*
S4	嘉陵 16	杂交桑	S16	实钴 11-6	*M. alba* L.
S5	嘉陵 20	杂交桑	S17	嘉陵 20	杂交桑
S6	川 7637	杂交桑	S18	桐乡青	*M. alba* var. *multicaulis*
S7	川 852	杂交桑	S19	荷叶白	*M. alba* var. *multicaulis*
S8	川 826	杂交桑	S20	和田白桑	*M. alba* L.
S9	湘 7920	*M. alba* var. *multicaulis*	S21	广东桑	*M. alba* L.
S10	台桑 14-1	杂交桑	S22	剑持	*M. australis* Poir.
S11	农桑 14	杂交桑	S23	新剑持	*M. australis* Poir.
S12	桐乡青	*M. alba* var. *multicaulis*	S24	华桑	*M. cathayana* Hemsl.

①同产地不同品种冬桑叶的 HPLC 图谱比较：选取四川省农科院和西南大学桑树种源圃为考察地点，比较不同品种冬桑叶的同质性。四川省农科院产的冬桑叶（S1 ～ S16），按上述指纹图谱分析方法检测，样品 S1 ～ S16 的 HPLC 图谱共有 15 个共有峰（见图 2-37），其中第 4、7、11、12、13、14、15 号峰经 HPLC-MS 测试分析及与对照品对照，鉴定为绿原酸和 6 种槲皮素苷。整体相似度体现了不同样品所含化学成分在种类与相对含量上的近似程度，但不能反映样品间成分绝对含量的差异，故采用共有峰总峰面积比（样品共有峰总峰面积 ÷ 所有批次样品共有峰总峰面积的平均值）指标完善对样品相似度的评价，结果见图 2-38。采用相似的方法分析西南大学产的冬桑叶样品（S17 ～ S24），结果见图 2-39。

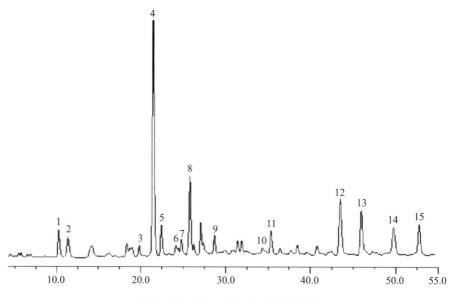

图 2-37　S1 ～ S16 共有峰示意图

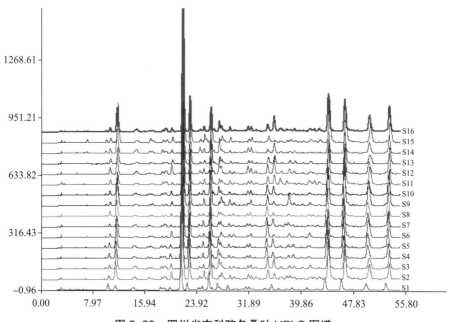

图 2-38　四川省农科院冬桑叶 HPLC 图谱

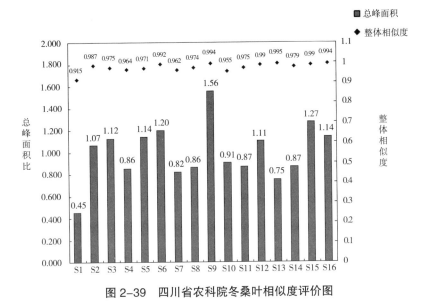

图 2-39　四川省农科院冬桑叶相似度评价图

从图 2-37、2-38、2-39 可见，不同品种之间 HPLC 图谱特征整体相似，但也存在一定差异。采用共有峰总峰面积比对样品相似度进行评价，表明 16 批样品相似度为 0.915 ～ 0.995，相互吻合程度较高，说明样品间的化学成分特征比较一致，但共有峰总峰面积比显示，不同品种所含化学成分的绝对含量存在差异。聚类分析表明，15 个四川省农科院产的冬桑叶样品聚两大类，四小类（见图 2-40），总体上体现了桑叶品质的相异性，但未体现品种引起品质的相异性，因杂交桑的父本和母本不清，所以出现了不同的归类。

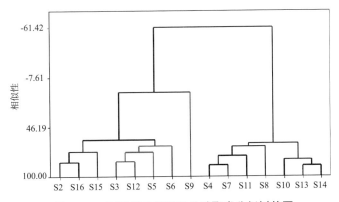

图 2-40　四川省农科院冬桑叶聚类分析树状图

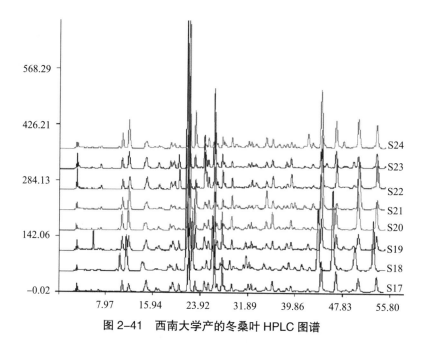

图 2-41　西南大学产的冬桑叶 HPLC 图谱

表 2-46　西南大学产的冬桑叶 HPLC 图谱相似度

样品	相似度	样品	相似度
S17	0.927	S21	0.971
S18	0.925	S22	0.875
S19	0.953	S23	0.913
S20	0.989	S24	0.980

从图 2-41、表 2-46 可见，采集于西南大学的冬桑叶样品（S17～S24），8个样品的 HPLC 图谱共有 15 个共有峰。其中，S22（剑持）与 S23（新剑持）属于鸡桑 *Morus australis* Poir.，两个样品的图谱与其他 6 个样品差异较大，相似度较低，体现出了种间差异。S24 为华桑 *Morus cathayana* Hemsl.，图谱相似度高达 0.980，与来源于桑 *Morus alba* L. 及鲁桑 *Morus alba* var. *multicaulis* 的样品比较，差异较小。聚类分析表明，西南大学的冬桑叶样品聚为两大类，见图 2-42，总体上体现了桑叶品质的相异性，但同样未体现品种引起品质的相异性。

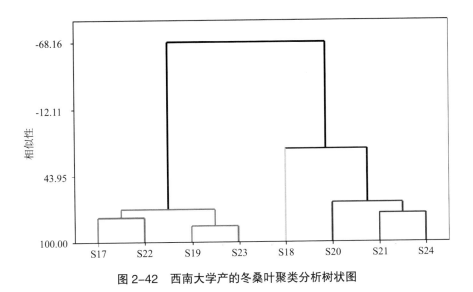

图 2-42　西南大学产的冬桑叶聚类分析树状图

②相同品种不同产地冬桑叶的 HPLC 图谱比较：嘉陵 20、桐乡青、荷叶白与新一之濑是两个采样地点均有的品种，采收时间也相近，其 HPLC 图谱见图 2-43 至图 2-46。

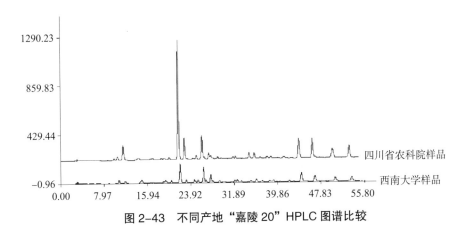

图 2-43　不同产地"嘉陵 20"HPLC 图谱比较

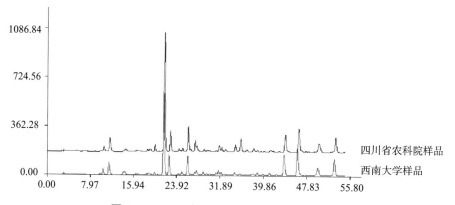

图 2-44 不同产地"桐乡青"HPLC 图谱比较

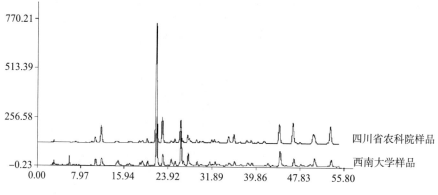

图 2-45 不同产地"荷叶白"HPLC 图谱比较

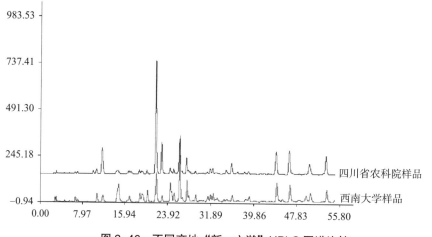

图 2-46 不同产地"新一之濑"HPLC 图谱比较

　　从图 2-43 至图 2-46 可见，相同品种不同产地的冬桑叶 HPLC 图谱的峰面积有较大差异，西南大学所采样品的总峰面积均较小；HPLC 图谱也不能完全匹配，每个样品都有自己独有的色谱峰，即非共有峰。以四川省农科院的样品为基准，评价西南大学相应样品图谱的相似度，相似程度较低，见表 2-47。

表 2-47　不同产地相同品种冬桑叶 HPLC 图谱信息比较

品种名称	样品采集地	总峰面积	共有峰（个）	非共有峰（个）	相似度
嘉陵 20	四川省农科院	721	28	6	—
	西南大学	272		5	0.840
桐乡青	四川省农科院	700	30	6	—
	西南大学	581		2	0.980
荷叶白	四川省农科院	476	29	4	—
	西南大学	353		7	0.906
新一之濑	四川省农科院	549	31	10	—
	西南大学	530		3	0.706

　　综上可见，桑叶的化学成分受采集时间的影响较大，深秋季节的成分相对稳定，成分总含量也高；而在落叶时成分总含量较少。因此，桑叶应在深秋采收，既能保证药用质量，又能合理利用桑资源，同时也符合传统采集习惯。从本次分析不同品种、不同产地产的冬桑叶的结果可见，虽遗传背景（品种）对桑叶化学成分差异产生了一定的影响，但并不是影响桑叶化学成分差异的主要因素；不同产地的生长环境、栽培方式、树龄等可能是影响桑叶化学成分差异的主要因素。虽本草有谓"叶桠者名鸡桑，最堪入用"，但历代医家多言"处处有之"，表明多数医家并不强调桑类药材的品种和产地。根据我们的调查结果和历史使用情况，桑类中药的基原植物应包括了我国历史栽培的桑树，至少涉及桑 *Morus alba* L.、鸡桑 *M.australis* Poir.、华桑 *M. cathayana* Hemsl. 和蒙桑 *M. mongolica*（Bur.）Schneid.，这些物种包含的品种及杂交种也是我国目前栽培的桑树。本次研究表明影响桑叶化学成分差异的主要因素不是遗传背景，显然《中国药典》（一部）桑类中药的基原仅收载桑 *Morus alba* L. 存在不合理性，同时也给质量控制带来困惑，也不利于资源合理利

用。建议增加目前广泛栽培桑树涉及的物种。

桑类中药的采收时间，医家多言桑白皮"采无时"，桑枝春叶未发前采，桑椹是果熟后采收。而桑叶虽有医家言"春叶未开枝可作煎，酒服治一切风。"但多数医家强调"经霜后采"称"霜桑叶"。我们的研究也证实，桑叶的化学成分在10月下旬已经趋于稳定，而次年1月是叶子自然脱落时期，其化学成分又发生了变化。根据历年的气象资料，黄河中下流地区一般在10月上、中旬出现初霜，也就是"霜降"节气的大概时间节点，又古有"经霜则兼得天地之清肃"的解释，这也是"天药相应"的思路。因此，桑叶的采收季节应该初霜后采收。

桑类中药虽性味、归经、功能主治各不相同，但它们在治疗的症状方面有相似之处，如咳嗽、口渴、浮肿、小便不利、关节不利和机体虚弱等。我们根据这些共同的症状，从止咳祛痰、抗炎、免疫调节、干预胰岛素生成等方面。证实了四种桑类中药均具有这几方面的药理作用，但其活性部位和活性强弱不完全相同。免疫调节作用表现为抑制细胞免疫，增强体液免疫；桑白皮、桑枝、桑叶均能诱导 CHO.hIR/STAT5b/Luc 细胞靶控报告基因的表达，而桑椹的水溶性部位表现出诱导表达，其余部位则明显抑制表达。这些提示桑类中药存在相同的活性组分。分子对接分析也佐证桑类中药具有止消渴、止喘嗽、利水道、通利关节的化学成分存在，进一步表明桑类中药这几方面的活性是客观存在的。另一方面通过多种光谱、色谱手段证实，桑叶、桑椹、桑枝和桑白皮的化学成分具有相似性，但差异也明显；低极性成分相似的多，相似成分在不同部位中表现出量的变化；中、高极性成分丰富，差异也明显，提示这是解释四药性效差异和进行质量控制的重要部位。同时，利用光谱、色谱也发现了四药的特征部位，为桑叶、桑椹、桑枝和桑白皮的整体识别提供了质量控制的方法。

万德光指出，桑类中药属同基原多部位入药的情况，这类药物的质量控制核心是明晰性效差异成分，只有明确代表其性效特征的成分才能有效进行质量控制。从"品种－品质－药效"相关性和稳定中药疗效的认识出发，应建立"模式中药"以控制中药质量。即基于中药道地药材的大样本研究，获取中药化学成分群的种类、含量及比例信息，构建中药成分群的标准化模型。以"模式中药"为参照系，评价基原（包括栽培种质）、入药部位、产地、采收时间等因素对该中药品质稳定性的影响。

三、中药资源问题的认识和研究

中药资源既是医药资源，又是自然资源，具有自然属性和社会属性的两重性。因此，中药资源既有文化性、民族性和地域性，又有人类共享性和全球性，它对社会和经济持续发展有着重要作用。万德光认为中药资源可持续利用是一个涉及多方面的系统工程，既要重视濒危物种保护，又要满足临床用药需求，确保持续利用。这里选取介绍万德光在远志、虎杖、川木通、茯苓和中药基因资源等的研究经验，以此呈现万德光有关中药资源科学观在中药资源研究的应用。

1. 远志资源的培育和利用研究

远志为远志科植物远志 *Polygala tenuifolia* Willd. 和卵叶远志 *P. sibirica* L. 的干燥根。目前的主流品种远志 *P. tenuifolia* Willd.，以山西、陕西产量最大，山西产品质量佳，奉为道地药材，习称"关远志"；随野生资源的减少，山西已大面积人工栽培。因此，规范人工培育远志资源是目前面临的重要内容。

（1）远志的品种选育

1）新品系选育：2004 年，从洪洞远志（农家种）中，经观察鉴定筛选出有明显性状差异的 75 个优异单株进行收种并分株系播种。2005 年，分株系选择优良单株，将相同株系的优良单株种子混合播种，进行品系鉴定。2005 ~ 2007 年，经观察鉴定并筛选出较亲本和对照品系表现优良的株系 8 个。2007 ~ 2009 年，对 8 个优良株系评比鉴定，经各生育期观察及抗性和产量性状比较，从中筛选出 5 个株系出圃。2010 ~ 2012 年，将 5 个株系进行品比试验，以晋远 1 号对照，经过 2009 ~ 2011 年，4 年的抗性鉴定、与亲本性状差异比较鉴定及产量比较，最终确认其为新品系。2013 ~ 2015 年，以晋远 2 号命名，参加山西省区域试验。

2）新品系的特征特性：生育期 2.5 年；根圆柱形，粗壮，黄白色，侧根较多，分根位置距离芦头 2 ~ 7cm，根条 5 ~ 8；生长势强，株型直立，株高 25 ~ 35cm，上部多分枝，分枝 7 ~ 8，丛生，茎绿色；叶色鲜绿，线形，全缘，无柄或近无柄，长 1 ~ 3cm，宽 0.4 ~ 0.9mm；雄蕊 8，花丝 2/3 以下合生成鞘；花果集中于植株顶部，花期 5 ~ 8 月，果期 7 ~ 8 月，千粒重 2.9 ~ 3.1g，单株种子平均产量 1.74g。综合适应性、抗涝、抗旱、抗病性较强，产量高。

2013 ～ 2015 年，参加山西省远志区域试验，2014 年，6 个试验点鲜根茎平均产量 7274.1kg/hm²，较对照品闻喜农家种增产 12.9%，增产点次 100%。2015 年，6 个试验点所种晋远 2 号鲜根茎平均产量 7336.8kg/hm²，较对照品闻喜农家种增产 10.1%，增产点次 100%。2 年鲜根茎平均产量 7305.45kg/hm²，较对照品闻喜农家种增产 11.5%。晋远 2 号含 3,6- 二芥子酰基蔗糖 0.96%，远志皂苷 2.92%，远志咖酮 0.23%，高于《中国药典》的规定。

晋远 2 号适宜于山西全省及同纬度地区种植，选择排水较好的砂质壤土地块种植，播种前施足底肥，施用农家肥或者复合肥，每年 5 ～ 8 月趁雨播种，播种量 45 ～ 60kg/hm²，播种深度 1 ～ 2cm 为宜，不宜过深，以保证远志种子可以破土出苗，出苗后注意除草保苗，防治草害，花期施用磷钾肥，返青期多施氮肥，于第 2 年秋末或第 3 年返青前挖取，去除泥土和杂质，晾干，抽筒即可。

（2）远志的栽培技术

1）栽培材料：远志品系是采用系统选育与混合选择相结合选育而成的远志新品系——汾远 1 号。株高 35 ～ 45cm，叶色浓绿，鲜根圆柱形，长 25 ～ 30cm，直径 0.4 ～ 0.8cm，黄白色，粗细较均匀，亩产 107kg，生育期 2.5 年。

2）试验地点：在山西省农科院经作所试验田，地处黄土高原，位于东经 111°47'，北纬 37°15'，海拔 757m，暖温带大陆性气候，年均气温 9.7℃，降水 467.2mm，年际降水变化较大，7、8 月降水占年降水的 59%，全年无霜期 170 ～ 180 天，年均日照时数 2601.3 小时，1 月年均气温 –6.5℃，7 月年均气温 23.8℃，年均地温 12.6℃。

3）栽培时间：2006 年 7 月 28 日播种，8 月 31 日出苗；返青分别在 2007 年 4 月 17 日或 2008 年 4 月 19 日，2008 年 10 月 20 日采挖。

4）种子质量标准研究：贮存时间对远志种子发芽率的影响最大，以远志种子千粒重与发芽率为指标拟定了远志种子贮存年限与千粒重标准：一级种子，贮存年限≤ 2 年，千粒重≥ 2.711g；二级种子，贮存年限≤ 4 年，千粒重≥ 2.441g；三级种子，贮存年限≤ 5 年，千粒重≥ 2.271g，为劣质种子。

5）氮、磷、钾需求规律：通过二次饱和 D- 最优设计，建立了远志产量与 N（X_1）、P_2O_5（X_2）、K_2O（X_3）施用量的产量回归模型：

$$Y=5121+36.113X_1+150.557X_2+71.157X_3-439.15X_1{}^2-321.447X_2{}^2-168.478X_3{}^2-$$
$$91.306X_1X_2-28.206X_1X_3+8.238X_2X_3$$

经 χ^2 检验，该回归方程拟合良好，反映了氮、磷、钾三因素和远志产量之间的依存关系，能够对远志栽培中肥料的投入与产量预期作出估计。氮、磷、钾施用影响远志产量作用次序为：N（X_1）>P（X_2）>K（X_3），各因素交互作用都表现为正效应，其效应顺序为：NP>PK>NK，即增施氮肥与磷肥对远志增产作用较钾肥明显。以氮肥和磷肥的边际效益递减率大，且前者大于后者，说明氮、磷投入量较低时，对产量影响较大，效益增加明显，随着投入量的增加，边际效益递减，再增加投入，将出现负效益。钾肥的边际效益递减率小，对远志产量影响不及氮、磷肥大。过量施用氮、磷、钾肥不仅难以达到增产目的，而且对远志增产表现为负作用，以氮肥最为显著。从产量角度评价，氮的最佳投入量为117.128kg/hm²，磷的最适投入量为120.333kg/hm²，钾的最适投入量为136.257kg/hm²，三者投入比例为1：1.03：1.16，此时远志产量可达5146.172kg/hm²。

6）远志水肥高效耦合和需水规律：不同水分状况下氮对远志产量影响表明，土壤含水量14%的低水条件下，氮素的作用受到极大限制，氮肥早施（开花期）比晚施好，低量氮肥比高量氮肥好；土壤含水量24%的高水条件下，一定范围内，施氮量越高对产量的促进作用越大，返青期+开花期施氮的处理组合远志产量极显著高于其他组合远志产量。干旱条件下，远志开花期对氮肥最为敏感，远志对氮肥的耐受范围较窄，过量能够引起显著减产，远志生长的早期阶段对氮肥的耐受性相对较强；干旱地区水分对远志产量的贡献比氮肥更为重要，是远志生长发育的限制性因素。

水分与氮肥的耦合敏感期也在开花期，该期水肥条件的改变能够引起远志产量的显著变化。远志盛花期灌溉产量最高，极显著高于返青期与始花期，盛花期是远志需水敏感期和大田生产灌溉高效期。终花期，远志根类等营养器官仍处于生长活跃期，此时补充水分，能够弥补盛花期水分不足的不利影响。

7）病虫害防治研究：蚜虫是远志的虫害，根腐病是其主要病害。化学农药乐果与生物农药苦参碱或鱼藤精均能明显杀灭蚜虫，降低有蚜枝率，其中乐果与苦参碱作用相差不大，均强于鱼藤精；苦参碱能代替乐果进行蚜虫防治。蚜虫防治需与相邻作物协同进行，否则难以达到防治效果。木霉制剂、退菌特用于防治远志根腐病没有统计学差异，木霉制剂与退菌特结合最有效。

（3）远志生长动态规律：生育期内远志植株不同部位月生长动态研究表明，株高变化呈抛物线形，最高株出现在 7 月 20 日前后，8 月以后，株梢开始枯萎，株高降低；生长年限明显影响株高。主茎在返青后一个月增粗最快，鲜根直径随生长年限而逐渐增加，7 ～ 8 月增长速率最快，第二年对根粗的影响较大，第三年根的含水量降低，远志药材产量高。远志根和茎叶干物质积累均随生长时间的延长持续增长。远志营养生长盛期与生殖生长盛期并行，远志播种后第二年 7 月下旬至 8 月下旬，第三年 6 月下旬至 7 月下旬为根干物质积累最快时期，此阶段加强水肥管理，对获得远志丰产具有实际意义。因此，在水肥管理上必须做到既满足营养生长需要，又适应生殖生长的要求，使营养生长和生殖生长协调发展，才能达到药材高产。

（4）远志丰产途径技术路线：选择符合二级以上质量标准的种子播种；在远志播种期（返青期）与盛花期施肥，每 666.7m^2 分别施 N 7.81kg、P$_2$O$_5$ 8.02kg、K$_2$O 9.08kg，三者投入比例为 1：1.03：1.16，可望获得 343.1kg 产量；根据土壤水分状况选择远志盛花期灌溉；以生物农药苦参碱与木霉制剂为主，化学农药为辅，防治蚜虫与根腐病。

（5）栽培远志质量比较研究：HPLC 指纹图谱测定表明，23 批远志指纹图谱相似度较高，远志野生变家栽后，有效物质群与野生药材相差较小，质量相当。不同采收月份与生长时期的栽培远志指纹图谱结构相似，生长时间对远志有效物质群种类影响不大。远志根心对照图谱与药材指纹图谱结构相似，但峰面积较小、含量较低，栽培与野生远志根心指纹图谱与其对照图谱相似度均在 0.807 以上。远志野生变家栽后，其根心物质群与野生根心相差非常小，远志根心与远志筒的指纹图谱结构相似，但峰面积较小、含量较低，故提取某些化合物时，根心可以与药材一同作为原料使用。

产地对远志酸含量影响极显著，海拔与纬度对远志酸含量具有一定影响，海拔 422 ～ 698m，纬度 34°09' ～ 35°20' 区间远志酸含量较高，大于 1%；2008 年不同月份采收的远志，远志酸含量明显高于 2007 年同期采收的远志，远志中远志酸含量与远志生长年限与收获时期密切相关，而与远志生长发育阶段关系可能并不密切，远志在达到生长年限后应选择 6、7 月采收较好；远志根心中含有一定量的远志酸，根心与药材远志酸积累具有负相关趋势。

在上述研究的基础上，万德光指出家种远志已达到野生远志的品质，这是野生资源人工化的基础。栽培远志时产地和品种的选择至关重要，品种、海拔和纬度是重要的选择指标。同时，远志酸积累是一个复杂的生物学过程，受多种因素影响，除海拔与经纬度外，还受产区海陆位置、地形、季风、土壤及远志遗传特征等影响。因此，远志栽培生产应综合考虑多种因素。

2. 虎杖资源的评价和利用研究

虎杖为蓼科植物虎杖 *Polygonum cuspidatum* Sieb. et Zucc.（*Reynoutria japonica* Houtt.）的干燥根及根茎，具有祛风利湿、散瘀定痛、止咳化痰等功效，常用于治疗关节痹痛、湿热黄疸、经闭、水火烫伤、跌扑损伤、痈肿疮毒、咳嗽痰多等病症。根茎及根含有蒽醌类、黄酮类、多糖类等物质，其中白藜芦醇和白藜芦醇苷具有防治心血管疾病，抗病毒及免疫调节、抗氧化、抗衰老、降血脂、抗诱变、抗菌消炎等作用。故虎杖广泛用于生产解毒降脂药和作为提取白藜芦醇的原料。目前，野生资源出现过度采挖，其生物学特性、生态分布、资源的贮量、再生能力等尚缺乏研究。因此，建立虎杖优质商品基地，优化配置虎杖的资源，实现虎杖资源的可持续利用具有非常重要的意义。

（1）应用状况：虎杖始见于《尔雅》，称"蓏、薞"。《名医别录》始载："主通利月水，破留血癥积。"《中国药典》记载：祛风利湿，散瘀定痛，止咳化痰。用于关节痹痛、湿热黄疸、闭经、癥瘕、水火烫伤、跌扑损伤、痈肿疮毒、咳嗽痰多等病症。除在中医临床使用外，苗族、壮族、彝族等 19 个民族也使用虎杖。目前虎杖单味药及应用虎杖的复方制剂成方有 79 个，涉及 7 种剂型，口服 64 个品种，口服 / 外用 2 个品种，外用 13 个品种；口服每次最小剂量为 0.05g，最大剂量达 27.3g。可见，虎杖在中医临床配方和成药生产中均具有重要的地位。

（2）资源状况：《中国药典》收载虎杖的来源是 *Polygonum cuspidatum* Sieb. et Zucc.，而国际上将其作为 *Reynoutria japonica* Houtt 的异名（http://www.

plantsoftheworldonline.org），*Reynoutria Houtt* 属有 2 种和 1 杂交种，中国仅有虎杖 1 种，分布于大部分地区，以及朝鲜、韩国、日本和俄罗斯远东地区。

1）生长特性：宿根草本，雌雄异株。主根粗壮，可长达 50cm，根状茎横卧地下，木质，黄褐色，节明显。3～4 月出苗，10 天左右开始分枝，并长出叶片；10 月地上茎枯萎。根茎繁殖时，第一年长出直径 0.4cm、长 20～30cm 的主根 2～3 条。第二年 4 月从枯萎的茎干侧面发出 5～9 个红色的芽，随后长成 5～9 个主茎，茎粗增至直径 0.8～1.5cm，植株高 80～120cm；7～8 月开花，10 月结籽，果实三菱形；根状茎增粗，直径 1.5～2.5cm，长可达 40～50cm。11 月下旬茎枯萎，如此反复。植株寿命可达 12～15 年，一般在 5 年左右就形成一个独立的居群。

2）繁殖特性：虎杖自然繁殖以克隆繁殖为主，辅以少量有性繁殖。无性繁殖时，常将母根状茎切成 3～4cm 的短节，于 10 月中、下旬埋于土中。野生居群和栽培居群母株形成主根后，根状茎上端每年形成 5～9 个地下茎的侧芽，侧芽发育成根状茎，节上生根，侧芽发育的根状茎第二年又产生 3～6 个侧芽或 1～3 个地上幼株，如此进行繁殖。有性繁殖时，虎杖种子易萌发，以 25℃较好。多在春季插种，南方于 3 月，北方于 4 月播种，穴播行株距 50～65cm，每穴播种 8～9 粒，覆土 3cm 左右。移栽植株第二年产生混合芽，中上部混合芽分化为花芽，雄株产生单性雄花，雌株产生雄蕊败育的不完全花，虫媒传粉。

3）资源分布和藏量：在我国，虎杖分布在东经 95°～123°，北纬 20°～36°，海拔 140～2500m 的区域。调查表明，四川、安徽、浙江、江苏、陕西等 23 省（市）有野生或引种栽培，但在上海、河北、新疆和东北未形成商品，商品药材主要来自西南及华中地区；虎杖资源遭到过度开发，四川、陕西等多地的虎杖分布点海拔上移 50～100m。根据全国第三次中药资源普查数据和历史数据调查结果，结合川、渝、滇三省的实地调查数据校正，统计分析得到虎杖的蕴藏量。结果表明，四川约 8.0×10^5 kg，以乐山、达州、雅安、凉山、成都的蕴藏量最大；重庆市约 3.0×10^5 kg，主要分布在涪陵与黔江地区；云南约 1.5×10^6 kg，以文山、昆明量最大；三省（市）的资源蕴藏量约占全国总量的 20%。

4）资源区划：根据我国气候、土壤及地貌特征，结合虎杖分布情况，将虎杖资源划分为两大区域，即 P–I 区、P–II 区。P–I 区集中在秦巴、大巴山、四川盆地或川西边缘及云贵高原地带，主要包括四川、云南、贵州、重庆、湖北、湖南、陕西南部、甘肃南部等地的最适宜生长区。P–II 区集中在武夷山、岭南、大别山及其鲁中南山区、鲁东的丘陵地带，主要包括浙江、安徽、江苏、福建、广东、广西、山东等地的适宜生长区。

（3）资源品质研究：包括形态学、化学和药效三个层面，形态学层面指药材性状和组织构造特征；化学层面指其成分组成及含量，特别是活性成分的组成和含量；药效层面指体现其功效的药理活性，它体现了品质的本质属性。本次主要开展后两个层面的评价。

1）市售药材评价：采用 HPLC 法测定全国 13 个药材市场市售虎杖药材中大黄素（emodin，ED）和虎杖苷（polydatin，PD）的含量，结果见表 2–48。

表 2–48　市售虎杖药材中大黄素和虎杖苷的含量（%）

药材市场	ED	PD	药材市场	ED	PD
安徽亳州	0.607	2.99	西安万寿路	0.716	2.22
哈尔滨三棵树	0.412	1.76	湖南花板桥	0.616	1.37
河北安国	0.391	2.89	广西玉林	0.640	1.68
重庆南坪	0.659	2.51	广东清平	0.668	2.08
江西樟树	0.653	2.06	成都荷花池	0.697	3.75
甘肃黄河	0.323	1.97	昆明菊花园	0.655	2.02
湖北蕲春	0.668	2.25	$\chi \pm SD$	0.593 ± 0.124	2.273 ± 0.608

由表 2–48 可见，市售虎杖中大黄素的平均含量 0.593%，3 个样品未达到《中国药典》0.60% 的限量要求，不合格品达 23%；虎杖苷的平均含量 2.273%，均符合《中国药典》0.15% 的限量要求。

2）不同产地药材的评价：采用 HPLC 法测定 2004 年 7～9 月自四川、重庆、贵州、广东、陕西和安徽采集 20 份虎杖药材中大黄素和虎杖苷的含量，结果见

表 2-49。

表 2-49　不同产地虎杖中大黄素和虎杖苷的含量（%）

编号	采集地	ED	PD	编号	采集地	ED	PD
1	四川旺苍	0.414	3.08	11	四川名山	0.518	1.82
2	四川巴中	0.056	3.90	12	四川广元	0.354	3.54
3	四川宜宾	0.305	1.42	13	陕西安康	0.504	2.19
4	四川马边	0.076	3.40	14	安徽滁州	0.427	3.30
5	四川宣汉	0.614	2.22	15	浙江绍兴	0.789	3.43
6	四川邻水	0.691	3.66	16	贵州凯里	0.436	1.85
7	四川峨眉	0.344	0.77	17	重庆云阳	0.757	3.26
8	四川洪雅	0.592	2.83	18	广东普宁	0.556	2.80
9	四川大邑	0.714	2.87	19	四川盐源	0.629	2.51
10	四川都江堰	0.595	3.40	20	四川雅安	0.537	2.31
					$\chi \pm SD$	0.495±0.195	2.728±0.806

由表 2-49 可见，各产地虎杖中大黄素的平均含量 0.495%，仅 6 份样品未达到《中国药典》0.60% 的限量要求；虎杖苷的平均含量 2.728%，均符合《中国药典》的 0.15% 的限量要求。采用原子吸收分光光度计和原子荧光分光光度计法测定四川 10 个虎杖主产地药材中砷、汞、铅、镉、铜的含量，结果表明各产地药材重金属含量均小于《药用植物及制剂绿色药材进出口行业标准》的规定，说明虎杖对有害元素没有明显的富集性，各产地药材未受重金属污染。

3）有效成分时空分布：2004 年 9 月采自陕西安康、四川旺苍、四川巴中的虎杖根，分别趁新鲜时取木质部、皮部于 60℃干燥；并从四川旺苍样品中取下嫩芽于 60℃干燥；测定各样品中大黄素和虎杖苷的含量，结果见表 2-50。可见，指标性成分主要分布在皮部。

表 2-50　虎杖不同部位的大黄素与虎杖苷含量（%）

产地	部位	ED	PD	部位	ED	PD
陕西安康	皮部	1.347	7.29	木质部	0.405	1.61
四川旺苍	皮部	0.720	6.85	木质部	0.122	2.45
四川巴中	皮部	0.351	4.90	木质部	0.066	2.96
四川旺苍	嫩芽	0.021	4.91	根及根茎	0.414	3.08

样品 2005 年自巴中虎杖种植基地（三年生）采得，测定样品虎杖根茎中大黄素和虎杖苷的含量，结果见表 2-51。可见，指标性成分以 9 月最高，与传统采收时间相同。

表 2-51　虎杖根状茎中不同时间大黄素与虎杖苷的含量（%）

月日	0110	0212	0312	0412	0510	0618	0718	0820	0920	1018	1120	1222
ED	0.513	0.524	0.533	0.540	0.550	0.556	0.674	0.512	0.691	0.632	0.550	0.510
PD	2.35	2.46	2.49	2.51	2.47	2.76	2.81	3.39	3.99	3.45	2.95	2.37

　　4）不同产地虎杖的指纹图谱比较：2004 ～ 2005 年采集和收集了 10 个产地 23 批药材，采用 HPLC 指纹图谱法，通过方法学考察后，比较不同产地的指纹图谱相似度。样品来源见表 2-52，指纹图谱见图 2-47、2-48。

表 2-52　供试药材材料编号

编号	采（收）集地	采（收）集时间	编号	采（收）集地	采（收）集时间
1	四川青城山（野生）	2004.08	9	四川雅安（野生）	2004.08
2	四川洪雅（野生）	2004.08	10	四川雅安（野生）	2004.08
3	贵州（野生）	2004.07	11	四川巴中（野生）	2004.08
4	巴中基地 I 号地（种植）	2004.08	12	河北安国市场	2004.10
5	巴中基地 I 号地（种植）	2004.08	13	河北安国市场	2004.10
6	巴中基地 II 号地（种植）	2004.08	14	巴中基地 I 号地（种植）	2005.08
7	巴中基地 II 号地（种植）	2004.08	15	巴中基地 II 号地（种植）	2005.08
8	巴中基地 II 号地（种植）	2004.08	16	巴中基地 III 号地（种植）	2005.08

续表

编号	采（收）集地	采（收）集时间	编号	采（收）集地	采（收）集时间
17	巴中基地Ⅲ号地（种植）	2005.08	21	四川邻水（野生）	2004.09
18	巴中基地Ⅲ号地（种植）	2005.08	22	四川屏山（野生）	2004.08
19	贵州（野生）	2004.07	23	四川宣汉（野生）	2004.09
20	四川巴中（野生）	2004.08			

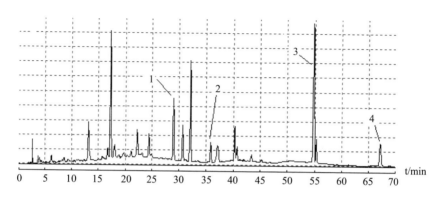

图 2-47　虎杖指纹图谱及各对照品相应的色谱峰

1. 虎杖苷；2. 白藜芦醇；3. 大黄素；4. 大黄素甲醚

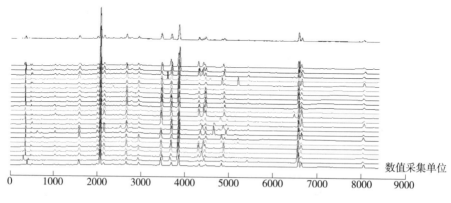

图 2-48　23 批虎杖药材的指纹图谱及相似度评价结果

采用指纹谱图相似度评价软件（中南大学）对 23 批药材指纹图谱进行相似度分析，以相关系数（中位数）代表其相似度，23 批药材的相似度分别为 0.8426、

0.8393、0.8307、0.9600、0.9292、0.9664、0.9530、0.9375、0.8639、0.8658、0.9310、0.8691、0.8713、0.9541、0.9839、0.9780、0.9837、0.9812、0.8319、0.9464、0.9678、0.8913、0.9308，其中 14 批药材的相似度大于 0.90，9 批药材的相似度在 0.80～0.90 之间。虎杖共有指纹图谱与大黄、决明子指纹图谱比较，相似度分别为 0.0631、0.0344。表明所建立的虎杖指纹图谱能较全面地反映虎杖内在品质特征，也表明不同产地的药材存在一定的差异。

5）不同产地虎杖的降脂作用比较：降血脂是目前虎杖应用中最重要的作用，采用大鼠高脂血症模型，测定大鼠股静脉血中总胆固醇和甘油三酯含量，比较不同产地虎杖的药理活性，结果见表 2-53。虎杖提取混合物、虎杖苷、大黄素的降血脂作用，见表 2-54。

表 2-53　不同产地的虎杖降脂作用的比较（$\overline{X} \pm SD$）

组别	N（只）	TC（mmol/L）	TG（mmol/L）
空白对照组	8	$0.104 \pm 0.027^{***}$	$0.027 \pm 0.089^{***}$
模型对照组	8	0.263 ± 0.056	0.063 ± 0.013
洪雅组	8	$0.145 \pm 0.033^{***}$	$0.051 \pm 0.007^{**}$
巴中组	8	$0.135 \pm 0.032^{***}$	$0.049 \pm 0.007^{**}$
邻水组	8	$0.119 \pm 0.034^{***}$	$0.054 \pm 0.080^{*}$
宜宾组	8	$0.154 \pm 0.030^{***\,\triangle}$	$0.043 \pm 0.065^{***\,\triangle}$
旺苍组	8	$0.138 \pm 0.024^{***}$	$0.044 \pm 0.009^{***\,\triangle}$
马边组	8	$0.127 \pm 0.028^{**}$	$0.040 \pm 0.007^{***\,\triangle\triangle\,\blacklozenge\,\triangledown}$
都江堰组	8	$0.124 \pm 0.017^{***}$	$0.035 \pm 0.009^{***\,\triangle\triangle\triangle\,\blacklozenge\blacklozenge\blacklozenge\,\triangledown\triangledown\,\bigstar}$
宣汉组	8	$0.148 \pm 0.032^{***}$	$0.037 \pm 0.010^{***\,\triangle\triangle\triangle\,\blacklozenge\blacklozenge\,\triangledown\triangledown}$
大邑组	8	$0.139 \pm 0.042^{***}$	$0.044 \pm 0.011^{***\,\triangle\,\blacktriangle}$
峨嵋组	8	$0.157 \pm 0.022^{***\,\triangle\,\blacktriangle}$	$0.050 \pm 0.006^{**\,\blacktriangle\blacktriangle\,\diamondsuit}$

注：与模型组比较，$^*P < 0.05$，$^{**}P < 0.01$，$^{***}P < 0.001$；与邻水组比较，$^{\triangle}P < 0.05$；与都江堰组比较，$^{\blacktriangle}P < 0.05$；与旺苍组比较，$^{\bigstar}P < 0.05$；与马边组比较，$^{\diamondsuit}P < 0.05$；与洪雅组比较，$^{\blacklozenge}P < 0.05$，$^{\blacklozenge\blacklozenge}P < 0.01$，$^{\blacklozenge\blacklozenge\blacklozenge}P < 0.001$；与巴中组比较，$^{\triangledown}P < 0.05$，$^{\triangledown\triangledown}P < 0.01$。

表 2–54　虎杖不同组的降脂作用的比较（$\overline{X} \pm \mathrm{SD}$）

组别	N（只）	TC（mmol.L^{-1}）	TG（mmol.L^{-1}）
空白对照组	8	0.104±0.027***	0.027±0.089***
模型对照组	8	0.263±0.056	0.063±0.013
混合物（都江堰）	8	0.124±0.017***	0.035±0.009***
虎杖苷	8	0.111±0.016***	0.042±0.010*** △
大黄素	8	0.161±0.015*** △▲▲	0.062±0.007△△△▲▲▲

注：与模型组比较，***$P < 0.001$；与混合物组比较，$^{△}P < 0.05$，$^{△△}P < 0.01$；与虎杖苷组比较，$^{▲▲}P < 0.01$，$^{▲▲▲}P < 0.001$。

由表 2–53 可见，不同产地虎杖均有良好降低 TC、TG 作用，但不同产地间存在差异，以宜宾、旺苍、马边、都江堰、宣汉、大邑等地的作用较好，尤以都江堰、马边为好。表 2–54 可见，不同有效组分及比例配伍均有明显降脂作用，虎杖苷是降脂作用的主要活性成分，大黄素对 TC 有效，而对 TG 无效。

（4）影响资源品质的主要因素： 目前虎杖属野生资源，资源品质主要由遗传和环境因素影响，环境因素包括内环境（内生菌）和外环境（气候、肥力、矿质元素）等要素。

1）遗传多样性评价：采用 RAPD、ISSR 及 SRAP 分子标记技术，对 6 省 26 份虎杖样品进行遗传分析，系统聚类分支树状图见图 2–49。

可见，26 份样品在 GS 值 0.54 水平上全部聚为一类，以平均遗传相似遗传系数 0.71 为阈值，将聚为 11 类，其划分的类群同地理分布有较好的相关性。来自浙江、贵州和安徽的虎杖聚为一类，四川地区峨眉和洪雅一带的虎杖基本聚为一类，成都周边的虎杖样品也基本聚为一类。表明虎杖的遗传多样性丰富，为虎杖资源评价及品种优选、保护利用提供了理论依据。

2）内生真菌多样性研究：采用组织块分离培养的方法，从四川、陕西 12 份健康植株的根和根状茎中分离、保存 218 株内生真菌，经鉴定为 3 目、5 科、11 属，曲霉属（*Aspergillus*）为优势菌群。表明虎杖的内生真菌丰富，韧皮部与木质部中的优势类群各不相同，二者各有类群分布，揭示植物中内生真菌分布有一定组织特异性。内生真菌与活性成分的含量具有一定相关性，如大黄素的含量与盘多毛孢菌属、芽孢菌属真菌呈正相关，又与拟青霉菌属、地霉菌属、镰孢菌属真菌呈负相关；虎杖苷的含量与拟青霉菌属、青霉菌属、盘多毛孢菌属、地霉菌属真菌呈正相关，又与丝核菌属真菌呈负相关。提示内生真菌参与或调控着药用植物活性成分（如大黄素和虎杖苷）生物合成中的某些共同环节（步骤）。

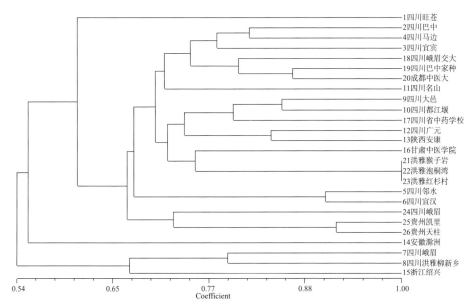

图 2-49　虎杖基于 RAPD、ISSR 和 SRAP 遗传相似系数的聚类图

3）土壤肥力和元素影响：2004 年 8 ～ 9 月采用五点采样法，采集四川旺苍、巴中、宜宾、马边、邻水、宣汉、峨眉、洪雅、大邑、都江堰等地虎杖的根际土和根及根状茎。土壤风干，经磨细过筛处理，用于测定全氮、全磷、全钾、水解氮、有效磷、速效钾、有机质、pH 值和水分，以及 Fe、Zn、Cu、Mn、Pb、Mg、K、Cd、As、Al、Hg 等元素的含量。根及根状茎清洗后，切片，风干，粉碎前经 60℃烘干 24 小时，粉碎过筛，用于测定大黄素、虎杖苷、Fe、Zn、Cu、Mn、Pb、Mg、K、Cd、As、Al、Hg 的含量。分析结果表明，①土壤中含有丰富的速效 N、有机质有利于虎杖中大黄素、虎杖苷的形成和积累；而保持土壤的中性有利于虎杖对 N、有机质的吸收与利用。土壤中水解 N、速效 K、全 P 对虎杖中大黄素的积累有促进作用，土壤中全 N、有机质对虎杖中虎杖苷的积累有促进

作用。土壤中 Zn、Ca 元素的协同有利于大黄素、虎杖苷同步提高；土壤中 Fe、Mg、K 供给充足有利于大黄素的积累，Al 能促进虎杖苷的积累。②虎杖药用部位对所测试元素的富集作用不明显，但 Fe 与 Cu、Al、Mg，Zn 与 Cu、Mn、Pb、Cd，Ca 与 Pb、As、Al、Hg，Mn 与 K、Mg、As，As 与 Hg，Pb 与 Mg，Mg 与 Cd 显现同步吸收的特性；Ca 与 Pb，Mn 与 Mg、As，Pb 与 Mg，Mg 与 Cd 元素之间存在程度不同的拮抗作用；虎杖同步富集 Fe、Al、Ca 有利于大黄素、虎杖苷含量的同向增高，Mg 的富集和 Mn、Zn、Cu 的排泄均可促进大黄素的合成；K 的富集使虎杖苷含量下降。

提示虎杖栽培时，首先要考虑土壤背景状况，选择 Zn、Ca、Fe、Mg、K、Al 较富足，以及肥沃、有机质丰富的土壤；施肥时注意 Zn、Fe、Mg、K 元素的补充，虎杖生长发育过程中，及时补充速效性的 N、P、K 肥料三要素，以提高虎杖有效成分的含量，保证药材品质。

4）气候因子的影响：通过虎杖 10 个产地的年最高气温总量、年最低气温总量、年降水量、年日照时数、月平均气温、月平均相对湿度等 8 项指标的分析，表明气温、日照因子是影响虎杖有效成分的主因子，虎杖生长地的气温高低对其有效成分含量的影响很大，尤其对虎杖苷的合成与积累的正向促进作用较大；虎杖苷和大黄素的形成与积累均受日照时数的限制；荫蔽度或荫生条件下生长的虎杖，其有效成分含量会较高。提示虎杖栽培中应适度遮阴。

（5）资源品质的模型：运用多样性的理念，认识和分析生物学的多样性、环境的多样性、中药物质基础的多样性、中药药效的多样性。这些多样性之间是有联系、有规律的。首先，环境因素对植物中大黄素含量和虎杖苷含量产生影响，进而影响虎杖药效。这两个层次是一个递进的关系，得到如下关系如图 2-50。

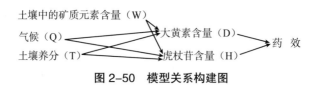

图 2-50　模型关系构建图

从而，可建立如下的数学模型

$D = A_1W + A_2Q + A_3T$（大黄素含量与环境因素的关系）（1）

$H = A_4W + A_5Q + A_6T$（虎杖苷含量与环境因素的关系）（2）

式中 $A_i(i = 1,2,\cdots,6)$ 为系数矩阵。

$Y_{TC} = C_0 + C_1D + C_2H$（药效与大黄素含量、虎杖苷含量的关系）（3）

式中，(C_0,C_1,C_2) 为系数矩阵。

将（1）、（2）代入（3）可得药效与环境因素的关系，即

$$Y_{TC} = C_0 + C_1(A_1W + A_2Q + A_3T) + C_2(A_4W + A_5Q + A_6T)$$

注：Y 代表药效；W 代表矿质元素；Q 代表气候因子；T 代表土壤因子；D 代表大黄素；H 代表虎杖苷。

通过模型求解和检验得到预测值，如图 2-51 所示。

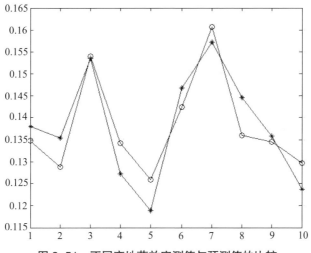

图 2-51　不同产地药效实测值与预测值的比较

* 为实测药效，○为预测药效。

可见，大黄素与虎杖苷的实测值与预测值之间的绝对误差和标准差非常小，说明模型能成功通过环境因素达到对药效预测的目的。在对虎杖 GAP 基地的选择时，用此模型进行预测，可以减少或降低科研投入，节省试验时间，避免因盲目种植而造成资源和人力、财力的浪费。因此，具有一定的参考价值。

以虎杖中大黄素和虎杖苷两种主要活性成分为指标，开展了虎杖资源的应用

现状、药材质量现状和资源调查、遗传和产地环境的评价、资源区划、资源品质模型等研究的基础上。万德光带领的团队提出：虎杖资源应实行分区优化配置，重点发展以西南、陕南为中心的虎杖优质药材基地；虎杖有效成分以皮部较高，9 月是虎杖活性成分积累的高峰期；《中国药典》虎杖的大黄素含量限量偏高，虎杖苷过低；虎杖药用部位对有害元素没有富集性。利用遗传多样性、内生真菌、环境因子建立虎杖资源品质模型，可用于指导虎杖栽培基地的选择和生产。

3. 川木通资源评价和利用研究

川木通为毛茛科植物小木通 *Clematis armandii* Franch. 和绣球藤 *C. montana* Buch.–Ham. 的干燥藤茎，具有利尿通淋、清心除烦、通经下乳等功效，常用于治疗淋证、水肿、心烦尿赤、口舌生疮、经闭乳少、湿热痹痛等病证。宋代开始出现用川木通类替代木通科木通，到明代成为木通的主要代用品，从清代开始大量川木通类替代木通科木通成为木通新兴品种。在清末民初出现了马兜铃科的关木通，成为木通的另外一种代用品，并成为近现代市售木通的主流品种，以致《中国药典》（一部）一度不收载木通科木通，关木通成为龙胆泻肝丸组方中惟一合法的木通。

比利时发生的马兜铃酸肾病群体性事件在 1993 年首次被公开披露，1998 年北京中日友好医院也发表了马兜铃酸肾病的临床研究文章，1999 年英国又报道 2 名妇女因服含关木通的草药茶治疗湿疹导致晚期肾衰竭的事件。这两起事件在国际上引起了轩然大波，美国 FDA、英国 MCA 和比利时政府等采取了严厉措施，强烈抵制中草药和中成药。国内也有诸多相关研究、报道、文献和报告，但都没有引起药监部门的高度重视。2003 年前国内发生了龙胆泻肝丸致马兜铃酸肾病群体性事件，顿时震惊了国家药监局和民众。2003 年 4 月 1 日，国家药监局印发《关于取消关木通药用标准的通知》，决定取消关木通的药用标准，龙胆泻肝丸等含木通制剂的用木通科木通替换关木通。随后 2005 年版《中国药典》（一部）已不再收载关木通、广防己、青木香三个含马兜铃酸的品种。

川木通和关木通都是历史上出现的木通代用品，过去认为三者的效用相近，可相互代用。马兜铃酸肾病群体性事件发生后，民众对仅一字之差的三者认识混乱。川木通是否具有利尿作用，川木通是否也存在肾毒作用是大家关心的问题。《中国药典》（一部）川木通项下，川木通的质控指标体系仅有药材性状、显微组织，检查项仅规定了灰分限量和醇浸出物限量。可见，川木通的品质评价缺乏定性、定量的客观指标。

（1）**利尿作用研究**：川木通具有利尿通淋、清心除烦、通经下乳等功效，利尿、通淋是临床上最常用的功效。同时根据本草考证、商品调查结果，比较木通（*A. quinata*）、小木通（*C. armandii*）、绣球藤（*C. montana*）、粗齿铁线莲（*C. argentilucida*）对水负荷小鼠尿量的影响。研究结果见图2-52，由图可见以总尿量为指标，不同基原植物的川木通水煎液对水负荷小鼠均有不同程度的利尿作用，以绣球藤利尿作用最强（$P < 0.001$），小木通和粗齿铁线莲利尿作用次之（$P < 0.01$），木通水煎液在给药后第2小时的尿量与生理盐水组相比虽有极显著差别（$P < 0.001$），但总尿量未见明显增多（$P > 0.05$）。给予四种木通类药材的小鼠的尿量均在给药1小时后与空白对照组产生明显差别，说明它们具有起效较快的特点。同时表明川木通在利尿、通淋功效方面与木通（*A. quinata*）具有良好替代性，这也是川木通从明代开始就作为木通科木通替代品的药理学基础。

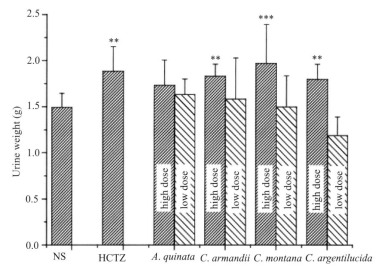

图2-52　木通类药材对水负荷小鼠4小时内总尿量的影响

注：与生理盐水组比较，$**P < 0.01$，$***P < 0.001$。

此外，小木通在产生利尿作用的同时，能显著增加尿液中电解质 Na^+、Cl^-、K^+ 的排出量，对血浆心钠素（ANF）无明显影响，提示其利尿作用可能与干扰电解质的重吸收有关；小木通对金黄色葡萄球菌和大肠杆菌的最小抑菌浓度均大于

1g/mL（生药）。可见，川木通的通淋作用的药理学基础是利尿，与抑菌作用的关系不明显。

（2）川木通毒性研究：马兜铃酸肾病群体性事件发生后，关木通在国际范围内遭到禁用，中国以不含马兜铃酸的木通类药材取代关木通，川木通是木通类药材的主流品种，但川木通是否安全，是一个亟需了解的问题。虽《中国药典》（一部）收载川木通的基原包括小木通 *Clematis armandii* Franch. 和绣球藤 *C. Montana* Buch.–Ham.，但市售的川木通主要品种还包括了粗齿铁线莲 *C. argentilucida* W. T. Wang 和钝萼铁线莲 *C. peterae* Hand.–Mazz.。因此，围绕这些品种开展了急性毒性和肾毒性评价。

1）急性毒性实验：由于川木通无法测出半数致死量（LD_{50}），改做小鼠最大给药量试验。小鼠单次灌胃小木通、绣球藤、粗齿铁线莲、钝萼铁线莲水提液 240g/kg（以生药计），14 天内均未出现死亡现象。灌胃给药 1 天内，小鼠精神萎靡，活动减少，粪便溏稀不成形；在给药后第 1、3、5、7、9、11、14 天，小鼠体重与对照组比较无显著差异。给药后第 14 天取血测定血肌酐和血尿素氮含量，结果表明小木通组和粗齿铁线莲组小鼠的血肌酐（SCr）较对照组升高（$P < 0.05$），绣球藤组和钝萼铁线莲组较对照组无统计学差异；小木通组小鼠的血尿素氮（BUN）较对照组升高（$P < 0.01$），粗齿铁线莲组、绣球藤组和钝萼铁线莲组较对照组无统计学差异。实验结束时处死动物，尸检观察小鼠各主要脏器，未发现异常改变。HE 染色光镜下观察各实验组小鼠肾脏组织形态学特征，其肾小球、肾小管及肾间质均未见病理损害。

2）肾毒性实验：大鼠分别每日灌胃小木通、绣球藤、粗齿铁线莲、钝萼铁线莲、关木通等的水提液 10 g/kg（以生药计），连续给药观察 4 周，无动物活动行为异常和死亡。测定大鼠给药前、给药 7 天、14 天、21 天、28 天的体重，较对照组大鼠无统计学差异。测定各组给药前、给药后 14 天、28 天大鼠的排尿量、尿糖、尿蛋白的结果表明，川木通各组（小木通、绣球藤、粗齿铁线莲、钝萼铁线莲）给药前、给药后 14 天、28 天的排尿量、尿糖和尿蛋白较对照组大鼠无统计学差异；关木通组给药前、给药后 14 天的排尿量较对照组大鼠无统计学差异，28 天的排尿量增加（$P < 0.05$），给药后 14 天、28 天的尿糖和尿蛋白较对照组大鼠显著增高（$P < 0.05$、$P < 0.01$ 或 $P < 0.001$）；川木通组给药后 14 天、28 天的尿糖和尿蛋白明显较关木通组低（$P < 0.05$、$P < 0.01$ 或 $P < 0.001$）。

给药后第 28 天取血测定血肌酐和血尿素氮含量，结果表明川木通各组大鼠的血肌酐、尿素氮含量较对照组大鼠无统计学差异；关木通组大鼠的血肌酐、尿素氮含量较对照组大鼠显著升高（$P < 0.05$）；各川木通给药组大鼠的尿素氮含量明显较对照组大鼠低（$P < 0.05$ 或 $P < 0.01$），而血肌酐无统计学差异。

实验结束时处死动物，尸检观察大鼠各主要脏器，未发现异常改变。HE 染色光镜下观察各实验组肾脏组织形态学特征，各给药组大鼠肾小球和肾小管未见病理损害变化，肾脏间质除钝萼铁线莲组有两只大鼠可见肾脏间质炎症外，其余各组大鼠肾脏间质未见病理性损害，结果见图 2-53。

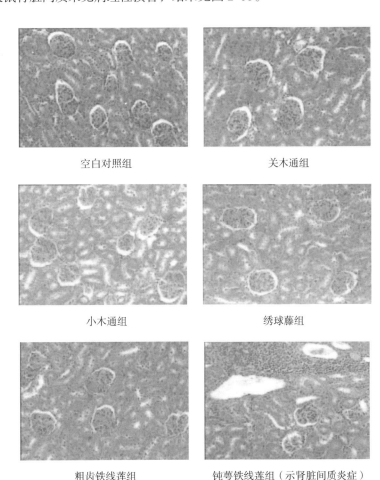

空白对照组　　　　　　　　　　　关木通组

小木通组　　　　　　　　　　　绣球藤组

粗齿铁线莲组　　　　　钝萼铁线莲组（示肾脏间质炎症）

图 2-53　川木通大鼠肾毒性试验大鼠肾脏 HE 染色

从图 2-52 可见，川木通各组水煎液灌胃小鼠（240g/kg 生药），14 天内均未出现死亡现象，处死后尸检观察各鼠主要脏器亦未发现任何异常改变，光镜下均未见肾脏病理性损害。但小木通和粗齿铁线莲组小鼠的血肌酐（SCr）较对照组升高（$P < 0.05$），小木通组的血尿素氮（BUN）较对照组升高（$P < 0.01$）；灌胃给药 1 天内，川木通各组小鼠精神萎靡，活动减少，粪便溏稀不成形；这可能与 1 日给药量过大有关，240g/kg 相当于成人临床用药量的 2400 倍（《中国药典》每日最大用量 6g）。

川木通各组和关木通水煎液以相同剂量（10g/kg），给药 28 天，尸检未发现大鼠各主要脏器异常改变。HE 染色未见各给药组大鼠肾小球和肾小管发生病理损害，除钝萼铁线莲组有两只大鼠可见肾脏间质炎症外，其余各组大鼠肾脏间质未见病理性损害。川木通类各组对大鼠血肌酐、尿素氮、尿糖、尿蛋白等指标未见明显影响，而关木通组的血肌酐、尿素氮、尿糖、尿蛋白均明显增高，进一步验证了关木通具有肾毒性。同时，也表明川木通《中国药典》品种的安全性较好，未见肾毒性，但川木通不同基原物种间毒性存在差异，所以品种问题是保证临床安全有效的首要问题。

（3）川木通基原鉴定：川木通类药材均来源于毛茛科铁线莲属植物的藤茎，该属植物在我国有 108 个种，有些药用物种间外形极为相似，非花期植株难以鉴别，经过加工后更加难辨别，容易在应用中造成品种混乱。不同物种活性和毒性存在差异。因此，只有正确鉴别其基原才能保证临床用药安全有效，以及确保资源的正确合理使用。

采用 HPLC 指纹图谱技术，进行小木通、绣球藤、粗齿铁线莲、钝萼铁线莲水溶性成分的指纹图谱分析，结果表明各物种的指纹图谱相似程度高，不能从指纹图谱实现川木通基原鉴别的目的。因此，选择了 RAPD 方法进行分子鉴定，首次通过正交分析方法确定了 RAPD 方法 PCR 反应的条件。采用正交设计 L^{16}（4^5）在四个水平上进行试验，用统计软件 MINITAB 进行分析，得到川木通 RAPD-PCR 反应各因素的最佳水平。选择 100 对随机引物进行引物筛选，选择其中多态性丰富的 5 对作为 RAPD 引物进行川木通 10 个种的扩增分析，最终得到 C5、C13 和 I18 为阳性 SCAR 标记，可以进行川木通原植物与药材的分子鉴定引物，其中 C5 和 I18 可以鉴定《中国药典》品种小木通与绣球藤这两种，C13 可以鉴定上述两种《中国药典》品种和商品主流品种（粗齿铁线莲、钝萼铁线莲）。相关序列已经在 GeneBank 注册（4 个序列），相关鉴定引物与方法申请获得国家发明专利。本方法仅需经 DNA 提取、高特异性 PCR 扩增和电泳检测三步即可完成鉴别。用鉴别引物开发出药材品种鉴定用的检测试剂盒后，一个熟练的检验人员 3 小时便可检验数十个样品，而全部成本按现行各种试剂和消耗品的平均价计算，也不会超过 5 元 / 样。可见中药材的 PCR 鉴别有很高的实际应用价值。由于步骤简化，操作简单，有一定专业基础的人无须任何训练即可掌握。对正品与伪品的鉴别正确率可达到 100%。

（4）粗齿铁线莲标准的制定：目前粗齿铁线莲在市售川木通药材中占有很大的市场份额，通过前面的药效和毒理实验表明，粗齿铁线莲和法定品种（小木通、绣球藤、木通）没有明显的差异，表明其可以代替川木通法定品种使用。粗齿铁线莲分布的海拔低，目前资源量较丰富。可见，粗齿铁线莲是川木通优良的替代资源。为此，通过粗齿铁线莲药材的显微组织观察，水分、总灰分、酸不溶性灰分、水溶性浸出物、醇溶性浸出物的测定，以及薄层色谱检测，拟定了粗齿铁线莲的药材质量控制标准指标体系。该标准被《四川省中药材标准》（2010 年版）收载，对粗齿铁线莲资源的合理利用提供了法律依据。

综上可见，本研究针对川木通的主要功效"利尿、通淋"，进行了川木通类药材（木通、小木通、绣球藤、粗齿铁线莲、钝萼铁线莲）药效学研究和毒理学研究，以及品种资源调查研究。认为川木通的法定品种具有利尿作用，未见肾毒性，利尿作用与传统使用的木通科木通没有差异，表明川木通是木通科木通优良的替代资源。同时，粗齿铁线莲和法定品种（小木通、绣球藤、木通）在药效和毒理上没有明显差异，资源丰富，可以作为川木通的替代资源；而钝萼铁线莲存在毒性，应杜绝进入市场，防止流入临床。

通过上述研究，万德光指出从关木通引发的马兜铃酸肾病群体性事件，让我们应该慎重看待历史上已出现的那些替代资源，特别是使用历史较短、缺乏长期临床观察的品种，有重新认识的必要。川木通类入药虽在宋代出现，大量使用应该在明清时期，关木通出现安全隐患后，川木通类的安全性和有效性尤其得到社会各界的广泛关注。通过研究认为其安全性和有效性符合中医临床使用要求，应合理利用，而对具有安全隐患的品种和资源应予以取缔。

4. 茯苓资源替代生产技术研究

茯苓为多孔菌科真菌茯苓 *Poriacocos*（Schw.）Wolf 的干燥菌核，具有渗湿利水、健脾和胃、宁心安神等功效，常用于小便不利、水肿胀满、痰饮咳逆、呕逆、恶阻、泄泻、遗精、淋浊、惊悸、健忘等病症。茯苓化学成分主要为多糖类、三萜类、脂肪酸和甾醇等化合物，具有利尿、调节免疫、抗肿瘤、抗菌、抗炎、抗惊厥、延缓衰老、改善记忆、抗排斥反应等作用。多糖类、三萜类及其衍生物是茯苓的主要活性成分，茯苓多糖具有调节免疫和抗肿瘤活性，三萜类及其衍生物具有抗肿瘤活性。茯苓又是药食两用药材，常用于保健食品生产，如茯苓饼、茯苓醋、茯苓面包、茯苓酸奶、茯苓茶等。

茯苓是常用大宗药材，目前 60% 中成药处方中有茯苓。随国内配方用药、保健食品和制药企业投料用量明显增加，以及出口量逐渐增大，茯苓需求量迅猛增加。全国茯苓年平均需求量约 2.5 万吨，而年均产量约 1.9 万吨，供需缺口较大。目前野生茯苓资源量极少，商品药材主要是人工种植茯苓。茯苓人工种植的较完整记载见于宋代周密《癸辛杂识》续集，明清种苓逐渐普及，安徽、湖北产量最大。但人工种植茯苓常因毁林破坏植被而受到广泛诟病，如《植物名实图考》谓："种茯苓之山，多变童阜，而沙崩石隙，阻截溪流，其害在远。"随着我国生态文明建设力度的增大，国家管控只会越来越严格，贵州、云南、四川等实行封山育林，不准砍伐树木，部分产区甚至面临禁种可能，砍树种茯苓已不能继续下去。虽已开发出代料栽培技术，但仍需部分松木屑、松枝碎块。人工种植茯苓仍然受到原料、土地资源和气候等限制。因此，通过液体发酵培养茯苓菌丝体代替野生菌核，用来加工成各种营养保健品及开发生物药物，有利于资源可持续利用。

（1）茯苓优良菌种选育：采用紫外线诱变育种方法，选择麦芽汁琼脂培养基作为生孢培养基，采用成熟而年幼时期的新鲜孢子为诱变材料，紫外线诱变后的孢子在基本培养基中摇瓶培养 3 小时后，58℃加热 2 分钟，过滤除去菌丝。野生型孢子因萌发而被杀死，用菌丝过滤法除去菌丝；缺陷型孢子因不能萌发而不被杀死，从而进一步浓缩。将营养缺陷型孢子，接种在含 2mg/mL 茯苓多糖完全培养基的平板上，挑选出 171 株生长较好菌株。将 171 株接种到含 4mg/mL 茯苓多糖的完全培养基平板上，挑选出 63 株生长较好的菌株，再接种到含 8mg/mL 茯苓多糖的完全培养基平板上，挑选出 22 株生长较好的菌株，最后接种到含 16mg/mL 茯苓多糖的完全培养基上，获得了 6 株耐高浓度茯苓多糖的优良菌株。每株 5 瓶进行摇瓶液体培养（同时以诱变前的菌株对照），以发酵液中菌丝干重为指标，获得了优良菌株 P6，菌丝体干重达 11.92g/L，较出发菌株提高了 7.58%。将 P6 通过传代培养，用摇瓶液体发酵验证其遗传稳定性，结果表明 P6 第一代的菌丝干重为 11.86g/L，P6 第十代的菌丝干重为 11.95g/L，表明 P6 是具有良好遗传稳定性的优良菌株。

（2）摇瓶液体发酵条件：液体发酵培养生产茯苓可进行规模化工业生产，降低生产成本。还可有效地解决大田栽培的白蚁危害及重金属超标难题。

1）液体发酵生长曲线：以菌丝干重为指标，考察茯苓发酵生长过程。结果表明，适应期 0～48 小时，对数生长期 48～144 小时，144 小时后进入稳定生长期，生物量基本保持在稳定水平。在进入对数生长期后伴随着生物量的增长，pH 值出现急剧下降，最终 pH 值降至 3.0 左右趋于稳定。还原糖含量变化趋势类似 pH 值变化趋势，也随着茯苓菌丝体的生长而下降，在对数生长期后呈急剧下降，进入稳定生长期后则呈缓慢下降趋势。

2）液体发酵培养基的组成：氮源、碳源是茯苓生长和品质形成的基础。

氮源试验：在 1L 含有 25g 葡萄糖的摇瓶发酵培养基中，分别单独加入酵母浸膏、蛋白胨、NH_4Cl、$(NH_4)_2SO_4$、KNO_3 为氮源，氮源浓度为 0.1%。通过液体摇瓶培养，以菌丝干重为指标，考察氮源的影响。结果表明，菌丝体的生长以有机氮酵母浸膏和蛋白胨为好，无机氮稍差。如果用混合的 2 种氮源，则以等量酵母浸膏和蛋白胨为最好。因此，决定最佳氮源为等量酵母浸膏和蛋白胨。

碳源试验：以等量酵母浸膏和蛋白胨作为氮源，当氮源浓度固定在 0.1% 时，考察 7 种不同碳源对茯苓菌丝生长的影响。结果表明，采用 1% 的碳源浓度时，菌丝体在甘油、葡萄糖、果糖、可溶性淀粉上生长良好。考虑到生产成本等综合因素，选取葡萄糖为最佳碳源。以酵母浸膏 3.9g 和蛋白胨 5.1g（氮源浓度 0.10%），K_2HPO_4 1g，$MgSO_4 \cdot 7H_2O$ 0.5g 作基础培养基，考察加入 1.5%、2.0%、2.5%、3.0%、3.5%、4.0%、4.5%、5.0% 葡萄糖对茯苓菌丝生长的影响。结果表明，葡萄糖浓度过低或过高都不利于菌丝的生长，当葡萄糖浓度为 3% 时，菌丝体产量达到最高。

氮源浓度试验：以葡萄糖 30g，K$_2$HPO$_4$ 1g，MgSO$_4$·7H$_2$O 0.5g 作基础培养基，考察加入 0.025%、0.05%、0.075%、0.10%、0.125%、0.15%、0.175%、0.2% 等不同浓度的氮源对茯苓菌丝生长的影响。结果表明，氮源浓度过低或过高都不利于菌丝的生长。当氮源浓度为 0.10% 时，菌丝体产量达到最高。

3）发酵温度的影响：在 250mL 三角瓶装入 60mL 液体摇瓶发酵培养基，置于 18℃、20℃、22℃、24℃、26℃、28℃、30℃ 等温度下进行摇瓶培养，测定发酵温度对菌丝体产量的影响。结果表明，随着温度的升高，菌丝体产量不断增加，但在 26℃ 后继续升温，菌丝体产量反而降低，因而确定 26℃ 为其最适发酵温度。

4）摇瓶装液量的影响：在 250mL 三角瓶中分别装入 20mL、30mL、40mL、50mL、60mL、70mL、80mL 液体摇瓶发酵培养基，将其置于 26℃ 下进行摇瓶培养。结果表明，过多或过少的液体装量都影响菌丝体产量。当液体装量为 60mL 时，菌丝体产量最高，因而确定 60mL 液体装量为其最适摇瓶装量。

5）摇瓶转速的影响：在 250mL 三角瓶中装入 60mL 液体摇瓶发酵培养基，培养温度为 26℃，将其分别置于 60r/min、90r/min、120r/min、150r/min、180r/min、210r/min 的转速下进行摇瓶培养。结果表明，随着转速增加，通气量和溶解氧增大，菌丝体产量增大。当转速达 150r/min 时，菌丝体产量最高，因而确定 150r/min 为其最适摇瓶转速。

6）培养基初始 pH 值的影响：在 250mL 三角瓶中装入 60mL 液体摇瓶发酵培养基，用盐酸和氢氧化钠溶液将各液体培养基分别调成 4.0、4.5、5.0、5.5、6.0、6.5、7.0 等 7 个不同的 pH 值，灭菌后接种培养。结果表明，随着培养基初始 pH 值增大，菌丝体产量增大，培养基初始 pH 值达 5.5 时，菌丝体产量最高，确定 pH 值 5.5 为其最适培养基初始 pH 值。

7）菌种菌龄的影响：在 250mL 三角瓶中装入 50mL 液体种子培养基，按 0.5% 接种比例接种冷冻甘油菌，26℃ 摇瓶振荡培养，培养时间分别为 1 天、2 天、3 天、4 天、5 天、6 天、7 天，于冰箱中 4℃ 贮存备用。将贮存于冰箱中的菌龄分别为 1 天、2 天、3 天、4 天、5 天、6 天、7 天的液体菌种以 7% 的比例，分别接种于盛有 60mL 液体摇瓶发酵培养基的三角瓶中，26℃ 摇瓶振荡培养。结果表明，菌龄 2～3 天液体菌种的菌丝体产量较高。综合考虑发酵时间长短和生产成本，确定菌龄 2 天为其最适液体菌种菌龄。

8）菌种接种量的影响：将菌龄 2 天的液体菌种分别以 2%、4%、6%、8%、10%、12% 等 6 个不同浓度，接种于盛有 60mL 液体摇瓶发酵培养基的三角瓶中，26℃摇瓶振荡培养。结果表明，随着茯苓液体菌种接种量的增大，菌丝体产量增大，液体菌种接种量为 4%～6% 时，菌丝体产量较高。综合考虑发酵时间长短和生产成本，确定 6% 的液体菌种接种量为其最适液体菌种接种量。

通过上述研究确定液体发酵培养基的组成：葡萄糖 30g，酵母浸膏 3.9g，蛋白胨 5.1g，K_2HPO_4 1g，$MgSO_4 \cdot 7H_2O$ 0.5g，配制成 1000mL。液体发酵的最适培养条件：培养温度 26℃，装量 60mL（250mL 三角瓶），转速 150r/min，初始 pH 值 5.5，种菌龄 2 天，接种量 6%，培养时间 7 天。

（3）摇瓶补料和发酵罐补料： 茯苓摇瓶发酵补料和发酵罐补料的发酵工艺研究是茯苓工业化生产的基础。测定菌丝体干重，确定最佳液体发酵补料工艺。

1）摇瓶补料液体发酵：以初始葡萄糖浓度为 4%，不补糖发酵为对照。以初始葡萄糖浓度为 2%，研究了在不同时间补糖和以不同方式补糖对茯苓液体发酵的影响。实验结果表明，在发酵培养第 60 小时和第 72 小时，分别以 1% 的浓度补糖，效果最佳。

2）发酵罐补料液体发酵：在摇瓶液体发酵放大培养及摇瓶补料液体发酵研究的基础上，探讨了茯苓在发酵罐中的液体发酵放大培养工艺。重点考察了在不同时间和以不同葡萄糖浓度的补料液连续滴加补料对茯苓液体发酵的影响。实验结果可见，在发酵罐中连续滴加补料发酵较摇瓶液体发酵放大培养，菌体产量都有不同程度的增加。在发酵培养第 48 小时、60 小时、72 小时和 84 小时，分别以 0.33%、0.67%、0.67% 和 0.33% 的葡萄糖浓度补料效果最佳，菌体产量较摇瓶液体发酵放大培养提高 11.27%。同时，考察了不同时间和不同葡萄糖浓度补料对发酵终点的影响。实验结果可见，不同时间和不同补料方式对茯苓发酵罐液体发酵终点有一定影响，但对茯苓发酵罐液体发酵终点影响并不大。

发酵罐补料液体发酵较摇瓶补料液体发酵大大缩短了发酵时间，使发酵时间从 168 小时缩短为 120 小时；发酵罐补料液体发酵还较摇瓶补料液体发酵提高了茯苓的生物量，使菌丝干重从 10.74g/L 增长到 11.95g/L，菌体产量提高率达 11.27%。因此，碳源浓度的相对稳定更有利于茯苓的生长，最优的补糖方式应根据茯苓发酵过程中碳源消耗速率进行连续滴加补料。综合考虑不同时间和不同补料方式对茯苓发酵罐液体发酵菌体产量和发酵时间的影响，确定在发酵培养第 48 小时、60 小时、72 小时和 84 小时时，分别以 0.33%、0.67%、0.67% 和 0.33% 的葡萄糖浓度补料为最佳发酵工艺。

（4）茯苓液体发酵菌丝粉和天然茯苓的比较：采用 Bioflo Ⅲ 型发酵罐（NBS 公司）；种子培养基：葡萄糖 20g，蛋白胨 5g，酵母浸膏 4g，K_2HPO_4 1g，$MgSO_4 \cdot 7H_2O$ 0.5g，初始 pH 值 5.5，蒸馏水 1L。$1.05kg/cm^2$，121.3 ℃ 灭菌 20 分钟；营养培养基：葡萄糖 100g，蛋白胨 11.25g，酵母浸膏 8.75g，K_2HPO_4 5g，$MgSO_4 \cdot 7H_2O$ 2.5g，初始 pH 值 5.5，蒸馏水 4.05L。$1.05kg/cm^2$，121.3 ℃ 灭菌 20 分钟。以营养培养基为初始培养基的发酵罐补料液体发酵，在火焰保护下，将 350mL 种子液接种于发酵培养基中。设定发酵参数：温度 26℃，pH 值 5.5，搅拌转速和通气量根据溶氧高低动态调整。在茯苓发酵罐液体发酵的第 48 小时、60 小时、72 小时、84 小时时，蠕动泵分 4 次将补料培养基 100mL、200mL、200mL、100mL 滴加于发酵液中。第 120 小时终止茯苓液体发酵。用离心机 6000r/min 离心发酵液 15 分钟，收集菌丝体沉淀，60℃烘干至恒定质量，精确称量。

1）多糖类的比较：采用溶剂提取法分别提取茯苓液体发酵菌丝粉和天然茯苓粉末中的水溶性和碱溶性茯苓多糖，经干燥后精密称定，计算其水溶性和碱溶性多糖的提取率。以葡萄糖化学对照品为对照标准品，采用苯酚 - 硫酸法测定糖含量。实验结果表明，天然茯苓中水溶性多糖提取率 2.36%，碱溶性多糖提取率 79.97%，总多糖提取率为 82.33%；总多糖含量 85.88%。茯苓液体发酵菌丝粉中水溶性多糖提取率 6.86%，碱溶性多糖提取率 17.71%；总多糖提取率 24.57%，总多糖含量 44.96%。可见茯苓发酵菌丝粉主要是碱溶性多糖含量低。

2）氨基酸的比较：按中华人民共和国国家标准《食品安全国家标准食用菌中粗蛋白含量的测定》（GB/T5009.124—2003）的方法，测定茯苓发酵菌丝粉和天然茯苓中常见 17 种氨基酸的含量，结果见表 2-55。

表 2-55　天然茯苓和茯苓发酵菌丝粉氨基酸含量（%）比较

氨基酸	天然茯苓	发酵菌丝粉	氨基酸	天然茯苓	发酵菌丝粉
门冬氨酸 Asp	0.068	2.20	异亮氨酸 Ile	0.096	1.10
苏氨酸 Thr	0.037	1.11	亮氨酸 Leu	0.13	1.69
丝氨酸 Ser	0.059	0.98	酪氨酸 Tyr	0.096	0.81
谷氨酸 Glu	0.067	2.86	苯丙氨酸 Phe	0.097	1.20
甘氨酸 Gly	0.027	1.36	赖氨酸 Lys	0.0023	1.92
丙氨酸 Ala	0.046	1.84	组氨酸 His	0.00	0.81
胱氨酸 Cys	0.16	0.71	精氨酸 Arg	0.00	1.49
缬氨酸 Val	0.55	2.60	脯氨酸 Pro	0.036	2.61
蛋氨酸 Met	0.00	0.64	氨基酸总量 TAA	1.47	25.93

由表 2-55 可见，天然茯苓中氨基酸总量 1.47%，茯苓发酵菌丝粉中氨基酸总量 25.93%；茯苓发酵菌丝粉中各种氨基酸普遍较天然茯苓高，且较全面，如天然茯苓中未检测出蛋氨酸、组氨酸和精氨酸。当然，发酵菌丝粉在洗涤时不彻底，也导致其氨基酸总量测量值偏高。

3）灰分和微量元素的比较：按照 GB/T8306—2002、GB/T8307—2002、GB/T8308—2002 的方法分别测定总灰分、水溶性灰分和酸不溶性灰分。结果表明，天然茯苓的总灰分 0.226%，水溶性灰分 0.087%，酸不溶性灰分 0.097%，符合《中国药典》（总灰分不得过 4.0%，酸不溶性灰分不得过 2.0%）的要求。但茯苓发酵菌丝粉的总灰分 6.06%，水溶性灰分 0.038%，酸不溶性灰分 0.828%。采用火焰原子吸收光谱法测定天然茯苓和茯苓发酵菌丝粉中 K、Mg、Ca、Fe、Mn、Cu、Zn、Pb、Cr、Cd 等元素的含量。结果表明，二者中均未检出 Cd，除 Cr 变化不明显外，天然茯苓中其他微量元素的量均高于茯苓发酵菌丝粉。表明茯苓发酵菌丝粉主要来源于一些酸溶性盐类，而非重金属，不影响其安全性。

通过菌种选育、发酵工艺的研究，以及茯苓菌丝粉与天然茯苓的比较。茯苓菌丝粉中的生理活性成分（水溶性多糖）和营养成分（氨基酸）均较天然茯苓高，虽然天然茯苓碱溶性茯苓多糖约 80%，但其不溶于水，活性低，几乎没有抗肿瘤活性；表明茯苓菌丝粉具有替代天然茯苓作为保健食品开发的可能。同时，发酵生产可获得茯苓菌丝粉 11.95g/L，胞外多糖 8.33g/L；一吨发酵罐液中可得茯苓菌丝粉 11.95kg，胞外多糖 8.33kg。1000T 发酵罐（按填充系数 70%）一次发酵能生产约 8000kg 茯苓菌丝粉，5600kg 胞外多糖；茯苓菌丝粉相当于 10 亩农田所种植的茯苓，以 1 周为 1 个生产周期，则 1000T 发酵罐一年生产的茯苓菌丝粉就相当于 480 亩农田所种植的茯苓，同时节约木材 3000 ～ 5000 吨。

万德光认为，利用发酵工程技术开发菌类中药的替代品，以及加工成各种营养保健品及药品具有可行性，也是实现资源可持续利用的重要途径，具有重大的社会意义。同时，天然茯苓和液体发酵茯苓研究的系统性、广度和深度均有待深入，如天然茯苓和液体发酵茯苓中的三萜类化合物差异，以及药效学差异仍需进一步研究，以进一步明确液体发酵茯苓的替代资源的应用范围，建立更加完善的质量控制标准。

5. 中药遗传资源和基因资源研究

中药的基原植（动）物种类繁多，生境各异，其治疗范围覆盖了目前人类认知的所有疾病。中药治疗疾病的物质基础是由药用植（动）物携带的基因在特定环境中表达合成的产物，同时它们携带的一些抗虫、抗病、抗盐、抗寒、抗旱、抗涝等基因显示出强大的育种价值。从中药材生产的角度看，很多野生药用植（动）物存在低产、株型差、有效成分低、高感光等缺点，难以直接作为药材生产利用。但它们在长期的自然选择压力下，积累了多种多样的优良变异基因，是种质创新和育种的宝贵基因资源库，将它们所携带的有利性状整合到优良生产品种中，就能创造出产量、品质、抗性更优的新品种。因此药用植（动）物携带的特定基因具有重要的科学研究和商业价值，中药基因也是一种重要的战略性资源，应合理开发利用和有效保护我国中药基因资源。

（1）威灵仙种质资源的收集保存：威灵仙 Clematis chinensis Osbeck 的根及根茎，具有祛风除湿、通络止痛等功效，常用于风湿痹痛、肢体麻木、筋脉拘挛屈伸不利、骨哽咽喉等病症。目前威灵仙药材全部来源于野生资源，分布于我国四川、贵州、广东、福建、浙江、台湾及云南等地，生长于海拔 1500 米以下的山坡、山谷灌丛或沟边、路旁草丛。2004～2006 年，分别从四川、贵州、陕西、广西和广东等地共采集威灵仙种质资源 50 份，每份 100 粒干燥种子，对每份种质资源分别进行图像采集。"威灵仙种质资源数据质量控制规范"规定了威灵仙种质资源的描述符及其分级标准，以便对威灵仙种质资源进行标准化整理和数字化表达。对各描述符规定了字段名称、类型、长度、小数位、代码等，以便建立统一、规范的种质资源数据库。"威灵仙种质资源数据质量控制规范"规定了威灵仙种质资源数据采集全过程中的质量控制内容和质量控制方法，以保证数据的系统性、可比性和可靠性。制定统一的威灵仙种质资源规范标准，有利于整合全国威灵仙种质资源，规范威灵仙种质资源的收集、整理和保存等基础性工作，创造良好的共享环境和条件，搭建高效的共享平台，有效保护和高效利用现有威灵仙种质资源，充分挖掘其潜在的经济、社会和生态价值，促进威灵仙种质资源研究和利用工作。

（2）银杏苯丙氨酸解氨酶（PAL）的基因克隆：银杏 *Ginkgo biloba* Linn. 是植物"活化石"，原产我国，银杏叶提取物（BGE）在治疗心血管系统疾病方面有独特的疗效，银杏及其相关产业已经成为欧洲和我国植物药产业的重要部分。因此，提高叶用银杏的品质成为发展银杏产业的关键，在多种提高叶用银杏品质的途径中，利用植物次生代谢途径中关键酶进行基因改造是最具有广阔前景的途径之一，而克隆植物次生代谢途径中关键酶的基因是首要的工作之一。黄酮类是银杏叶提取物（BGE）的主要有效成分之一，苯丙氨酸解氨酶（PAL）是黄酮类生物合成途径第一个关键酶和限速酶，*PAL* 基因的调控受发育、紫外光、（病菌）刺激物等的影响。因此，克隆银杏的 *PAL* 基因，并深入研究其结构对利用生物技术改良叶用银杏品质具有重要意义。根据 PAL 基因的高度保守区域设计简并引物 P_5、P_7、P_2、P_6，2002 年采集银杏雄株的叶片，采用 CTAB 法提取银杏 DNA，用简并引物对银杏的基因组 DNA 进行 PCR 扩增，结果均获得成功，引物 P_5—P_2 得到了 1.1kb、0.9kb、0.6kb 等多条扩增带，以产量最高的 1.1kb 带为目的片段，引物 P_5—P_6 得到的条带与引物 P_5—P_2 近似，引物 P_7—P_2、P_7—P_6 扩增结果近似，其中主要产物 0.9kb 条带为目的片段。选取引物 P_5—P_2 扩增产物中的 1.1kb 条带，切胶回收，与 pMD18-T 载体连接，转化 MJ109，选取阳性克隆测序，测得克隆 GBS1-6 的序列。采用在线方式，将克隆的基因片段按 6 种阅读框译成氨基酸序列。检索结果表明，与已克隆基因最相近的均是植物的 *PAL* 基因序列，相同氨基酸的百分比为 54% ～ 57%，相似氨基酸的百分比为 73% ～ 76%，相似度很高；进一步的分析表明，由核酸序列 283 ～ 330 编码的氨基酸序列（95GSVSASGDLvPLAyiA）为植物苯丙氨酸解氨酶的特征肽，说明已成功克隆出了银杏的 *PAL* 基因（片段）。可见，银杏 *PAL* 基因长度为 1140bp，所得序列采用在线方式提交，已登录在 NCBI 的 CenBank 中，核酸序列和推测的氨基酸序列的 Accession 分别为 AY231176 和 AAO73468。

（3）小木通 HMG-CoA 还原酶克隆表达：小木通 *Clematis. armandii* Franch. 是目前川木通商品主流品种，川木通主要含三萜皂苷类成分。羟甲基戊二酰辅酶 A（HMG-CoA）还原酶是三萜类成分生物合成途径中的关键酶和限速酶。研究利用简并引物，采用 3'-RACE 法，结合 5'-RACE 技术从小木通的嫩叶中克隆得到全长为 1743bp 的小木通 HMG-CoA 还原酶基因，编码 578 个氨基酸，推测蛋白质分子量为 62kDa，预测的等电点为 8.13。通过同源比对分析，发现小木通 HMG-CoA 还原酶基因与茄科等植物有较好的保守性。通过大肠杆菌原核表达小木通 HMG-CoA 还原酶基因，得到分子量为 62kDa 的基因表达蛋白产物，与预测的蛋白质分子量一致。说明已成功克隆出小木通 HMG-CoA 还原酶基因。

（4）远志鲨烯环氧酶（SE）基因克隆：远志始载《本经》，属临床常用中药，也是我国 85 种传统出口药材之一。远志 *Polygala tenuifolia* Willd. 是目前商品药材的主流品种，以及生产栽培物种。远志主要活性成分有三萜皂苷、呫酮、寡糖酯和生物碱等，其中齐墩果烷型五环三萜皂苷是远志主要活性成分，其苷元——远志酸是远志质量控制的指标性活性成分。鲨烯环氧酶（SE）是五环三萜皂苷生物合成途径的关键酶和限速酶之一，属细胞膜结合酶，可催化鲨烯在 C=C 双键之间插入一个氧原子形成 2,3- 氧化鲨烯，然后在 β- 香树脂合成酶的作用下形成齐墩果烷型三萜皂苷碳环结构。因此，克隆远志的 SE 基因，并深入研究其结构对利用生物技术改良远志品质和生物合成具有重要的意义。采用 Clustalx 软件对 Gen Bank 中 *Panax ginseng*（Accession: AB003516、AB122078）、

141

Medicago truncatula（Accession: AJ430609）、*Zea mays*（Accession: BT042800）、*Panax notoginseng*（Accession: DQ386734、DQ457054）鲨烯环氧酶 mRNA 全序列进行比对，确定鲨烯环氧酶 DNA 片段，再用 Premier 5 设计简并引物，Sense primer 序列为 5'–Cg CCATCCYYTAACRggSgg–3'，Antisense primer 序列为 5'–KCgTTTWggkgAAggAAAWgg–3'，合成由大连宝生物工程有限公司完成。采用 CTAB 法提取远志 DNA，用简并引物对远志的基因组 DNA 进行 PCR 扩增，成功获得 500bp 左右的目的片段，切胶回收，与 pMD18–T 载体连接，转化MJ109，选取阳性克隆测序，测得克隆 CDS6917–M13–47 的序列，为 517bp 的核苷酸序列。采用在线方式，选择 Blastx（用核酸序列检索蛋白质序列数据库），进行 Allnon–redundant Gen Bank CDS 检测，检测数据库为 translations+PDB+Sw.issProt+PIR+PRF excluding environmental samples from WGS projects，结果显示与已克隆基因最相近的 38 个同源序列（alignment scores 在 77.4 以上）均是植物的 SE 基因序列，相同氨基酸的百分比为 32%～92%，相似氨基酸的百分比为48%～96%，相似度很高；将远志 SE 基因翻译成蛋白质，采用 clustalx 软件，择NCBI Gen Bank Blastx 比对结果中 16 个物种与已翻译的远志 SE 氨基酸序列比对，推测已克隆基因 SE 蛋白质具有 170 个氨基酸，采用 PROSITE 软件在线分析，发现推导的远志 SE 蛋白具有三个特征位点，分别是 Protein kinase C phosphorylation site、N–myristoylation site 和 Tyrosine kinase phosphorylation site，其中 Tyrosine kinase phosphorylation site 是 14 种植物中均有的序列；同时远志 SE 基因与*Medicago sativa* 和 *Medicago truncatula* 的 SE 基因亲缘关系较为接近。说明已成功克隆远志 SE 基因片段，该序列已递交 NCBI Gen Bank，登录号 HQ377319.1。

同时，万德光认为通过种质资源的收集保存、功能基因的克隆两条途径开始中药基因资源的研究，对有效保护我国中药基因资源，以及合理开发利用中药基因，实现中药的种质创新，创造高产、品质优良、抗性优良的中药新品种具有重要意义。

四、对动物药的认识和研究

我国使用动物药的历史悠久，汉简《万物》整理出的 110 种药物中有 28 种动物药，《五十二病方》收载的 247 种药物中有动物药 57 种，《本经》收载 365 种药物中有动物药 67 种，《本草纲目》收载的 1892 种药物中有动物药 461 种，2010 年版《中国药典》（一部）收载的 641 药材中有动物药 51 种，2015 年版《中国药典》（一部）收载的 618 种药材和饮片中有动物药 47 种。动物药常用于治疗癌症、妇科病等疾病，并具有作用强、剂量小、疗效显著、毒副作用低，以及药物来源和临床适应证广泛等优点。万德光长期从事药用动物的教学和科研工作，她认为目前动物药在分析其活性成分上存在一定困难，但随着科学技术的不断发展，动物药也有着广阔的前景。21 世纪将是动物药的世纪，动物药的研究和应用势必得到进一步发展。从万德光带领团队的研究工作，可以显现她对动物药的科研思路和认识。

1. 动物药的应用和研究特点

动物类中药是指来源于动物全体、器官、组织或生理、病理产物、动物制品等的一类中药，已知有药用动物近 2000 种，目前常用动物药 100 种左右，道地药材 30 余种，《中国药典》（一部）收载约 50 种。中医药界认为动物药属"血肉有情之品"，临床适应证广泛，疗效确切而显著，历代医家均重视动物药的临床应用。动物药具有入药部位多样，成分多为蛋白质、酶类和多肽等初级代谢产物，同时具有显效性、特需性、广泛性和大众性，资源上具紧缺性等特点。万德光提出目前动物药研究和利用的主要工作重点是：①明晰动物类中药的历史源流，确认主流品种、优质品种和道地产地；②在大多动物药活性成分不明的情况下，应开展真实性鉴别技术和方法研究；③应用现代生化分析技术结合药学研究手段，寻找动物药的物质基础，建立质量控制标准体系；④珍稀濒危类动物药应积极开发替代品，同时加强引种、驯化，实现人工饲养，扩大资源量，满足临床对资源的需求。通过上述针对性的工作，保证中医临床实现持续利用动物药的目标。

2. 冬虫夏草活性组分和质量控制体系研究

冬虫夏草为麦角菌科冬虫夏草菌 *Cordyceps sinensis*（Berk）Sacc. 寄生在鳞翅目蝙蝠蛾科昆虫幼虫体上的幼虫尸体及子座的复合体，具有补肾益肺、止血化痰之功效，常用于治疗久咳虚喘、阳痿遗精、劳嗽咯血、腰膝酸软等肺肾疾病。现代研究证明，冬虫夏草具有免疫调节、抑制肿瘤细胞生长、保护肝肾功能、促进心血管循环、降低血糖等药理作用。《中国药典》（一部）冬虫夏草的质控体系中仅规定了来源、性状特征，以及腺苷的含量测定等内容。现有质控标准对冬虫夏草亲缘关系相近，形状性状特征相似的物种，常常不能很好地鉴别。腺苷是一类普遍存在的成分，其药理活性与冬虫夏草的主要适应证不同，难以表征冬虫夏草质量的优劣。冬虫夏草的伪品、混淆品、极仿制品较多，药材一旦加工成粉末，目前的质量控制标准不能做出有效地判别，不仅扰乱了市场正常贸易，也给临床用药的安全、有效带来隐患。

（1）冬虫夏草指标性蛋白质的筛选：冬虫夏草含 25% ～ 32% 的蛋白质，是其含量最高的成分，而物种体内蛋白质（肽）具有物种特异性且含量相对稳定，可以作为物种鉴别的一类成分。双向电泳（two-dimensional electrophoresis，2-DE）技术可将数千种蛋白质同时分离，且重现性高，是蛋白组学研究的常用技术。研究采用 2-DE 技术寻找正品冬虫夏草中的特异性蛋白质（多肽），获得冬虫夏草鉴定的指标性成分。

1）冬虫夏草双向电泳方法学研究：优化双向电泳方法后，取冬虫夏草适量制样后，在同等条件下进行 2-DE，重复 3 次（图 2-54）。Blue Silver 染色后，采用 GE Image Scanner Ⅲ 扫描仪透射扫描凝胶，采用 Image master 7.0 软件分析自动点检测，平均检测蛋白点数为 827±34 个。以其中一块胶为参比胶进行 3 块凝胶间的蛋白质点匹配，平均匹配点数为 711 个，匹配率为 86%。选择 3 块凝胶中相互匹配且分辨清晰的 50 个蛋白点，选择位置偏中间的一个点为原点，以参比胶为参考位置进行测量，发现在 IEF 方向上其平均偏差为 1.64mm±0.23mm，在 SDS 方向上其平均偏差为 2.09mm±0.36mm。显示所建立方法对冬虫夏草蛋白质具有良好的分辨率和重复性。

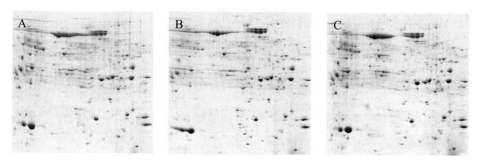

图 2-54　双向电泳重复性试验图谱（ *n*=3 ）

注：分别代表三次重复。

2）冬虫夏草共有蛋白分析：采用 Image master 7.0 双向电泳分析软件进行图谱分析，将所有冬虫夏草样品设为一组，以样品 1 图谱为参考胶，进行组内匹配分析。以各图谱间匹配蛋白点为共同点，经图谱分析得到共同表达蛋白点 88 个，见图 2-55。

3）冬虫夏草指标性蛋白质（差异蛋白质）研究：利用 Image master 7.0 软件对各产地冬虫夏草 2-DE 图谱进行匹配分析后，建立平均凝胶图，作为参比胶，各虫草 2-DE 图谱为分析胶组间匹配，进行差异表达分析，以平均凝胶图谱中存在而不同组间无法匹配的蛋白点为差异点。经过分析后得到差异表达蛋白点 26 个，见图 2-56。

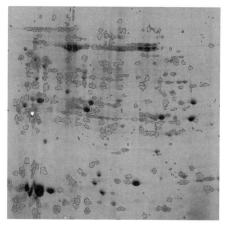

图 2-55　正品冬虫夏草共有蛋白质
斑点检测图谱

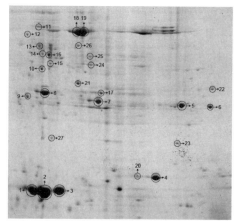

图 2-56　指标性蛋白质（差异蛋白质）
图谱

4）冬虫夏草蛋白质 2-DE 方法优化与特征性蛋白的鉴定：在上面工作的基础上，进一步筛选适用于冬虫夏草蛋白 2-DE 的方法，得到了最佳方法条件：①上样量 600μg；②被动水化方式；③搭建盐桥进行深度除盐。重现性研究结果表明该方法对同一产地同一批次样品的匹配率达到 89.5%，表明该方法稳定可靠。同时确定 Bradford 法作为冬虫夏草可溶性蛋白检测最适方法。通过研究不同产地冬虫夏草蛋白表达图谱的差异性、共同性，找出了特征性蛋白点 12 个，并对其中的 5 个进行了初步的结构鉴定，结构鉴定结果为：乙酰乳酸合成酶小亚基类、转录修复偶联因子类、假设蛋白 Mnod_7043 类、FMN 依赖的 α- 羟基酸脱氢酶类、铁硫氧化还原酶类蛋白类。对不同产地冬虫夏草进行多样性分析（差异性蛋白、共有蛋白），结果表明不同产地正品冬虫夏草蛋白种类差异较大。结合前面研究认为冬虫夏草蛋白多样性与不同产地优势冬虫夏草菌寄主昆虫的种类有关。

（2）冬虫夏草中免疫活性蛋白的研究：首先，研究了冬虫夏草蛋白组分的免疫活性，优化了体外免疫活性检测的方法：即分离得到小鼠腹腔巨噬细胞，培养 3 小时细胞贴壁后给药，LPS（作为后期实验的阳性对照）给药终浓度为 10μg/mL，给药 9 小时后终止反应，弃掉营养培养基，更换双无培养基，细胞分泌 36 小时后离心，取出上清液即得分别含有 TNF-α、IL-1、IL-12 因子的待测样品。确定试验应在小鼠腹腔巨噬细胞提取纯化后 72 小时内完成。其次，考察了冬虫夏草蛋白组分的稳定性，筛选出适合的蛋白组分保存条件：缓冲液 PB（pH 值 7.2，0.45mmol/L DTT）作为冬虫夏草蛋白保存液，保存温度为 -20℃，保存时间 10 天。再通过结合免疫活性跟踪，对冬虫夏草蛋白进行超滤分离，得到 4 个分子量段，超滤效果较好。免疫活性检测结果表明，冬虫夏草蛋白总提物及各分子量段蛋白组分对巨噬细胞免疫系统总体表现出多方面的双向调节，包括：①功能性的双向调节，即不同分子量段对正常巨噬细胞具有一定促进、抑制作用或作用不明显；对免疫状态低下的细胞（β- 巯基乙醇造模损伤），能显著促进免疫因子的分泌接近正常水平或具有免疫促进作用的趋势；对免疫状态过度旺盛的细胞（LPS 刺激），能显著的抑制免疫因子的分泌接近正常水平或具有免疫抑制作用的趋势；②剂量性双向调节，不同分子量段蛋白样品对免疫因子的调节，没有呈显著的线性关系，但总体上、在一定浓度范围内表现为高浓度促进免疫、低浓度抑制免疫的双向调节作用；③不同分子量趋势性双向调节，虽然不同分子量段蛋白组分对不同免疫因子表现为不同的免疫调节作用，总体上分析发现，大分子量蛋白组分主要表现为免疫促进作用，随着分子量的降低，免疫抑制作用越明显。通过凝胶层析法对冬虫夏草蛋白组分进行了初步分离，得到了表现为免疫抑制作用、活性较强、重现性好、蛋白种类较为单一、分子量在 14.4～20.1kDa 的蛋白组分Ⅲ。

（3）**冬虫夏草中免疫活性蛋白的鉴定研究**：利用蛋白组学技术筛选到冬虫夏草特有的 26 种蛋白质，可以作为指标性组分进行鉴定研究与实践，进一步开发了基于 IP4 指标蛋白的 ELISA 快检试剂盒。该研究可作为动物药蛋白质类成分鉴定的示范。

3. 猪血降血压活性肽的研究

猪血始载《名医别录》，来源于猪科动物猪 *Sus scrofa domestica* Brisson 的血液。《名医别录》谓："主癫豚暴气，中风头眩，淋沥。"《备急千金要方·食治》谓："平，涩，无毒；主卒下血不止，中风绝伤，头中风眩，及诸淋露。"《随喜居饮食谱》谓："行血杀虫。"《食物本草》谓："主生血。"《医林纂要》与《本草求原》载："利大肠"，"压丹石，解诸毒。"《本草纲目》载："清油炒食，治嘈杂有虫。""卒下血不止，清酒和炒食之。"现代《动物本草》记载猪血治头风眩晕，中满腹胀，嘈杂，宫颈糜烂。现代研究表明，猪血对肝脏、心肌、细胞膜有保护作用，能够治疗贫血，还具有清除体内毒素，降血压、降血脂等作用，猪血的生物活性肽具有降血压、抗细菌、抗氧化等作用。

（1）猪血降血压多肽组分分离鉴定

1）体外酶解模拟体内代谢：通过单因素实验，考察胃蛋白酶、胰蛋白酶、1394 酶、木瓜蛋白酶四种酶的脱色能力。结果表明，胃蛋白酶脱色效果比较好，其脱色条件为加酶量 8.0%、温度 45℃、酶解时间 0.5 小时、底物浓度 18.0%，吸附剂为活性炭。在此条件下得到的脱色液颜色浅黄色，无腥味，蛋白质含量较高。比较不同酶对猪血脱色液的酶解效能，综合评价结果表明选用胃蛋白酶进行酶解，经胃蛋白酶酶解得到分子量＜3kDa 的多肽总含量最高，达到 20%，且分子量＜3kDa 的多肽得率高，达到 88.86%。

2）降血压功能性多肽分离：猪血多肽酶解液 MC 通过凝胶层析初步分离得到一系列活性组分，见表 2-56；其中活性最强的为组分Ⅰ，抑制率达到 100%；

组分 I 通过 RP-HPLC 分离得到 6 个多肽 P1、P2、P3、P4、P5、P6，均具有 ACE 抑制活性，见表 2-57。

表 2-56 活性组分 ACE 抑制活性

组分序号	同体积抑制率（%）
组分 I	100
组分 II	61
组分 III	40
组分 IV	24
组分 V	33
组分 VI	19

表 2-57 降血压活性肽纯化表

名称	回收率（%）	纯化倍数	IC_{50}（mg/mL）
阳性对照 Captopril	/	/	4.371
MC	/	/	0.397
P1	0.11	166	0.368
P2	0.13	125	0.226
P3	0.08	182	0.254
P4	0.12	148	0.228
P5	0.16	108	0.525
P6	0.19	95	0.425

3）降血压功能性多肽鉴定：本次获得六个 ACE 活性抑制肽，分别是 WVPSV、VVYPW、YTVF、WVPSVY、EGQLTL、VVLLGDV，实验得到 VVYPW，比文献报道从猪血中分出了 VVYPWT（血红蛋白 β 链片段）少一个苏氨酸，IC_{50} 明显小于前者。推断在这个多肽片段中苏氨酸对 ACE 抑制活性起了很重要的作用。这六个多肽的分子量范围为 520～750Da。六个多肽都具有 ACE 抑制活性，抑制率有高有低，但总体来说没有其来源组分 I 的抑制活性

强，对组分 I 中六个多肽进行鉴定，得到氨基酸序列，见表 2-58。其分子量在 528 ~ 749Da。其中，P3（VVYPW）比文献报道的 ACE 活性抑制肽少一个氨基酸 Y；P1、P2、P4、P5、P6 均为首次从猪血中分离的 ACE 活性抑制肽。

表 2-58　降血压活性肽的氨基酸序列与分子量

多肽名称	氨基酸序列	分子量（Da）
P1	WVPSV	586.69
P2	YTVF	528.61
P3	VVYPW	662.79
P4	VVLLGDV	713.87
P5	EGQLTL	713.87
P6	WVPSVY	749.86

4）降血压活性肽稳定性考察：选取其中 P1、P2、P3 进行考察，其消化前均有 ACE 抑制活性。P1 经胃蛋白酶消化后，活性增强，同体积抑制率由 5.2% 增至 39.8%；P2 经胰蛋白酶消化后，活性增强，抑制率由 6.4% 增至 41.2%；P3 经胃、胰蛋白酶消化后，活性增强，抑制率由 10.6% 增至 67.3%。初步表明 P1、P2、P3 这三种肽不易被胃蛋白酶降解而失活，能够适用于口服给药。表明 P1、P2、P3 在体内发挥作用可能是被消化降解成更小分子量的多肽片段进行代谢，而这些多肽片段具有很强的活性，说明这三种肽能够经口服给药。P1 的专属消化酶可能是胃蛋白酶，P2 的专属消化酶可能是胰蛋白酶，P3 对两种酶都有亲和性。

（2）**猪血降血压药效评价**：自发性高血压大鼠（SHR）灌胃给药测定血压结果显示，3 个合成肽 P1、P2、P3 在实验动物体内都具有较强的降血压活性，见表 2-59。在给药 3 小时后，SP1、SP2、SP3 三个组降血压效果明显（$P < 0.05$）。SP1、SP2、SP3 组 的 SBP（ 收 缩 压 ） 分 别 下 降 22.5mmHg 和 18.5mmHg、15.1mmHg。这表明多肽 P1、P2、P3 在口服给药 3 小时后具有显著的降血压作用。给药 15 小时以后，SP1、SP2 组的 SBP（收缩压）下降仍然明显（$P < 0.05$），但有所回升。SP3 组的 SBP 回升较多，仍然处于负值，这表明多肽 P1、P2 在体内的药用能持续一段时间，而 P3 作用代谢较快。24 小时以后，SP1、SP3 的 SBP

均恢复初始水平，而 SP2 组在 36 小时以后恢复初始水平。说明 P1、P2、P3 的一次性代谢时间为 24 ～ 36 小时。三组 SBP 变化见表 2-59，图 2-57。

表 2-59　给药前后各组 SHR 的 SBP 值（mmHg）

样品号	给药前 SBP	给药 3 小时后	给药 15 小时后	给药 24 小时后	给药 36 小时后
BC	165.75±0.35	168.75±3.18	164.50±2.12	164.75±1.77	165.30±2.24
P1	154.75±6.72	131.75±0.35	139.50±1.84	153.65±5.16	155.82±2.12
P2	163.55±5.73	144.70±2.97	146.15±2.62	155.5±4.24	162.03±4.33
P3	158.4±8.4	143.90±4.67	153.00±3.33	158.5±2.36	155.69±0.85

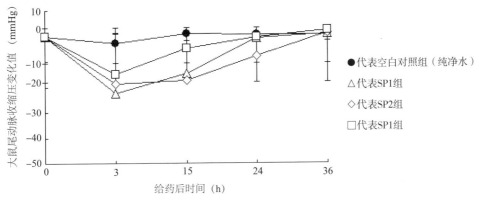

图 2-57　SHRs 一次给药血压变化图

结合体外稳定性考察表明，这三种肽分别在被胃蛋白酶、胰蛋白酶、胃蛋白酶和胰蛋白酶酶解后作用增强，结合药理实验推测三种肽在体内的降血压作用与参与反应的体内消化酶有关。通常多肽口服进入人体以后，先被胃初步消化，胃中含有大量胃蛋白酶，在胃中停留的时间较短；然后进入小肠，经胰液及小肠黏膜细胞分泌的多种消化酶（主要为胰蛋白酶）消化然后被吸收。P1 在进入消化系统后能被胃蛋白酶消化，直接被小肠吸收利用，所以它的降压效果最明显。P2 需在小肠中经胰蛋白酶消化后才能更好地发挥作用，反应时间较长，所以作用持续时间也长。P3 能够被胃蛋白酶和胰蛋白酶同时消化，所以在体内的代谢很快。并且推测，这三种多肽为前体型抑制剂。

综上可见，猪血本草记载功能现代解读具有降血压作用，根据猪血物质基础和代谢过程，推测可能其血红蛋白酶解多肽是其活性成分，利用生物大分子研究手段，首次从猪血中获得多肽组分 WVPSV（P1）、YTVF（P2）、VVYPW（P3）、VVLLGDV（P4）、EGQLTL（P5）、WVPSVY（P6），药效学研究表明其在体外对 ACE（血管紧张素酶）有抑制作用，其中 P1、P2、P3 对自发性高血压大鼠有显著降血压作用，这表明猪血降血压功能的起效物质主要为多肽类。中药的效用决定了其品质，对于这味资源极其丰富又具有两千多年药用历史的中药，结合其效用进行研究，寻找其降血压药用物质基础，为开发新型优质降压药物奠定基础。为组分较为单一的动物药的研究开发提供了一种可供参考的示范。

川派中医药名家系列丛书

学术思想

万德光

万德光主张中医药的教学、科研必须服务于中医临床和生产实践，推进中医药事业发展和科技进步，以此形成了多层面的学术思想。例如，中药品种品质与药效相关性、中药品质理论、中药分类方法、中药基原观、中药资源观、中医药教育观等。为能较全面反映万德光的学术思想，我们收录一些研究论文和著作，部分内容已经公开发表，大多数内容是根据她平时指导我们工作中的内容整理，已经公开发表的论文和著作会标明出处。

一、论中药品种与中药资源

万德光认为药学工作的核心目标是给临床提供安全、有效的药物。对中药工作而言，药物的原料都是天然产物，其来源受到中药资源的限制。因此，中药工作不仅是药物的安全性、有效性问题，还包括资源可用性。从而中药的品种品质问题、中药的效用问题、中药的资源问题等构成了中药工作的核心问题。

1. 中药品种的内涵和外延

中药品种是 20 世纪中叶后出现在中药领域的新名词，对其理解互有交叉，容易混淆。因而中药品种的概念亟待厘清，以统一思想，利于发展。万德光分析了国内外同行有关观点和中医药的特点，在《中药品种品质与药效》（2007 年）中进行了中药品种概念的界定，厘清了它的内涵和外延。

中药品种是指中医药理论指导下认识和发现，具有相应性效特质的药物及其基原生物和矿物。中药品种内涵是指：不论历史上认识和发现的中药及其基原生物和矿物，还是当代认识和发现的中药及其基原生物和矿物，或者正在被纳入中药及其基原生物和矿物，或在中药基原生物中创立的新遗传特质。已有的中药品种是指收载在历代本草或《中药大辞典》《中国中药资源志要》和《中华本草》等当代专业书籍，《中华人民共和国药典》等药品标准，在中医药理论指导下可运用于临床的药物及可加工等药物的基原生物或矿物。中药品种都有一个经临床实践和中医理论分析，被赋予中药性效，在中医理论指导下应用的过程。有潜力成为中药品种的生物体或物质，指现有中药基原生物的近缘种或化学成分相似的物质，或国外传统医学中长期应用且疗效肯定的天然药物，一旦引起中医药界关注进行研究，赋予中药性效就能成为新的中药品种。

中药品种的概念若从字义内涵角度分析，则会出现不同的理解含义。随着我国中药资源普查和中外医药交流频繁，外来药物进出，以及民族药、民间药交织，各种情况复杂交错，须进一步明确中药品种的概念，以便中药研究和使用。鉴于此，需要对中药品种的纳入和排除标准做简要说明。中药品种应符合以下几点要求：第一，生物或矿物的鲜品或加工品具有中药性效术语的记述，可以在中医药理论指导下应用于临床；第二，具有中药的性效或质量特质。中药品种有以下几点排除标准：第一，无中药性效术语记述的民族药、民间药和天然药等，涉及的基原生物和矿物或其加工品不纳入中药品种的范畴；第二，不少医家对西药的认识也有独到见解，欲将西药（化学类药）进行"中药化"，也提出了化学的中药概念，但化学药物与中药有本质的不同，从而化学药物不纳入中药品种的范畴；第三，中药中提取的单一成分或组分，已经与中药饮片所含化合物有本质的不同，不是中药品种研究的范围；第四，现有中药基原物种的近缘种或化学成分近似物质，安全性和有效性缺乏长期的人群应用证明者，不应纳入中药品种的范畴。

万德光指出古时无"品种"之说，"品"指类别，"种"指药的种类，如《本经》序例"三品合三百六十五种"就是指上、中、下三品，总计三百六十五种药。目前，中药品种包括两层含义，一是指中药或饮片性效特质（药味）的种类；二是指中药商品或基原矿物或生物的遗传特质。中药品种包含数量和质量含义，"品种"的数量含义指种类和数量，其特征随时间和空间的变化而变化；"品种"的质量含义指中药的"真、伪、优、劣"，即正品、地区习用品、代用品、伪品等四个层次。在中医药发展的历史长河中，由于资源、交通、语言、安全性和有效性等原因，中药品种存在传承、变迁和新兴品种出现等情况，提示我们要用一种历史的、发展的、求实的眼光和态度，对待中药品种的兴废与变迁。虽然中药品种的传承是历史的主流，但中药广泛存在的同名异物、同物异名现象一直困扰着历代医药学家，他们为名与实"乖违"呼吁，为名与实"辨正"不懈努力，但该问题的根本解决似乎仍有很长的路要走。因此，中药品种的研究应从本草研究入手，立足中医临床需求，用历史的、发展的、求实的眼光和态度，辩证地看待中药的品种问题，既要重视中药品种传承和变迁研究，又要重视商品调查研究。

2. 品种是中药之根

万德光率先指出"品种是中药之根"。一方面，一味中药的性味、归经和效用是中医临床处方用药的依据；另一方面，中药基原生物的遗传特质或原矿物决定了中药材的质量，进而决定了中药饮片的质量。万德光在《中药品种品质与药效》中提出，中药品种包括数量、质量两层次的内涵和外延。

（1）**中药品种数量概念**：我国幅员辽阔，生态环境多样，野生和培育的中药材种类繁多，形成丰富多样的中药品种。根据本草史料分析，中药的品种数目，随着时代推进而不断增加，由少到多，由简到繁，其中包含更替、淘汰、变迁，但总的趋势是增多和丰富。如从《本经》365 种，到明、清时期约 2000 种，增加了 5～6 倍；20 世纪 30 年代的 3000 种，到 20 世纪 70 年代的 6000 种，到 80 年代全国中药普查达到 12807 种，比明、清时期又增加 5～6 倍（以上历代中药品种数量统计只限文献记载，不包括民间民族用药）。这种趋势还会继续，但肯定不会成倍增加。

中药品种总数虽已达万种，但进入商品药材流通的只有 1000 多种，临床常用中药 500～700 种。常用中药中，野生品种约占总数的 80%，占商品收购量的 60%；人工栽培及饲养品种约占总数 20%，占商品收购量的 40%。可见，常用中药栽培及饲养品种已在商品药材中占据重要地位，随着我国《中药材生产质量管理规范》（GAP）的实施和许多中药野生资源品种的减少，这一发展趋势今后还会继续强化。今后在开发中药新品种的同时，应把注意力更多地集中于中药品种的深度开发利用方面，走扩大中药品种内涵的路。

（2）**中药品种质量概念**：指中药的真伪、优劣，可分为正品、地区习用品、代用品、伪品等四个层次。

①中药正品指考证有据、名实相符、质量合格，以及经临床验证的优良中药品种，即基原、质量与中医临床需求的性味、归经和效用相匹配，做到所用药有历史依据；大体包括《中国药典》、部（局）颁标准、道地药材、地方标准的品种。

②中药地区习用品指一定地区长期习惯使用而大部分地区不使用的中药，包括地方标准收载品种及地方标准未收载而民间习用的品种，其数量不少，难以准

确统计，以《中药材手册》收载品种为例，约占该书收载品种的 1/5；地区习用品往往鱼龙混杂，其中不乏品质优良、具有开发前景的品种，也有一些应予以淘汰的品种，应该积极研究，对品质优良的品种加以开发利用，对疗效不确、毒副作用大的品种予以淘汰。

③中药代用品指在因资源不足，用其他来源的药材替代正品中药的部分或全部功效使用。其一，用性、效相近的正品中药代替短缺的正品中药，如党参代替人参，水牛角代替犀角，国产血竭代替进口血竭。其二，用同属近缘品种代替正品，如长喙厚朴树皮代替厚朴。其三，用栽培品代替野生正品，传统的栽培品种多属道地药材，无疑是属于中药正品的范畴。新开发或待开发的常用大宗中药材野生变家种的问题，其核心是栽培品能否与野生品的疗效相媲美。目前我国引种栽培药用植物 200 多种，养殖药用动物 30 多种，许多品种存在品质退化的问题，这是以后工作的重点。其四，用传统非药用部位代替传统药用部位的部分功效，如用龙胆的地上部分代替根及根茎等。其五，用人工合成（培育）品代替正品，如人工培育牛黄、人工合成冰片等，特别随生物技术和生物工程的发展，为某些名贵药材的人工制造提供了技术条件，以后有增加的趋势。

④中药伪品指名实不符的物品，以假充真，这种类型的形式和来源多样，是一个历史现象，将会长期存在，辨伪打假是一个长期的任务。

（3）**中药品种发展观**：中药的品种处于延续与变迁的动态发展中，一方面，大多数品种世代相传，具有相对稳定性；如《本经》记载的人参、当归、黄芪、地黄、厚朴、杜仲、牛黄、阿胶等大部分药物，至今仍在中医临床使用；同时历代本草不断增补新药物，如党参、三七、银柴胡、冬虫夏草、豨莶草、威灵仙、山豆根、熊胆等，不断加入具有延续性的中药。另一方面，部分中药品种经临床选择成为历代本草中"有名未用"类药物，被淘汰出临床。延续与变迁都是发展的体现，没有延续性，中医药不复存在；没有变迁性，发展中医药会停滞不前。此外，有的药物虽名称未变，但基原物种已发生了变迁，如黄连、巴戟天、秦皮、威灵仙、枳壳、枳实、通草等的基原物种在历史上都发生过变迁。这些充分说明中药品种处于延续与动态发展变化中，其因素主要是：①疗效的优劣，品质优良和疗效确切的品种得以延续，疗效不确的品种被淘汰或被更优的品种取代。②药源的多寡，药源是影响和制约中药品种发展的重要因素，一些药物如分布不广，采收困难，产量有限，流通和使用受到限制，逐步被疗效确切易得的新品种取代。③文献记载和认识水平的局限性，导致本草文献描述记述的基原生物的特征简略，久之不知何物而失传，成为"有名未用"类药物。这些提示我们，要用发展的观点看待中药品种，处理好继承与发展的关系，继承中有发展，发展中有继承。

（4）中药品种基原观：中药基原指来源的动植物或原矿物。万德光在长期教学科研实践中，针对中药品种繁杂问题，化繁为简，颇有创意地按中药基原情况将研究对象划分为单基原中药、多基原中药、同基原多部位中药，有利于认知和研究中药的基原问题。

1）单基原中药。单基原中药是指只来源于一个生物物种特定器官组织的中药材。如丹参、川芎、红花、虎杖、茯苓、头花蓼、银杏、金银花、款冬花、薄荷、荜澄茄、贯叶金丝桃、川楝子等。这类中药的生物来源单一，药用部位稳定，数量最多，约占《中国药典》（一部）所收载药材种类的70%。古代本草著作中对中药基原问题的记述较模糊，常以产区来确定药材的质量。单基原中药存在"单基原单道地"和"单基原多道地"两大类。万德光认为单基原中药在历史上资源丰富，或可替代性不强；品种主要以延续为主，变迁为辅。目前单基原中药主要的研究工作重点是：①资源稀缺濒危品种的研究，以发展引种、驯化，人工扩大资源量，满足临床对资源的需求为重点；若人工培育困难，则首先开展替代资源的研究。②单基原单道地的品种以规范化生产，稳定和保证药材的质量为主。③单基原多道地的品种以明确各产地药材临床作用的同质性和特异性，明确不同用途的优质药材生产地，阐释药材品质形成机制和建立相应控制的技术等为重点，确保药材质量满足中医临床的需求。她带领其团队以丹参、红花、川芎等为载体，在对上述问题研究中取得了多项成果。

2）多基原中药。多基原中药是指来源于两种以上生物特定器官或组织的中药材，如远志、川木通、花椒、威灵仙、石斛、山银花、桃仁、五味子、黄连、川贝母、赤芍、枳实、枳壳等。中药基原的多源性自古有之，如《本草经集注》谓："菊有两种。"《新修本草》注云："蓝实有三种。"古本草著作中，一药数图者甚多，这是多基原中药自古存在的明证。多基原中药在《中国药典》收载的中药材中约占总数25%。万德光认为随着生物分类认识的深化，以及满足临床用药的需求，多基原中药的种类处于变化发展之中。临床疗效基本相同或极其相似，是多基原中药成立的关键。亲缘关系相近、药材性状特征基本相同是多基原中药形成的基础。如《中国药典》收载的多基原药材中，同科同属的药材占总数的 85% 左右，同科不同属者约占 12%，不同科者仅占 2% 左右。亲缘关系相近的物种，提供了发展中药多基原品种的可能性，也是新药开发研究的内容之一。同时多基原中药受临床疗效、药材性状、成分相近程度、资源量等因素制约，决定了其基原物种有限性。此外，亲缘关系并非形成多基原中药的唯一条件，如天竺黄、紫草、小通草、青黛、土鳖虫等少数中药来源于不同属甚至不同科的生物。因此，临床疗效才是多基原中药成立与否的决定条件。

万德光进一步指出药材基原的单一性与有限多原性，一方面为药材的相对稳定提供了基础条件，另一方面也为发展新品种、扩大药源提供了可能性。多基原中药成立与否的决定条件是中医临床疗效，因此不能任意增加其基原。有些原来的多原性品种，因发现某个基原具有新成分、新疗效，从而产生品种分化，使之脱离原药名而另立为新品，另起新名。例如，石斛、淫羊藿、黄柏等都出现过品种的分化。因此，目前的多基原中药主要工作重点是：①明晰多基原中药的历史源流，重视质量等同性研究，发掘其科学内涵；②明确主流品种、优质品种和道地产地；③阐释各品种和产地化学成分的差异，建立鉴别和质量评价的标准；④开展优质品种的引种、驯化，实现人工扩大资源量，确保药材的质量和产量，以满足临床对药材资源的需求。她带领其团队以远志、川木通、威灵仙、桃仁、花椒等为载体，在此类问题研究中取得了丰硕的成果。

3）同基原多部位中药。同基原多部位中药是指来源于相同生物物种，而不同器官组织作不同的中药使用的中药品种。同基原多部位中药包括单基原类型，如桑叶、桑椹、桑枝、桑白皮，陈皮、橘核、橘络，益母草、茺蔚子，茯苓、茯苓皮；以及多基原类型，如麻黄、麻黄根，木通、八月札，天花粉、瓜蒌、瓜蒌皮、瓜蒌子等。同基原多部位中药在《中国药典》收载药材种类中所占比例较小。

万德光指出同基原多部位中药自古存在，体现了古人在认识和利用生物资源方面的大智慧。同基原多部位中药出现和成立的依据是各部位化学组分群的差异性，即生物代谢产物合成、积累和贮藏存在组织、器官和时序的特异性，是同基原多部位中药出现和成立的理论基础。从功效角度看同基原多部位中药可分为两类，一类是各药功效相近或具相同功效，如陈皮、橘核、橘络，丁香、母丁香等；另一类是各药功效差异较大甚至迥异，如桑叶、桑椹、桑枝、桑白皮，麻黄、麻黄根，木通、八月札等。虽同基原多部位中药数量不多，但颇具中医药特色，是阐释中药功效物质基础很好的实验材料。因此，目前同基原多部位中药主要工作重点是：①同基原多部位中药存在多基原时，首先应明确优质品种和道地产地；②同基原多部位中药不能依靠 DNA 鉴别，故需阐释各部位化学成分的差异性，这是建立鉴别和质量评价的基础；③利用各部位化学组分群的差异和中药效用差异的相关性，阐释中药效用内涵的实质。她带领团队以桑类药材和陈皮、橘核、橘叶为载体，开展了上述问题的研究工作，并取得了多项成果。

（5）**中药品种优选观**：中药品种优选的结果通常是产生新兴品种和形成道地药材。历代都有新兴品种的出现，它不断丰富和发展了中药品种。新兴品种包括两方面的内容：一是历代新增补的药物，如《新修本草》新增补的郁金、姜黄、薄荷、山楂等，《开宝本草》新增的使君子、红花、山豆根、五灵脂等，《本草纲目》新增的三七、土茯苓、白果、九香虫等，《本草从新》新增的党参、冬虫夏草、西洋参等；二是用新基原物种取代原来的基原物种，如宋代出现的枳壳、枳实基原物种是 *Citrus aurantium* L.，连翘基原物种是 *Forsythia suspensa*（Thunb.）Vahl；晚近出现的巴戟天基原物种 *Morinda officinalis* How；现代出现的新疆紫草 *Arnebia euchroma*（Royle）Johnst.，新疆阿魏 *Ferula sinkiangensis* K. M. Shen 等。

道地药材是中药中的精品，也是传统品质评价的"金标准"。历代道地药材的产区也处于动态变化中。因此，研究新兴品种和道地药材形成与发展的原因、条件和规律性，是中药研究的一项重要任务，对于药材品种的优选和新资源的开发利用等均具有重要意义。

（6）**中药品种性效观**：每种中药均有其固有的性味与功效，但在一定条件下，又能改变其原有的性效。即"品种虽同，在一定条件下，性效可变"，提示我们应重视影响中药材性效的诸多因素，根据不同情况，保持、利用、增强、改善或消除这些因素，以发挥其最佳疗效。

3. 疗效是中药之魂

中医临床按君臣佐使原则进行处方用药，用药的依据是药物的性味、归经和效用。可见，中药质量的优劣并不是活性或指标性成分的高低，而是更好实现临床治疗的目的。1990 年，万德光率先提出"中药品种品质与药效相关性"的学术思想，指出"疗效是中药之魂"，脱离疗效谈中药品质的优劣是"无源之水，无本之木"。在科研中将中药品种问题、质量问题、效用问题有机结合在一起，从中药疗效出发讨论中药质量问题、中药品种问题。分析中药品质评价的发展趋势时指出，中药是中医临床治疗的物质基础，也是具有民族特色的创制新药的物质来源。但重金属、农残等有害物质超标，缺乏国际化的中药品质评价标准，已成为中医药国际化进程中的瓶颈问题，中药的质量控制和评价是中药研究的难点和热点。纵观中药质量评价标准的发展历程，不难看出参照化学药品，以植物化学及药理研究为基础的质量标准模式仍将是今后一段时间中药质量标准研究和品质评价的主流。系统生物学、基因组学、转录组学、蛋白质组学和代谢组学等多种组学，其观点有助于帮助人们正确认识中药质量，逐步形成从局部观走向整体观，从线性思维走向复杂性思维的认识模式。因此，应用宏基因组学和代谢组学等研究理论、方法和技术监测药材整体代谢物组，以国际标准的制定原则和思路，基于系统生物学思路和方法建立中药品质整体综合分析模式将是中药品质评价发展的必然趋势。在药品质量控制中通过增加过程控制的比例，既有效保证了产品质量，也避免对终点控制的过度依赖。国内外学者从不同角度对中药质量控制和评价问题进行了有益的探索，对完善中药评价模式和质量控制具有积极的意义。但仍对国际标准的制定原则、规范和中医药的特点缺乏深入分析。提出未来的中药品质控制应具有以下几点特征。

（1）建立体现中医药特色的中药品质评价标准：中医理论强调中药的整体效应，重视诸多化学成分在药效上的协同和制约作用。中药普遍存在"一药多效"现象，采用炮制和配伍实现"去性存用""解毒增效"，并按组方规律把多味中药组成相互制约、相互协调的复方制剂发挥治疗作用，各药通过配伍组方，在制剂（传统主要为煎剂）过程中，各药物所含的众多化学成分经过一系列变化形成复合物质群，这种物质群不是各药所含化学成分的简单加和，而是一个再生、重新组合的过程；即使是单方（即单味药），也是由所含的多种化学成分协同发挥作用。中医辨证施治用的是药味（化学成分组群），而非单一的化学成分，即化学组分群，中药"发汗解表""清热解毒""活血化瘀""回阳救逆"等功效，是中药饮片组成的复方内含物质群的整体作用效应，这种物质群是一个有机的整体，包括其所含的物质数量和配比例关系，都会对疗效发生影响。例如，《伤寒论》

的桂枝汤、桂枝加桂汤、桂枝加芍药汤三方的药味完全相同，但药物的剂量不同，功用与主治不同。因此，中药质量标准研究应植根于中医理论和医疗实践，建立满足不同医疗用途需求的中药材和饮片的质量控制标准是中医药事业发展的需求。

（2）**建立体现符合国际标准的中药品质评价标准**：中药品质评价标准的国际化是中医药国际化的桥梁，中药品质标准化工作在加速中医药现代化进程、加速中医药国际化进程、提高中医药国际竞争力等方面发挥着越来越重要的作用。国内外对中医药标准化工作的重视程度日益增加，国际组织和一些国家相继制定了一批与中医医疗或科研相关的指南或标准，国际社会已经开始了对中医药标准主导权的争夺战，我国在"十一五"发展规划中，将中医标准化提升到国家战略的高度。开展中医药标准制定研究工作是今后一个时期的重点战略任务。中药的标准虽然起步较早，但一直沿袭化学药品的质量标准模式，以仿国外已有的标准为主，没有把握好国际标准制定的原则、规范和中医药特点，不能有效控制中药质量和保证临床用药的安全有效，也不能得到国际认可。然而，国际标准的制定具有一定的规则和规范，中药质量标准走向国际化，必须制定符合国际标准制定规则和规范的中药质量标准。因此，综合分析国际标准制定的方法和程序，结合中医药特色，制定指导中药标准化指南的技术操作规范，为中药质量标准制定起到示范作用，有利于制定出国际认可的中药质量标准。

（3）**建立有中医药特色的中药品质保证体系**：中药的物质基础及作用机理如同黑匣子，长期困扰着国内外科研人员，随着科学技术水平的发展，人们正在探索一种更科学、系统、操作性强、能真正反映中药内在质量的评价方法。鉴于中药成分的复杂性、多样性，有效成分或组分认知的局限性和资源的有限性。因此，不能把中药品质的保障依赖于终端产品的检测，有必要进行全面、系统的研究，规范中药的种源、立地条件、栽培技术、采收技术、加工炮制、制造、储运等各环节，建立中药品质全程质量保证体系；才能真正保证中药的品质，有效保证中药的安全性和有效性。在我国目前已制定了 GAP、GMP、GEP、GCP、GLP等的基础上，极力推动我国中药品质保证体系建设的进程。我们认为，今后应重点加强国际标准制定的方法和程序分析研究，尽快制定指导中药标准化指南的技术操作规范；同时加强实验室质量保证和认证体系建设等工作，以及前 GAP、资源评价规范、种质资源评价和保存规范等的研究与标准的制定。虽然一些国际组织和部分国家已着手中药标准的研究和制定工作，但由于文化差异和对中药内涵的认识差异，其他国家无法形成系统的研究体系。因此，在制定中药国际标准时，我们具有很大的主动权。中药国际标准的制定应该本着"我主人随"的原则，完成中药品质保障体系系列标准的建设工作。

4. 资源是中药之本

中药资源就是中药的前物质或潜在物质形态，安全性、有效性是前物质转化成中药的前提，而能否转化成临床使用的药物，取决于是否有可供使用的资源量（药材的前物质）。即资源的有无和蕴藏量大小决定着特定某种中药能否在中医临床使用。万德光在充分分析中药品种、品质、药效与资源的相互关系后，指出："资源是中药之本。"失去资源，中药就失去立足之本，中医药事业和产业的发展就成为无源之水。从 1960 年参加第一次全国中药资源普查开始，她就围绕远志科、秋海棠属、忍冬属、堇菜属、金丝桃属、木姜子属、鼠尾草属、苦丁茶、都啦、虎杖、桑、头花蓼、冬虫夏草、荜澄茄、川木通、威灵仙等开展了大量的资源调查和资源利用研究工作，撰写了相关的研究论文，作为主要撰写者出版了《四川植物志·远志科》（1989 年）和主编了《四川道地中药材志》（2005年）。在分析中药资源现状、特点和面临危机中发现，存在重开发轻保护，重药材生产，轻综合利用等问题后，她从 1996 年起发表多篇论文讨论中药资源问题，提出了资源开发利用与保护、再生并举，以及相应的对策和建议。

（1）扩大宣传教育，强化全民资源保护意识。中药资源短缺主要源于不合理利用自然资源和生态环境破坏，这些损害行为源自资源环境保护意识缺乏。因此，必须加强资源环境保护教育，强化资源保护意识，协调经济行为与资源环境保护的关系是解决中药资源问题的根本途径。资源保护与资源利用是矛盾统一体，保护是为了更好利用，开发利用离不开资源保护，如何处理好二者关系，关系到中医药事业和产业的发展。人类使用的药用植（动）物资源种类有限，而且日益严重的生物多样性减少，将丧失它们在医药等领域直接和潜在的利用价值，并造成生态系统的退化和瓦解，直接或间接威胁人类生存的基础。联合国环境与发展大会通过的《21 世纪议程》，强调环境与发展的可持续性，即是在保护环境和生态不受破坏、资源可持续利用的前提下发展经济，这是全球发展中国家和发达国家共同面临的重大课题。因此，我们必须明确树立资源环境生态保护观，在中药资源开发利用的同时，注重资源保护和再生，在经济建设中注重生态环境保护。

虽然，1987 年国务院就颁布了《野生药材资源保护管理条例》，保护品种有76 种。但采猎药材一直是偏远山区和农村主要的经济来源，短期和局部经济效益和生态环境保护相冲突，这是中药资源保护面临的突出问题。这需要多方协调，鼓励支持当地居民野生变家种，提高当地的经济水平。其次，加强野生中药资源的评价，制定《中药资源珍稀重点保护物种目录及保护实施细则》，明确保护对象，在立法、政策的支持下，各地区和各部门综合协调开展资源保护工作。

（2）**调查研究，统筹开发规模**。全国、省地市及区域性中药资源（包括民族药）普查后，中药资源种类基本清楚。大多局限于种类调查，而资源数量（数量分布及其动态演替等）、资源质量（化学成分含量和药效评价）、资源性能（功能用途、商品性能、开发前景）等缺少深入的调查和评估，困扰了区域中药资源优势向商品经济优势转化的进程。因此，在全面协调，宏观控制，因地制宜，立足当前，规划长远，远近兼顾，统筹经济、社会和生态效益的前提下，建立中药资源评价体系，确定合理开发规模，适宜产业规模，优化资源，减少浪费，为中药资源利用和保护科学决策提供依据。

（3）**注重种质资源的保护与管理**。未定名物种的灭绝，大量基因的丧失，不同类型生态系统面积锐减，无法再现的基因、物种和生态系统正以人类历史上前所未有的速度消失。生物多样性是保存、评价、利用生物资源的基础，是当今种质资源保护的中心内容，中药种质资源保护已刻不容缓，它关系中医药事业生存与发展的大事。生物多样性是中药引种栽培、养殖、育种的基础，生物遗传特质是决定药物产量和质量的重要因素。我国有 2000 年的种药历史，迄今约有 300种中药被引种栽培或养殖，但仍有许多野生药材和濒危动、植物有待引种栽培或养殖。任何一个新品种都是在原有动植物资源基础上通过选育、杂交、诱变等方法修饰、加工、改良后培育产生，或是通过生物技术改变药材的遗传特性，创造出"基因改良药材"或"超级药材"新品种。探索濒危物种人工增殖和种群恢复的有效途径对生物多样性的保护有重要意义。

生物多样性也是中药替代资源研究和新药开发的基础，亲缘关系相近种属的生物是寻找中药替代资源最有效的途径，如龙血树的树脂代替进口血竭、麝鼠香代替麝香、山羊角代替羚羊角、水牛角代替犀角。并可在资源普查和本草研究的基础上，筛选国内外、民族民间疗效显著的中药新资源。例如，萝芙木、青蒿、姜黄、罗布麻、沙棘、绞股蓝、天麻、三七、西洋参、千层塔等就是我国成功开发利用的新资源。种质资源保护主要有就地保护、迁地保护和离体保护三种，但最佳途径是保持它们的原生境，建立相对完整的自然保护区网络。同时生物技术发展也提供了 DNA 库、基因库、细胞库和种子超干保存等技术手段。

（4）**建立药材基地，实施药材生产管理规范**。随着中药产业的发展，中药资源的需求增加，而野生中药资源日趋减少，药材栽培或养殖日显重要，大力开展中药基原生物的引种、驯化、栽培或饲养，发展药材生产基地已成为保护中药资源的有力措施。中药材是一种特殊商品，在中药产业链中，中药材是生产中药提取物和饮片的原料药，中药材生产规范化是保证中药质量和中药产业健康发展的基础和关键。为保证中药材优质安全无公害并具可控性，实施药材生产管理规范（Good Agriculture Practice，GAP），运用规范化管理和质量监控手段保证药材质量。同时坚持"最大持续产量"原则，调控野生药材的采集强度，保护野生药材资源和环境生态，走持续利用道路。目前全国药材基地已达 600 多个，种植面积 550 万～ 600 万亩，年产量约 35 万千克。药材基地的建设、GAP 的建立，应该以道地药材的研究为基础，选择优良品种，在最佳生态地理环境种植、养殖，推行规范化种植养殖生产技术，建立科学的采收采集、加工炮制技术规范，严格质量控制标准，保证重金属和农残含量在安全范围内。实施 GAP 的最终目标是优质高效地生产名优药材、道地药材和绿色药材。

（5）**中药资源综合开发与产业化发展**。处理好中药资源开发的"有限性"和发展中药经济的"无限性"这一对基本矛盾，走中药资源产业化发展之路是根本解决途径，以保证中药经济的增长和中药资源的稳定供给。我国已初步建立了基于中医药理论体系和资源优势的自主开发新药研究机制，在防治心脑血管疾病、抗衰老及调节机体免疫功能，防治肿瘤、艾滋病、肝炎及老年性疾病等方面，中药疗效确切，资源丰富，展现出诱人的前景。深入发掘本草及民族医药宝库，遴选有开发价值的中药材及复方；加强传统名优中成药的二次开发，应用现代技术揭示药物活性部位、活性成分，阐释作用机理，改进剂型，丰富剂型品种，提高疗效，扩大市场份额，为中药走出国门打下基础。培育中药材的市场竞争能力是中药产业化发展的核心，以市场为导向，坚持"无公害"中药资源产品与精品原则，运用先进技术，基地建设与加工设计同步发展。在药物生产过程中，开阔思路，综合开发，有效利用，变废为宝。随着功能性食品的功能成分和对人体的作用不断阐明，新型的功能食品工业以"纯天然"为标志，将在21世纪更加蓬勃发展。由此衍生出天然香料、天然甜味剂、天然化妆品、天然农药、天然饲料添加剂等将把中药综合利用引向新的广度和深度，并形成新的朝阳产业。中药资源的可持续发展进入新的领域，人类的可持续发展离不开自然资源；21世纪人类的可持续发展，必然实现自然资源的可持续利用。

万德光指出，中药功效和临床适应证来源于历代医疗实践活动的传承，这要求药物的实质（基原、产地和质量）具有传承性。性效和临床适应证源自中药的活性物质。这些活性物质源于动、植物的代谢产物，或加工（干燥、炮制、制剂等）过程中的矫作物，而生物代谢产物受遗传和环境的双重调控，从而中药品种、品质、药效、资源的关系问题是中药研究的主线之一。她提出：品种是中药之根，疗效是中药之魂，资源是中药之本。从中药品种探究其品质，从品种、品质探究其药效，从资源探究其可利用度。要提高中药的疗效，必须重视中药材的品质；要提高中药材的品质，必须重视中药材的品种。优良的中药品种是中药质量的保证，优良的中药材质量是提高中医疗效的保证，资源可利用度是临床有药可用的保障。分析影响中药材品质的诸因素，从而建立一套界定中药材正品、地方用品、代用品与伪品的正确概念与规范标准。通过对中药品种、品质与药效的相关性研究，着重揭示中药材品种的重要性及影响中药材品质的诸因素，中药化学成分与中医疗效的关系，探索建立体现中医药特色的规范化质量控制标准体系。为解决中药质量评价、优质药材利用、新产品开发提供依据，最终保证中药安全性、有效性和资源有用性，实现中医临床有安全、有效的中药可用。

二、中药性状鉴别方法和技术

万德光倡导中药品种品质与药效相关性思想，提出中药品质理论，以及在中药分类学和中医药教育研究等方面的卓越贡献广为中医药界熟知。虽然，她对中药性状鉴别研究最早，但少为人所知。她不仅关注现代科学技术新理论、新方法和新技术，同时对传统的中药理论、方法和技术抱有极大的热情，希望融合中西优势，推动中医药学的传承和发展。

万德光指出，性状鉴别是我国数千年来医药从业者积累的宝贵实践经验和财富，要认真总结、继承和发扬，发掘其科学内涵以完善目前中药质量控制体系。在她从事中医药工作的 50 余年中，从跟随老药工起步，在不断地学习、实践中总结升华。中药性状鉴别是人们从感官得到的有关某种药物的特征，渗透中医药理论和临床的演绎理论，获得中药品质评价的方法，再经中医临床验证进一步获得中药性状的质量观。万德光对中药性状与性状鉴别的辨类、论质、悟理有深刻的认识，形成了对中药性状鉴别的独到见解。在进行教学、科研等工作中，非常重视学习和总结传统鉴别经验，她博采众长，融会贯通，善于把传统经验与现代科学鉴别方法有机结合，把点滴分散的经验归纳总结，并传授给新一代中药工作者。她积累了极为丰富的实践经验，掌握了一整套药材真、伪、优、劣鉴别的娴熟本领，对每一种药材的历史、产地、分布、采收加工、性状、质量标准等具有独到的鉴别技能。

1. 性状鉴别有不同的质控层次

万德光在总结分析中药性状的起源和人类的认知过程后指出，中药性状是人们在"环境—药物—人"的感知基础上演绎推理所形成的概念，中药性状鉴别可分为四个层次。①生物层次：包括物种、品种和生长发育特性，如陶弘景在《本草经集注》中载菖蒲有"真菖蒲叶有脊，一如剑刃，四月五月亦作小厘华"，是强调物种特性；李时珍在《本草纲目》记载阿胶的原动物驴时强调"入药黑者为良"，是强调品种特性；《唐本草》谓："乖于采摘，乃物是而实非。"是说明药物的采集部位和时间，这是强调利用生物的生长发育特性。②环境层次：包括地域和生境，如《本草经集注》载："诸药所生，皆有境界。""丹参……生桐柏山川谷及泰山"和"菖蒲生石碛上"，这些古人对药物生态环境特征的认识后世演化成地道药材的特征。③器官层次：药材性状是生物器官形态和人工干预方法的耦合，一方面体现了生物学特性和环境特性，另一方面体现了药材栽培、加工特性。④人工干预层次：主要体现中药栽培和炮制加工方面，除体现药材性状的部分特征外，还附加了炮制加工方法和过程特征，如焦、黄、碳等。人们从上述四个层次形成中药性状的区别，但它们在中医药理论和临床演绎理论中进一步形成了中药性状鉴别特征。因此，中药品质性状评价特征中既有体现生物、环境特征的客观一面，又有来源于演绎推理获得的特征；两者重合的特征就成为评价品质优劣的性状特征。如陶弘景在《名医别录》中记载人参"根如人形者有神。"后世很长一段时间成为人参性状鉴别的重要依据，目前普遍认为缺乏科学内涵。但从人参的生态环境和植物根的生长发育方面分析可知，无论古代还是现在，野生人参都生长在森林，具有疏松、透气、肥沃的腐殖土中，冬天都有冻土现象等环境特征。人参种子经过后熟阶段，第二年解冻后胚根先突破内果皮伸入土中形成幼主根，根系横向分布约 10cm，垂直分布 15～20cm；秋天枯萎时形成 5cm 左右具有木栓层的主根，仅剩 4～5 条白色支根；冬天冻土环境下，根部幼嫩（无木栓层保护的部分）部分的细胞被冰凌破坏死亡；第二年解冻后未冻死的侧根部分重新生长，因根部顶端优势和空间效应作用，发育健壮侧根，以后多年的发育中多数形成两条主要的侧根。由于野生人参的生长发育特征和演绎特征吻合，因此"根如人形者有神"就形成了体现野生人参环境层次的性状特征。因此可见，中药性状鉴别经验的学习也有一个去伪存真的传承过程。

2. 性状鉴别的思维方式和特点

万德光认为中药性状鉴别是我国历代鉴别中药经验的积累和总结，具有言简意赅、传神易记、简单、快速、直观的优点。今后相当长的一段时间内，仍不失为一种实用、快捷、有效的中药品质评判方法。进一步阐述中药性状鉴别的理论基础，认为生物的遗传特性不仅决定其代谢类型，也决定其区别于它种生物的形态特征，每一种生物的器官特征具有相对稳定性。药材常来自生物的部分器官，其形状特征是生物遗传因素和环境因素共同作用的表征。而矿物质的元素组成、晶型结构决定了矿物的形状、颜色、光泽、质地、硬度、比重、条痕色、断面和断口等特征。这是中药材性状鉴别真、伪、优、劣的科学内涵。

中药性状鉴别利用人体的感觉器官，即眼观、手摸、鼻嗅、口尝、耳听、水试、火试等直观的方法感知药材或饮片的性状，包括形状、大小、颜色、质地、表面特征、断面、气、味等，以评判其真、伪、优、劣。万德光认为药材性状鉴别常采用取相比类的方法，用"形象直观""言简易明"的术语对药材的鉴别要点进行了高度的概括。如野山参以"浆足、芦头长、碗密、带圆芦、体丰满、纹细而成螺旋状、枣核艼、须带珍珠疙瘩、坚韧不易断者"为佳；"连三朵"被视为款冬花之佳品。又如藏红花的正品呈暗红或橙红色，浸入水中后可见橙黄色物质成直线下降，并逐渐扩散，水被染成黄色，无沉淀；而以其他物质染色冒充者放入水中后水溶液呈红色或橙黄色，而非黄色，由此可辨真假。

3. 性状鉴别的方法

万德光在进行教学、科研等工作中，非常重视对中医药传统知识及技能的学习和总结，博采众长，融会贯通，善于把传统经验与现代科学鉴别方法有机结合，把点滴分散的经验归纳总结，并运用于培养新一代中药工作者。她认为老药工的鉴别经验是祖国医药宝库中的重要财富，研究中药鉴别脱离老药工经验的继承，就等于脱离了历史。多年来，她反复研读本草，苦心钻研，寻根溯源，从中取其精华，形成了自己鉴别中药的方法和途径。主要可归纳成以下几个点。

（1）纵横贯通，知本源。万德光认为真伪鉴别是中药鉴别的首要任务，也是优劣判别的前提。因中药品种繁多，所以来源复杂。为了更准确地了解来源，自20世纪60年代起，她就利用资源普查、采药的机会钻深山、进老林，认真识别每种药物的形态特征。万德光强调中药鉴别修习者要做到：①熟练掌握药用植物的科属特征。为方便学生记忆，她把主要药用植物科属特征编成歌诀，如十字花科"十字花科属草本，花瓣四片十字形，四强雄蕊花两性，角果又分长短"；唇形科的识别特征为"茎方叶对，花唇形，四枚小坚果"。还应在不同季节到药材产地观察同种药物不同时期的特征，并要高清晰度保留不同季节的资料；②考察药材市场，了解并掌握市场药材流通的真实情况。她在药材市场考察中就发现麦冬的须根掺伪远志，毛茛科植物柱果铁线莲 *Clematis uncinate* Champ.、锥花铁线莲 *C. paniculata* Thunb.、毛蕊铁线莲 *C. lasiandra* Maxim. 和菊科植物显脉旋覆花 *Inula nervosa* Wall. 的根混作威灵仙商品在云南及四川市场上流通。同时，万德光强调不仅要知晓正品药材来源，还应了解伪品的来源，不仅识药用部位来源，也需识种子来源。只有这样才能充分认识中药，真正明晰中药性状鉴别要旨。

（2）性形有别，识类别。中药材种类繁多，来源涉及动物、植物和矿物，药用部分不一，鉴别时观察的方法和重点也不完全相同。万德光先生注重把传统医药学同现代中药鉴别紧密结合起来，非常重视历代药材鉴别经验的研究与利用。传统的经验鉴别术语是我国劳动人民对中药的形态特征的生物类别差异的独到见解，体现了现代生物形态学特征。因此，生物类药物区分其器官组织来源是关键点，如动物类药材首先是区分来源于动物全体还是部分器官或病理产物，而植物类药材首先了解其来源是根、茎、叶、花、果实、种子的哪一部位，区分出是属于根类、根茎类、茎木类、果实种子类、全草类或其加工品。①根类药材：应注意观察其大小、形状，以区别主根系还是须根系；断面，以区别单子叶还是双子植物；表面特征（如颜色、平滑或粗糙、有无裂纹、皱纹及皮孔等）；质地（如附子坚硬、党参柔韧、黄芪纤维性）；气味（如当归芳香微甜苦）。②根茎类药材：区别根状茎、球茎、块茎。③茎木类：应注意观察其形状（通常圆柱形或方柱形，如鸡血藤呈现扭曲状），表面（草质茎干燥时多皱缩，木质茎多平滑，如桑枝，有的节部膨大，如接骨金粟兰）；质地、断面（草质茎多中空轻松，易折断，纤维性，如麻黄；木质茎多坚硬，有放射状射线或年轮，如木通等），气味（如桂枝香辣）等。④皮类药材：应观察其形状（如黄柏呈板状、厚朴卷筒形）；外表面（如丹皮平滑、地骨皮鳞片状，此外看皱纹、皮孔等）；内表皮（一般较平滑，颜色较深）；断面（如桂皮颗粒状、川槿皮纤维状、黄柏裂片状、杜仲有丝）；气味（杠柳皮气香味苦）等。⑤全草类：先区别是全株或地上部分入药，再辨是孢子植物还是种子植物；鉴别时要分别观察它的根茎、叶、花、果、种子等部分。⑥叶类药材：先区别是来源单叶还是复叶，颜色、质地、叶形态和大小、毛被等。

（3）抓住要点，辨真假。中药材品种繁多，乍看纷繁复杂，但经仔细观察，必将有其共性与个性，即存在着普遍性与特殊性。例如，某一科属的植物，均有其科属特征，即同科属植物的共性，而其中的一种植物，又有其特性，以此来区别同科属中的每一种植物；又如根、茎、叶、花、果实、种子类药材，各类药用部分的构造均有其共性，而各类中具体到某一种药材，又有其特性。因此，万德光认为中药鉴别就是要从中找出能区别于他种药材的特性，即抓住要点是鉴别中药的关键。例如，金钱白花蛇的背鳞六角形，尾鳞1列，白环1～2列（可以区别于金环蛇、赤练蛇等）；乌梢蛇的眼大不下陷，脊高两侧各具1条黑线纵贯至尾，鳞片行数成双（可区别于黑眉锦蛇、王锦蛇等）；羚羊角具通天眼（可区别于黄羊角、长尾黄牛角等）；冬虫夏草形如老蚕，色深黄色，头部不明显，红棕色，子座自虫头正顶端长出，上粗下细，具草菇样气味（可区别于亚香棒虫草、草石蚕、淀粉伪制虫草等）；野山参具"雁脖芦，碗密，枣核丁，宽肩，铁线纹，珍珠须"（可区别于圆参及其伪品等）；三七具"铜皮铁骨，皮骨分离，味苦回甜"（可区别于菊三七、莪术、藤三七等）；天麻具"干姜皮，鹦哥嘴，凹肚脐"（可区别于大理菊、芭蕉芋、紫茉莉、马铃薯、人造假天麻等）；巴戟天具"皮厚质韧，肉紫色，木部约为30%"（可区别于羊角藤、虎刺等）；当归顶端独茎，支根多而细，气香浓而清（可区别于欧当归、独活等）；何首乌横切面粉性，有云锦状花纹（可区别于朱砂七、隔山消、白首乌等）；杜仲皮孔斜方形，断面胶丝可拉至1cm以上（可区别于藤杜仲、毛杜仲、白杜仲等）；金钱草叶上可见黑色或棕色条纹，背主脉突起，无茸毛，单花腋生（可区别于聚花过路黄、活血丹、天胡荽、点腺过路黄等）；白花蛇舌草的蒴果单一腋生，呈石榴状（可区别于伞房花耳草、纤花耳草等）；八角茴香的分果常8个，先端钝，果皮厚，香气浓郁特异，味甜（可区别于莽草、红茴香、野八角、短柄八角等）。

万德光认为中药性状鉴别学习者要在实践中体会"有比较才有鉴别"的道理，要在实践中细心观察、分析，从而找出最关键，就能在众多药材中及时准确地明辨其真伪。

（4）见微知著，判优劣。万德光生认为"辨状论质"是经历代本草学家不断总结提炼，形成的一套用语精当、概括力强的中药品质鉴别、评价要点；也是长期以来用以保证和评价中药质量的手段。陶弘景在《本草经集注》中就依据药材的产地、性状与疗效，分四个层次评价中药材的品质，即：①优良品质：使用的评价用语为"最佳""最好""最胜""甚良""至良""第一"等；②良好品质：使用的评价用语为"为良""为好""为佳""亦良""亦好"等；③一般品质：使用的评价用语为"可用""亦入药""少用""世用亦少""方用至少"等；④劣等品质：使用的评价用语为"不好""不堪用""不入药用""不复用"等。以后经历代医药学家不断充实、完善，形成了"辨状论质"的标准。例如，人参以生长年久，浆足，芦长，碗密，带圆芦，体丰满，皱纹细而成螺旋状，枣核苧须带珍珠疙瘩，坚韧，不易断者为佳。三七鉴别要点为乳色，钉头，铜皮铁骨，菊花心；以身干，个大，体重，质坚实，断面灰黑色（指铁骨），无裂隙者为佳。天麻鉴别要点为具鹦哥嘴，圆盘底，扁平体，有点环，断面角质一条线；以个大，质坚实，色黄白，断面半透明，无空心者为佳。大黄以身干，质坚实，断面显锦纹，稍有油性，气清香，味苦而微涩者为佳。味连、雅连以身干，肥壮，连珠形，残留叶柄及须根少，质坚体重，断面红黄色者为佳。秦皮以水渍呈碧色者为真；以条长，整齐，色灰白，有斑点者为佳。黄芪以身干，条粗长，皱纹少，粉性足，质坚实而绵，不易折断，味甜，无黑心及空心者为佳。苍术以质坚实，断面朱砂点多，暴露稍久则"起霜"，香味浓者为佳。当归以身干，枝大，身长腿少，质坚，断面黄白色，香气浓郁，味甘者为佳。麦冬以身干，个肥大，黄白色，半透明，质柔，有香气，嚼之发黏者为佳。大通草以身干，条粗壮，色洁白，空心有隔膜者为佳。小通草以身干，色白，无斑点者为佳。五味子以色红粒大，肉厚，五味全，油性足者为佳。这些特征应用得当，就能有效判别品质。

4. 善用七法，重实用

中药形性经验鉴别指利用药材形状、大小、色泽、表面、质地、断面、气味等多种特征进行观察，综合利用一系列外观特征（包括形状、大小、颜色、质地、表面特征、气味等）判别中药真、伪、优、劣。万德光在长期的实践中，经过不断经验总结和提升，将中药性状鉴别方法归纳成"观、查、切、闻、尝、水试和火试"七步鉴别法。并将其用于鉴别和教学实践中。

（1）观法：观察药材的外观性状、形状和颜色，也就是药材的宏观整体特征。①形状：不同的药材，由于生物来源或药用部位不同，常常有其独特的外形。药材的形状常与药用部位有关，目前常采用几何形状描述。如根类药材多为圆柱形（甘草）、圆锥形（白芷）、纺锤形（何首乌）；皮类药材有平坦状（杜仲）、卷筒状（厚朴）、管状（牡丹皮）、反曲状（石榴皮）等；果实种子类药材有圆形（山楂）、长圆形（木瓜）、扁心形（苦杏仁）、肾形（补骨脂）等；花类与叶类药材多皱缩，观察形状前需要用热水浸泡后展开；全草类药材可参考原植物鉴定。传统采用取象比类的方法对药材进行描述，如野山参"芦长碗密枣核艼，锦皮细纹珍珠须"；党参具"狮子盘头芦"；味连形如"鸡爪"，又有"过桥"；乌头"形如乌之头也"；天麻具"鹦哥嘴"；防风根头形似"蚯蚓头"；海马形如"马头蛇尾瓦楞身"；粉防己形似"猪大肠"等。②大小：系指中药材的长短、粗细与厚薄。一般采用国际度量单位，如 cm 或 mm 表示，且有一定参比范围。如甘草长 25～100cm，直径 0.6～3cm；黄芪长 30～90cm，直径 1～3.5cm。观察较多的样品后才能得出较正确的药材大小数值范围。当测定值与规定值有出入时，考虑到药材的生长受外界环境影响，允许测量值稍高或稍低于规定值。传统采用举物类比的方法，如苏颂谓大黄"大干乃佳……根如芋，大者如碗，长一二尺"；苏恭谓白头翁"实大者如鸡子，白毛寸余"。③颜色：药材其表面色泽各异，同一药材的色泽变化反映出所含化学物质的变化，也反映出药材质量变化，以颜色特征区别不同的药物。以颜色为主命名的有黄连、丹参、紫草、乌梅、青黛、白芷、红花、金银花、黑白丑等。

（2）查法：运用手、眼进一步观察药材的表面特征、质地，以及检查药材的一致性。①表面特征：指药材的表面是否光滑或粗糙，有无皱纹、皮孔、毛茸或被粉霜等是其主要观察点。不同的药材表面特征各异，如羌活环节紧密似蚕，金毛狗脊表面密生金黄色毛茸，白头翁根头部的白毛（叶柄残基），白花前胡根头部有叶鞘残存的纤维状毛可区别紫花前胡等，都是重要的鉴别特征。②质地：指药材的坚硬、松软、致密、黏性或粉性等特征，是其主要观察点。药材因基原或加工方法不同，质地不相同。例如，质轻而松的南沙参（或称泡沙参、泡参）等，粉性足者如山药、粉葛根、天花粉等，质坚硬者如穿山龙、郁金等，质地柔韧、油润者如当归；以及盐附子易吸潮变软，黑顺片、白附片、黄附片则质硬而脆。③一致性：是药材混杂其他物品和非药用部位的情况。

（3）切法：用手折断或刀切的方法，观察药材折断时的现象和断面，以及药材横切面的特征。鉴定时应注意观察折断时的难易程度和断面特征，或折断时或放置一定时间后断面出现的现象（如有无粉尘散落、有无胶丝和结晶析出等）。如甘草折断时有粉尘散落；茅苍术易折断，断面可见红棕色油点（朱砂点），放置后断面能"起霜"（析出白色毛状结晶）；杜仲折断时有多白色胶丝相连；牡丹皮折断面有平坦而显粉性；厚朴断面可见发亮的细小结晶，苦楝皮折断面可分为黄白相间的多层薄片等。不易折断，或断面不平坦者，可用刀横切之而后观察，特别是切制的饮片，切面的特征尤为重要。如大黄"以蜀川锦纹者佳"，何首乌可见"云锦纹"，川牛膝有"筋脉点"，茅苍术有"朱砂点"，乌药、黄芪有"菊花心"，广防己有"车轮纹"等；以及肉豆蔻"外有皱纹，而内有取缬，纹如槟榔纹"；虫白蜡"碎之，纹理如白石膏而莹彻"等，都是形象的鉴别特征。

同时注意断面颜色特征和变化情况，以及有无掺假物。同一药材色泽变化反映所含化学物质的变化，也反映药材质量变化；以颜色判别质量，如黄连以"断面红黄色者为佳"，而显红黄色是由于黄连中含有小檗碱、药根碱、巴马汀等原小檗碱类生物碱，其原小檗碱类生物碱含量的高低不仅影响黄连的断面色泽，也反映了药材质量；又如黄芩色黄，若其活性成分黄芩苷被水解、氧化，则黄芩变绿，表明药材质量下降。

（4）**闻法**：用鼻嗅药材直接、摩擦撞击、折断或水浸泡后散发出的气味，以及听药材之间或与他物撞击时发出的声音。某些药材含挥发性物质而具有特殊的香气或臭气，如檀香香气浓厚，白鲜皮有似羊膻气，阿魏、丁香、鱼腥草、败酱、鸡矢藤皆有嗅之难忘的臭气。常可通过药材气味浓烈的程度判断其质量的优劣，如当归香气浓郁，质量上佳；牡丹皮以"香气浓者为佳"。药材被撞击后发出的声音与其质地相关，如干燥的药材在相互敲击时，发出清脆响亮的声音，而声音沉闷不清脆者，说明未干透。

（5）**尝法**：用舌尖"舔"或取少量药材入口咀嚼而尝到的味感。每种药材的味感比较固定，味感的类型和强弱与药材所含成分及含量有关，因此味感也是衡量药材质量的标准之一。如乌梅、木瓜、山楂越以酸味为好，黄连、黄柏味越苦者越好，甘草、党参以味甜为佳，肉桂以味甜辣者佳；若味感改变，就要考虑其品种和质量问题。考察药材的味感时，还要注意样品的代表性，因不同部位味感有一定差异。特别要注意的是：对具有强烈刺激性和剧毒的药材，口尝时要特别小心，取样要少，舌尖轻尝，尝后应立即吐出，漱口、洗手，以免中毒，如乌头类药材。

（6）**水试法**：利用某些中药在水中或遇水浮沉、溶解，以及颜色、透明度、膨胀度、旋转性、黏性、酸碱变化等特殊现象进行鉴定，也是中药品质鉴别方法之一。如沉香有"坚黑沉水者，即沉香也。半浮半沉与水面平者，为鸡骨香"。李时珍谓："熊胆佳者通明。每以米粒点水中，运转如飞者良。余胆亦转，但缓尔。"如西红花入水可见橙黄色成直线下降，并逐渐扩散，水被染成黄色；龙骨、天竺黄噬之黏舌，车前子、小通草（旌节花科）遇水有黏滑感；秦皮放水浸泡后，浸出液在日光下显碧蓝色荧光；苏木投热水中，显鲜艳的桃红色。

（7）**火试法**：利用某些中药遇火燃烧后能产生特殊的气味、颜色、烟雾、闪光、响声、膨胀、熔融聚散等现象进行药材的鉴定。如麝香少许用火烧时有爆鸣声，随即融化，起油点似珠，香气浓烈四溢，灰为白色；降香微有香气，燃烧后香气浓烈，有油流出；海金沙遇火易燃烧，发出轻微的爆鸣声及闪光，并可全部燃尽；《本草纲目》载"凡试蜜以烧红火箸插入，提出起气是真，起烟是伪"等等。

万德光是当今为数不多的中药品质专家之一，按照万德光中药性状鉴别学术思想和治学经验搞好中药的继承工作，不失为一种创新，这一理论的应用不仅可以指导中药工作者更扎实、更全面地掌握中药知识，胜任本职工作，也为中药专业的高等教育提供了一种全新的模式。

三、中药分类的研究和成就

中药科研工作中，万德光指出首先要在明晰中医药理论和名词术语的基础上，结合现代科技手段才能实现创新和发展。即传承、创新、发展是中药科研工作的三大阶段。她不仅关注现代科学技术新理论、新方法和新技术，同时对传统中药理论、方法和技术抱有极大的热情，希望融合各自优势，推动中医药学的传承和发展。中药分类问题的研究可以说是她探索中药理论的开端，她在研读本草过程中发现，中药分类是认识和区分药物，掌握药物特性，指导临床、科研和教学的基本方法，是中医药学的重要组成部分，但未引起足够重视。万德光在1991年、1992年相继发表论文讨论了中药分类的问题，在《中药分类学》（1997年）和《中华本草》（第一卷，1998年）中，将中药分类问题提升到了科学的高度，从中药分类产生的背景，历史源流与沿革，各分类方法的起源、形成与发展等多个角度进行了精详剖析，探讨了中药分类的历史沿革和现代中药分类方法。

1. 中药分类的传承和发展

万德光指出中药分类是整个中医药学知识框架中不可或缺的重要组成部分，药物知识的积累和丰富是中药分类得以产生的物质基础，而药物应用则是中药分类得以发展的基本动力。中医药的著书、应用、教学、科研都离不开中药分类。研究药物是为了更好地将其应用于临床，故中药分类最终需突出方便应用。她从多个角度精详剖析中药分类的相关问题后，将中药分类发展过程分为草创期、形成期、转型期和现代分类期等几个阶段。

（1）草创期：在《本经》诞生以前的这段时期属于中药分类的草创期。该时期从甲骨文的象形文字中采用"艹""木""虫""鱼""鸟""犭"等偏旁部首，可见当时的人们从形态特征区分实物。例如，春秋战国时期的《周礼·地官·司徒》就将生物分类动物、植物两类，又按形态和生境特征将动、植物各分为 5 类。而在我国先秦时期对"名""实"问题出现了激烈的讨论，《墨子·经上》说："名，达、类、私。"《墨子·经说上》又对此解释道："名，物达也，有实必待之名也。命之马，类也，若实也者必以是名也。命之臧，私也，是名也止于是实也。"这里墨家将名分成三种：达名、类名、私名。《荀子·正名》说："故万物虽众，有时而欲遍举之，故谓之物，物也者，大共名也。推而共之，共则有共，至于无共然后止。有时而欲遍举之，故谓之鸟兽，鸟兽也者，大别名也。推而别之，别则有别，至于无别然后止。"表明荀子在概念与层位划分方面的认识更加缜密。《墨子》和《荀子》讨论的"名"已具有在概念层面上对"种属"关系的认识。从概念外延来看，完全可以将"达名"和"大共名"视作"最高的种"或"最大的类"。《荀子·正名》篇："同则同之，异则异之；单足以喻则单，单不足以喻则兼，单与兼无所相避则共，虽共，不为害也。知异实者之异名也，故使异实者莫不异名也，不可乱也。犹使同实者莫不同名也。故万物虽众，有时而欲遍举之，故谓之物。物者也，大共名也。推而共之，共则有共，至于无共然后止。有时而欲遍举之谓之鸟兽，鸟兽也者，大别名也。推而别之，别则有别，至于无别然后止……物有同状而异所者，有异状而同所者，可别也。状同而为异所者，虽可合，谓之二实，状变而实无别而为异者，谓之化；有化而无别，谓之一实。此事之所以稽实定数也，此制名之枢要也。"说明确定名称一定要视实际对象的具体情况，相同的实际事物用同名，不同的实际事物用异名，同状异所或异状同所都应分别给予不同的名称。以荀子为代表的先秦时期的"正名"理论表现了人们探究自然界客观规律的实践。阜阳汉简《万物》和《五十二病方》并没有看出分类规律。但在《周礼·天官》出现了"五药养民病"之说，汉代郑玄注：五药为草、木、虫、石、谷五类，这可看成中药分类的萌芽。受到先秦时期"正名"理论、"天人相应"和术数思想的影响，《本经》从前人用药经验中选取了365 种药物，并据药物的性能和使用目的分为上、中、下三品。"上药一百二十种为君，主养命以应天，无毒，久服不伤人。"如人参、甘草、地黄、大枣等。"中药一百二十种为臣，主养性以应人，无毒有毒，斟酌其宜。"需判别药性使用，如百合、当归、龙眼、黄连、麻黄、白芷、黄芩等。"下药一百二十五种为佐使，主治病以应地，多毒，不可久服。"如大黄、乌头、甘遂、巴豆等。这是我国最早出现的中药分类方法，对后世本草学的发展具有极为深远的影响，其核心思想在于重视中药的功效和安全性，但分类较粗，对药物应用的具体指导作用有限，逐步被更加具体、指导性更强的方法取代。

（2）形成和发展期：从南北朝梁代陶弘景编著《本草经集注》至明代李时珍编著《本草纲目》的约1000年间是传统中药分类形成和发展的时期，也是本草学快速成长的时期。该时期形成按自然属性和功能分类两大中药分类体系。本草学在相当长的历史时期，承担了指导医生"认""采""制""用"药物的作用，中药分类逐步按照该主线发展和分化。陶弘景针对当时存在"三品混揉，冷热交错，草石不分，虫兽无辨，且所主治，互有得失，医家不能备见"等问题，从《名医别录》中选取365种药与《本经》合编，整理、作注，名之为《本草经集注》。药物分类上从"认""采""制""用"的主线出发，把药物分玉石、草木、虫兽、果、菜、米食等6类，每类之下仍分三品。这是首次出现按药物自然属性和二级分类的方法。同时，又创"诸病通用药"，如治风通用药有防风、防己、秦艽、川芎等，治黄疸通用药有茵陈、栀子、紫草等。这样既利于药物的辨识，又利于临床选择用药。唐代的《新修本草》仍沿用《本草经集注》的分类方法，把收载的850种药分为玉石、草、木、兽禽、虫鱼、果、菜、米等8类。但较《本草经集注》更加突显"认""采"，除对形态特征和产地介绍得更加详细外，还开创了药学著作图文对照的先例，便于学者学习。宋代的《开宝本草》《嘉祐本草》《图经本草》和《证类本草》等都基本上沿袭《新修本草》的分类方法，但在品种数目和记述的细致性和准确度上有极大提高。明代《本草纲目》问世之前的大型本草，如《本草品汇精要》《本草蒙筌》《本草约言》《本草乘雅半偈》等均沿用《证类本草》的分类方法。其中《本草品汇精要》分玉石、草、木、人、兽、虫鱼、果、米谷、菜等十部，每部悉遵《本经》分三品，除人部外又按北宋理学家邵雍《皇极经世》的分类体例，将玉石分"石之石、石之水、石之火、石之土、石之金"，"草、木、果、谷、菜"又分别分为"草、木、飞、走"四类，兽、虫鱼则仿《周礼》的分类体例，分为"羽、毛、鳞、甲、裸"五类，每类又细分为"胎、卵、湿、化"四生。可见，《本草品汇精要》对药物提出三、四级分类体系，以便识别和采用。李时珍发现原有的药物分类体系并不适用于药物的辨识，他首先在药物分类上改变了上、中、下三品分类法，按自然属性采取了"析族区类，振纲分目"的科学分类方法。他把药物分为水、火、土、石、草、谷、菜、果、木、器、虫、鳞、介、禽、兽、人等16部外，又将各部药物按其生态及性质分为60类。明显把药物分矿物药、植物药、动物药。植物药根据植物的性能、形态，及其生长的环境，区别为草部、谷部、菜部、果部、木部等5部；草部又分为山草、芳草、隰草、毒草、蔓草、水草、石草、苔、杂草等小类，还常把亲缘相近或同科属植物排列在一起，如草部之四、隰草53种中，属菊科有21种，其中10种是连排在一起的。这种分类方法有助于药材原植物（或动物）的辨认与采收，对澄清当时药材的混乱情况起了很大作用。动物药按低级向高级进化的顺序排列为虫部、鳞部、介部、禽部、兽部、人部等6部，此外还有服器部。这种药物分类法，已过渡到按自然演化系统分类，从无机到有机，从简单到复杂，从低级到高级，成为当时世界上最先进的分类方法，明显含有生物进化的思想，受到达尔文的高度重视。《本草纲目》不论从分类的严密性，或是从它包含药物的数目之多和文笔来看，都远远超过古代任何一部本草著作。但《本草纲目》的分类方法也非尽善尽美，其中有些分类标准不统一，部分药物（如珊瑚、水银、苦参、连翘等）分类不当，但仍然瑕不掩瑜。《本草纲目》问世以后直至近代，许多重要的本草，如《本草正》《食物本草》《本草通玄》《本草汇言》《本草从新》《得配本草》《本草纲目拾遗》《植物名实图考》等都沿用或参考了《本草纲目》的分类方法。在日本江户时代，《本草纲目》传到日本，推动了日本本草的本土化进程，有效指导了日本的临床用药和日常生活。

本草著作承载着指导中医临床用药的重要功能。《本经》采用上、中、下三品分类的方法可以说是按中医临床用途分类的开端。虽多数大型本草为方便中药的辨识，采用自然属性分类的方法，但专设了"诸病通用药"或"百病主治药"部分以方便指导临床用药。古代本草学家在对药物按功能分类的过程中，虽然都是按功能分类，但由于对功能认识的不同，或深或浅，或此或彼，形成了不同的分类方法或系统。大体可归纳为以下几种系统：

①三品分类系统:《本经》始创上、中、下三品分类法，是中药功能分类之始。三品划分是按主养命以应天为上品、主养性以应人为中品、主治病以应地为

下品。此分类影响深远，如《本草经集注》《新修本草》《嘉祐本草》《本草图经》《证类本草》《本草精品汇》等仍有本草著作将三品作为二级分类。

②病症用药分类系统：按药物主治病证进行的药物分类系统，即将药物的功用主治和疾病特点相结合进行的一种十分切合临床使用的分类系统。该系统按药物所治疗疾病分类，以病证名为纲，药物列于其下，反映了临床对本草学著作的需要，体现了本草学习对临床用药的指导作用。陶弘景在《本草经集注》中始创该系统，列出了风眩、伤寒、消渴、呕吐、不眠等 83 种病证的主要用药。《新修本草》沿用陶弘景之分类而增补药物。宋代《嘉祐本草》将病证增加了心悸、心气、肺痿等 9 项，扩展至 92 项，其中出汗、止汗、下气已明显按药物功能立项。《本草纲目》在以前本草"诸病通用药"的基础上进行了大量增补和归纳，共分为诸风、痉风、卒厥、伤寒热病、瘟疫等 113 大类，其下再二级分项。如湿又分为风湿、寒湿、湿热，喘逆又分成风寒、火郁、痰气、水湿、气虚、阴虚、脚气等类型，各类型下分别列出主治药物。至此，按主治病证分类的方法已趋完善。

③药物功能分类系统：将药物按功能特点进行分类。该分类系统基本概括了中药的功能，较三品分类更有利于指导临床。唐代陈藏器在《本草拾遗》中提出了十剂分类方法，即宣、通、补、泄、轻、重、涩、滑、燥、湿等十类。至明代，陈士铎在《本草新编》中在缪希雍十剂内增升、降二剂论，后陶隐居十剂内增入寒、热二剂论，合为十四剂，即十四类。因二人所增之四剂未能融入十剂而与之并列，故后世仍以十剂称之。后世早期的本草著作，仅在类似总论性质的部分提到十剂系统，但并未按此编排药物，仅明代《要药分剂》始按十剂分类编排。其著者沈金鳌指出："十剂为药之大体，靡所遗失也。自神农著《本经》，历代药性书悉以草木金石等依类相次，读者几忘十字之义，并忘药有此十种之性，宜其制方用药，相反相戾，错杂以出之也。余辑是书援据十剂以分门类，非敢好异，欲阅者晓然于药之各有其性，因各有其用。庶临症时可无背云尔。"明·王纶撰《本草集要》（1500 年）据药性所治，将 545 种药物分为治气、治血、治寒、治热、治痰、治湿、治风、治燥、治疮、治毒、妇人、小儿等 12 门，每门之中又分成 2～4 类，如治痰门内分为治热痰虚痰药、治湿痰行痰药、治寒痰风痰药、消克痰积药四类。明·贾所学《药品化义》（1644 年）将药物分为气、血、肝、心、脾、肺、肾、痰、火、燥、风、湿、寒 13 类。清·黄宫绣著《本草求真》

（1769 年）上编七卷，载药 520 种，按品性分为补、涩、散、泻、血、杂、食物7 类，每类又各分若干子条目。清·汪昂著《医方集解》（1682 年）将 320 余首常用方剂，始按方剂的功能分为补养之剂、发表之剂、涌吐之剂、攻里之剂、表里之剂、解之剂、理气之剂等 21 门。

④脏腑经络分类方法：将药物按十二经用药和奇经八脉用药内容进行分类的方法。金元时期，随药物归经理论认识的逐步成熟。元·张元素著《珍珠囊》中出现了按脏腑经络分类论药物性能，编成《脏腑虚实标本用药式》，这是药物经络分类方法的开端。明·杨崇魁著《本草真诠》（1602 年）以运气、经络理论等统摄本草，在上卷二集中按十二经归类药物。清·姚澜著《本草分经》（1840 年）中将药物分成通经络的药物（即按照十二经及奇经循行的药物）与不循经络的杂品，将收载的 804 种药物按十二经络、命门和奇经为纲进行一级分类，每经下又分补、和、攻、散、寒、热等进行二级分类，实现了"以经络为纲，以药为目"的经络分类方法。清·吴钢著《类经证治本草》，收载经内药 1019 种，按经络进行了药物的一级分类，每经下又以补、泻、温、凉、平、散进行二级分类；同时收载经外药 858 种，仿《本草纲目》分类。清·包诚著《十剂表》（1840 年）以十二经络为经，十剂为纬，按经列药，辑成表格，集药性、功用、归经于一表，一目了然，很有实用价值。清·吴芹撰《本草分队发明》中以脏腑经络归类药物，共分 11 队（即类），各队之药又分温、凉、补、泻，设猛将、次将以示药物作用力之强弱。其弟子凌奂在此基础上，撰写的《本草害利》收载常用中药 300余种，以五脏六腑分队，以补泻温凉为序；如心部药队包括了补心猛将、补心次将、泻心猛将和泻心次将四类，其他脏腑还增添了温、凉的猛将和次将；六腑药队分成胃部、膀胱部、大肠部、小肠部、胆部和三焦部之药队。每味药先陈其害，后言气味所利，同时详述其产地、形状、采摘和炮制方法等；这种独树一帜的安排不同于其他各类本草，突出中药安全使用的重要性。

⑤药性分类系统：按照药物的寒、热、温、凉性药进行分类的方法。如明·杨崇魁著《本草真诠》（1602 年）按药物的下卷的诸品药性阴阳论中，把药物分成温性药品（86 种）、热性药品（11 种）、平性药品（59 种）、凉性药品（28种）、寒性药品（78 种）和诸水。明·蒋仪所著的《药镜》中以温、热、平、寒四部分类收载诸药 344 种，各以诗赋述其主治。清·蒋介繁在《本草择要纲目》

中，将 356 种药分成寒性药品、热性药品、温性药品、平性药品四类。

总之，该时期的本草学家们在围绕本草指导学者获得"认""采""制""用"四大功能，尤其在"辨识"和"实用"两方面进行了多样化的探索，建立了多种中药的分类标准和分类方法。但该时期的大型主流本草以自然属性分类为主，以"诸病通用药"或"百病主治药"指导临床用药。而其他的分类方面主要是以一些入门本草书籍为主，也体现了中药分类的两个方向，特别是按药物性能分类方法是对陶弘景"诸病通用药"分类法的延续和发展，是临床用药的总结和本草著作中较贴近临床内容的分类方法，对临病用药制方确能起到易于检寻的作用。

（3）过渡转型时期：主要是 19 世纪末至 20 世纪前 50 年，即从西方生物分类学的知识至 20 世纪中叶中药学科体系建立的这段时期。19 世纪许多传教士将西方医学和现代科学知识与技术带入中国，同时开展了中国动植物标本的采集和鉴定研究，但当时没有引起国人的足够重视。进入 20 世纪后，我国学者秉农山、胡经甫等开启了本土生物学研究，后有钟观光、胡先骕、钱崇澍、陈焕镛等开始了本土植物研究，特别是钟观光在开展植物调查的同时，对我国重要史籍中的有关植物进行了考证，这些生物学者的研究工作为中药基原的确定奠定了基础。同时，医药学界逐步形成了"中学为体，西学为用""衷中参西""中西汇通"的思潮。在这种历史背景下，许多中医药前辈，一方面继续对传统中药学进行整理，另一方面开始运用西方实验科学对中药的基原、成分和药理活性等进行研究。中医药开始了继承创新为主线的科学化之路。我国中医界的许多仁人志士为拯救祖国医学，冲破重重阻力，并汲取西方教育先进理念，开始举办具有现代教育模式的中医学校，出现了一批教材。据不完全统计，现存民国时期的中药教材或专著有 260 多种，大多体例新颖、类型多样、注重实用，如张若霞著《草药新纂》（1917 年）所收药物按功效分为强壮、行气、止痛、宁睡、利尿、发表退热等 5 类，蒋玉柏著的《药物学类纂》（1922 年）和《中国药物学集成》（1935年），赵贤斋著《中国实用药物学》（1923 年）均按功效分类，秦伯未著《药物学讲义》（1937 年）分为发散、利尿、理气、理血、温热、寒凉药等 12 类。张山雷著《本草正义》（1932 年）按自然属性分为草、木、果、蔬、金、石、鸟、兽、虫、鱼、人等类。曹炳章据清末郑肖岩所撰《伪药条辨》补订而成的《增订伪药条辨》（1927 年），共载药 110 种，分为山草、芳草、隰草、毒草、木、石、虫介、兽 8 部。同期出现了中药发展史上第一部大型辞典，陈存仁编著的《中国药学大辞典》（1935 年）收药目 4300 条，每药记载的内容达 21 项，并有生物学来源和附图。这一时期药用植物学、生药学已成为研究植物类中药的基原、性状或鉴别等新兴的学科，并取得了突出的成就。如赵燏黄《中国新本草图志》《祁州药志》《现代本草生药学》（1934 年）和裴鑑《中国药用植物志》等，特别是赵燏黄和徐伯鋆编著的《现代本草生药学》，上卷总论中讨论了生药的三种分类方法，即成分分类法、植物系统分类法、人为分类法的特点和利弊，各论中采用了药用部位分类方法，每药给出了生物学地位和学名，标志着生物系统分类方法用于中药分类的开端。

（4）多元化时期：主要是 20 世纪 60 年代后，即中药学科体系建立以来的这段时期。该时期现代生物学和西方医学的思想、方法和教育理念已渗透到中医药学的各个领域，并显著影响着中医药学的发展，中医药学现代化成为主要思潮。随着中医药从业人员分工精细化，中医药学的学科分化形成。各类中医药从业人员学习和应用需求明确分化，形成了适应不同人员学习和应用的分类系统，中药分类系统向多元化、多样化发展。主要有以下几方面：

①依据中药功能和作用特点的分类方法。该分类方法便于掌握药物的临床应用特点，更体现了对临床应用的指导作用，符合临床从业人员和相关人员学习和使用。指导临床应用的中药书籍常采用该分类方法进行分类，类别划分上大同小异，略有区别。例如，《中药学》（凌一揆，1984 年）就采用该分类方法，将 493 味临床常用药按解表药、清热药、泻下药等分成 20 类一级条目，再在每条目下进行二级分类，如解表药又分为辛温解表药、辛凉解表药等。

②按中药基原和药用部位的分类方法。按中药基原进行一级分类，常分为植物药、动物药和矿物药类；每类再进行二级分类，如植物药类常分成根及根茎类、茎木类、皮类、叶类、花类、果实种子类、全草类、藻菌地衣类、树脂类和其他类；有时在二级类别下还进行三级分类。目前《中药鉴定学》《中药材学》《生药学》《中药志》等常采用该种分类方法。

③按药材主产地的分类方法。常按中药材商品的传统主产地分成川药、广药、云药、贵药、怀药、浙药、关药、北药、西药、南药、海药、蒙药、藏药、进口药等类别。例如《中国道地药材》（胡世林，1989 年）。

④按炮制工艺的分类方法。按中药制造生产工艺不同进行分类，常以炒、炙、煅、蒸、煮、焯、发酵、发芽、复制、制霜、煨、提净、水飞、干蒸馏等炮制方法进行分类。例如，徐楚江主编《中药炮制学》（1985年）分为炒、炙、煅、蒸煮焯、发酵发芽、复制和其他等7类，每类下再进行二、三级分类。

⑤按药名的笔画和拼音排序的分类方法。该分类方法便于使用和学习者查阅，特别适用于非专业人士使用。如《中药大辞典》（1977年，2006年）、《全国中草药汇编》（1975年，2014年）等大型辞书常采用笔画排序的分类方法。

⑥依据中药基原按自然分类系统排列的方法。根据中药基原（原植物、动物、矿物）按照现代自然分类系统（生物系统发育系统和矿物、无机盐分类系统）进行中药分类的方法。如《药材学》（徐国钧，1963年）、《新华本草纲要》（吴征镒，1988年）、《中华本草》（1999年）和《中国药用植物志》（裴鑑、周太炎，1955年；艾铁民，2014～2018年）等均采用该分类方法。

2. 古代的中药分类方法

万德光将古代药物的分类方法主要归纳成以下几方面。

（1）三品分类方法：三品分类的方法成熟于先秦时期，《本经》编撰者受三才学说和《黄帝内经》（以下简称《内经》）"药人相应"等思想的影响，采用的三品分类的方法，根据其药性、功效、毒性等特性，将365种药物分别归纳为上品、中品、下品。《本经》在序例中阐明其三品分类的纲领是：上药一百二十种为君，主养命以应天，无毒，多服久服不伤人，欲轻身益气不老延年者，本上经。中药一百二十种为臣，主养性以应人，无毒有毒，斟酌其宜，欲遏病补虚羸者，本中经。下药一百二十五种为佐使，主治病以应地，多毒，不可久服，欲除寒热邪气破积聚愈疾者，本下经。

（2）自然属性分类方法：《周礼·天官·疾医》中有"五药养其病"，郑玄注："五药，草木虫石谷也。"说明中药的自然属性分类的认识早于《本经》。陶弘景指出"三品混糅，冷热舛错，草石不分，虫兽无辨，且所主治，互有得失，医家不能备见"的弊端。他撰写《本草经集注》时，在前人"草、木、虫、石、谷"五药分类的基础上，从"认""采""制""用"的主线出发，进一步将收载的730种药物分为玉石、草木、虫兽、果、菜、米食及有名无实等七类，每类之下仍分三品。首次建立了中药的二级分类的方法，并为唐、宋、明等后世大型本草所采用，同时进行了不同程度的发展和完善。例如，《新修本草》把收载的 850 种药分为玉石、草、木、兽禽、虫鱼、果、菜、米等 8 类；《本草品汇精要》分玉石、草、木、人、兽、虫鱼、果、米谷、菜等十部，每部悉遵《本经》分三品，除人部外又按《皇极经世》的分类体例，将玉石分"石之石、石之水、石之火、石之土、石之金"，"草、木、果、谷、菜"分为"草、木、飞、走"四类，如草有"草之草、草之木、草之飞、草之走"。兽、虫鱼则仿《周礼》的分类体例，分为"羽、毛、鳞、甲、裸"五类，每类又细分为"胎、卵、湿、化"四生。即对药物提出三、四级分类体系，以便识别和应用。但分类繁琐，而且带有浓厚的唯心主义和形而上学的色彩。

李时珍在编撰《本草纲目》时，改变了上、中、下三品分类法，按自然属性采取了"析族区类，振纲分目"的科学分类。它把药物分为水、火、土、石、草、谷、菜、果、木、器、虫、鳞、介、禽、兽、人等 16 部外，又将各部药物按其生态及性质分为 60 类。将矿物药分为金部、玉部、石部、卤部四部。根据植物的性能、形态及其生长环境，将植物药分为草部、谷部、菜部、果部、木部等 5 部；草部又分为山草、芳草、隰草、毒草、蔓草、水草、石草、苔、杂草等小类，还常把亲缘相近或同科属植物排列在一起，如草部之四、隰草 53 种中，属菊科有 21 种，其中 10 种是连排在一起的。这种分类方法有助于药材原植物（或动物）的辨认与采收，对澄清当时药材的混乱情况起到重大的作用。动物药按低级向高级进化的顺序排列为虫部、鳞部、介部、禽部、兽部、人部等 6 部。这种药物分类法，已过渡到按自然演化的系统来进行分类。从无机到有机，从简单到复杂，从低级到高级，建立了当时世界上最先进的分类方法，显现了生物进化的思想，也受到达尔文的高度重视。

（3）**中药的效用分类**：效用是药物有别于其他物质的最大特性，承载着中药分类指导中医临床用药的重要功能。因此，历代本草书籍中都针对中药"性、效、用"进行归纳总结。《本经》的三品分类法就是一种比较简略的效用分类方法，但对临床的实际指导意义不大。陶弘景在《本草经集注》中，首次设立"诸病通用药"，列出了风眩、伤寒、消渴、呕吐、不眠等 83 种病证的主要用药。《唐本草》沿用陶弘景之分类且增补药物，宋代《嘉祐本草》增加了心悸、心气、肺痿等 9 项，病证扩展至 92 项，其中出汗、止汗、下气已明显按药物功能立项。

明、清以来，医药学家们相继总结了不少临床实用的功效分类方法。如《本草纲目》在以前本草"诸病通用药"的基础上进行了大量增补和归纳，共分为诸风、痉风、卒厥、伤寒热病、瘟疫等 113 大类，其下再二级分项。例如，湿又分为风湿、寒湿、湿热，喘逆又分成风寒、火郁、痰气、水湿、气虚、阴虚、脚气等类型，各类型下分别列出主治药物。清·黄宫绣在《本草求真》中，首先将药物分成"补剂、收涩、散剂、泻剂、血剂、杂剂、食物"七大类；在每大类下又分若干细类，如补剂分为"温中、平补、补火、滋水、温肾"；血剂分为"温血、凉血、下血"等。李氏、黄氏的分类法，不仅对于临床医师辨证论治、遣药组方具有很好的指导意义，并对近现代中药功效分类也有深远的影响。

此外，历史上还出现中药多种分类方法，如，唐·陈藏器在《本草拾遗》中，根据药物功效归纳为"宣、通、补、泄、轻、重、涩、滑、燥、湿"十类，首创了"十剂"分类法。元·张元素在《珍珠囊》中出现了按脏腑经络分类论药物性能，明·杨崇魁在《本草真诠》中以运气、经络理论等统摄本草，按十二经归类药物。清·姚澜在《本草分经》中将药物分成通经络的药物（即按照十二经及奇经循行的药物）与不循经络的杂品，将收载的 804 种药物按十二经络、命门和奇经为纲进行一级分类，每经下又按补、和、攻、散、寒、热等进行二级分类，实现了"以经络为纲，以药为目"的经络分类方法。明·杨崇魁著《本草真诠》还出现了按照药物的寒、热、温、凉性进行分类的方法。明·蒋仪在《药镜》中以温、热、平、寒四部分类收载诸药 344 种，各以诗赋述其主治。清·吴芹在《本草分队发明》中以脏腑经络归类药物，共分 11 队。

万德光在综合分析后，指出古代中药的分类方法主要围绕指导学习者获得"认""采""制""用"四大功能，尤其在"辨识"和"实用"两方面进行了多样化的探索，建立了多种中药的分类标准和分类方法。大型主流本草以自然属性分类为主，以"诸病通用药"或"百病主治药"指导临床用药。临床医生学习的入门本草书籍以中药效用分类为主流，按药物效用进行分类，对临病用药制方，能起到易于检寻的作用。目前在临床中药学中按功效分类，以及方剂学按治法分类的方法，正是这些方法的延续和完善。

3. 现代的中药分类方法

19 世纪后，西方传教士将西方医药学和自然科学知识与技术带入中国。进入

20 世纪后，在"中学为体，西学为用""衷中参西""中西汇通"的思潮下，开始运用西方实验科学方法进行中药基原、化学成分和药理活性等的研究，开启中医药科学化研究之路。如赵燏黄和徐伯鋆编著的《现代本草生药学》，上卷的总论中讨论了成分分类法、植物系统分类法、人为分类法的特点和利弊，各论按药用部位进行分类的方法，给出了每味中药原植物的生物学地位和学名，标志着生物系统分类方法开始用于中药分类。

20 世纪 50 年代后，现代生物学和西方医药学的思想、方法和教育理念已渗透到中医药学的各个领域，并深刻影响着中医药学的发展，中医药学科学化已成为主要思潮。万德光认为，随着中医药学的学科分化，各类中医药从业人员学习和应用需求的明确分化，形成了适应不同人员学习和应用的分类系统，中药分类出现了多元化、多样化的分类方法和系统。主要有以下几方面：

（1）**功能和作用特点分类**：按中药的主要功能和作用特点进行分类，常按解表药、清热药、泻下药、祛风湿药、化湿药、渗湿药、温里药、理气药、消食药、驱虫药、止血药、活血祛瘀药、化痰止咳平喘药、安神药、平肝息风药、开窍药、补虚药、涌吐药、外用药等进行一级分类，再在每类下进行二级分类，如解表药又分为辛温解表药、辛凉解表药，清热药分为清热泻火药、清热燥湿药、清热凉血药、清热解毒药、清虚热药等。目前以指导临床应用的中药书籍均采用该分类体系，类别划分上大同小异，略有区别。如凌一揆主编《中药学》（1984年），颜正华主编《临床实用中药学》（1986年），张廷模主编《中华临床中药学》（1998年），阮时宝主编《中成药学》（2009年），王建主编《临床中药学》（2012年）以及《中成药物手册》等。该分类方法便于掌握药物的临床应用特点，体现了对临床应用的指导作用，符合临床从业人员和相关人员学习和使用。

（2）**药用部位分类**：按中药的来源和药用部位进行分类。常按药材来源进行一级分类，常分植物药类、动物药类和矿物药；每类下再进行二级分类，如植物药类又分成根及根茎类、茎木类、皮类、叶类、花类、果实种子类、全草类、藻菌地衣类、树脂类和其他类等。目前中药鉴定学、中药材学、生药学、中药志等常采用该种分类方法。如成都中医学院主编《中药鉴定学》（1980年）和任仁安（1986年），李家实（1996年），康廷国（2003年）等主编的《中药鉴定学》，卢先明主编《中药商品学》等教材，肖培根主编《新编中药志》等均采用该分类方法。该种分类方法便于对中药材的鉴定、经营管理和贸易，也便于学习者比较掌握药材的鉴别特征。

（3）**药材主产地分类**：按中药材的主产地进行分类。常按中药材的传统主产地分成川药、广药、云药、贵药、怀药、浙药、关药、北药、西药、南药、海药、蒙药、藏药、进口药等类别，如胡世林主编《中国道地药材》（1989年），《中国道地药材论丛》（1997年）和《中国道地药材原色图说》（1998年），《中药商品学》教材等均采用该分类方法，只是不同的著者对传统主产地的划分略有不同。该分类方法能明晰告诉使用者药材的主产区或道地产地，对掌握资源和商品情况有利，便于对中药商品的生产、经营贸易和管理。但存在传统产区划分不一，以及多道地性品种等问题，需要品种和产区标准的统一和规范化。

（4）**炮制工艺分类**：按中药制造生产工艺进行分类，常以炒、炙、煅、蒸、煮、燀、发酵、发芽、复制、制霜、煨、提净、水飞、干蒸馏等炮制方法分类，如徐楚江主编《中药炮制学》（1985年）分为炒、炙、煅、蒸煮燀、发酵发芽、复制和其他等7类，每类下面进行二、三级分类；龚千锋《中药炮制学》（2002年）分为炒、炙、煅、蒸煮燀、发酵发芽、复制、制霜和其他等8类，每类下面再进行二、三级分类，如炒法分为清炒和加辅料炒，清炒分成炒黄、炒焦、炒炭，加辅料炒又分成麸炒、米炒、土炒、砂炒、蛤粉炒、滑石粉炒等。这是目前炮制学教材的主要分类方法，只是有些不常使用的炮制方法是作为一级或二级分类的区别，基本大同小异。该分类方法便于使用和学习者掌握炮制工艺和采用同一种炮制方法的药物种类，对饮片生产是一种非常实用的分类方法。

（5）**笔画和拼音排序分类法**：按中药药名的笔画或拼音字母排序进行分类。如《中药大辞典》（1977年，2006年），《全国中草药汇编》（1975年，2014年）等大型辞书常采用笔画为序的排列方式分类，彭成主编《中华道地药材》（2011年）采用拼音排序方式分类。该分类方法便于使用和学习者查阅，特别适用于非专业人士使用。

（6）**自然分类系统分类**：根据中药的来源（原植物、动物、矿物）按照现代自然分类系统（生物系统发育系统和矿物、无机盐分类系统）对中药进行分类。如徐国钧主编《药材学》（1963年），吴征镒主编《新华本草纲要》（1988年）、《中华本草》，艾铁民主编《中国药用植物志》等均采用该方法进行分类。应用该分类方法的植物药常采用恩格勒（A. Engler，1964 年第 12 版）系统，但裸子植物常用郑万钧系统，蕨类植物采用秦仁昌系统，有利于亲缘关系近似物种的鉴别区分和寻找新资源。动物药按约翰逊系统（1977 年）进行分类，以门为一级，纲、目为二、三级进行排列。矿物药的分类主要有矿物晶体化学分类法和阳离子分类法，矿物晶体化学分类法是矿物学分类的主要方法，有利于系统研究矿物药的组成、晶体结构和性状特征，对矿物药的鉴定、资源研究和品质评价具有重要作用。阳离子分类法常将矿物药分为汞化合物类、铁化合物类、铝化合物类、铜化合物类、砷化合物类、硅化合物类、钙化合物类、镁化合物类、钠化合物类等，因阳离子常是药效活性的主体，该分类方式能够体现中医临床的特点。如何结合二者，扬长避短，建立更适合矿物药的分类体系和方法值得进一步探究。

此外，目前的中药分类中还有按照剂型、治法、人体系统、化学成分、使用民族等进行分类的体系，但不是目前的中药分类主流系统。

万德光指出，中药分类自《本经》三品分类以来，逐步形成了中药自然属性分类和中药功效分类两大体系。两大分类系统各成体系，却又彼此交叉，相得益彰。自然属性包括药物的形态、颜色、质地、气味、采收时间、入药部位及所含的化学成分等。按自然属性分类的依据为药物本身呈现出的自身特性与本质，易为感官所感知。功效分类常以五味 – 四性 – 归经为主线，结合"证 – 效"概括，以"性能 – 病证 – 药效"方式综合表达。她指出功效分类需要经过长期、反复的临床实践验证，需要随着中医药理论的发展不断完善，故功效分类法是更深层次的中药分类。中药功效分类法是最能体现中药分类特色、最能突出药物的临床实用性的分类方法。她认为中药分类研究具有多重功用，第一，体现药物认识的整体水平。中药分类是进行中药知识整合凝练并使之升华的一种方式，体现了人类对中药本质的认识，也反映了一个时代对药物认识所达到的深度。第二，方便使用者学习和查询。医药著作纲纪众药，分诸部类，便寻检，资采掇。通过整理将药物归于特定类别，便于人们按照分类条目快速检索查询所需信息，更加有效地使用中药。由于检索目的不同，中药分类的依据也有所差异，从而分化出不同的分类方法。第三，化繁为简，便于掌握药物知识。中药分类在医药初学者与盈千累万的药物之间架起了一座桥梁。药物分门别类，学人读之，既省记诵之烦，又悟指归之趣。若无此津梁，医者药者不易得其途而入。研究药物之目的是为了更好地将其应用于临床，故中药的分类最终需突出药物的治疗作用，以使业医者得其肯綮而用之。万德光提倡中药分类方法和系统的多样化，同时结合实践逐步实现中药分类的规范化、标准化，发掘各种分类方法的合理内核，建立具有中医药特色的分类体系是中药分类未来的发展的趋势和研究方向。万德光在中药分类方面的成果主要集中在《中药分类学》（人民卫生出版社，1997 年）和《中华本草》（第一卷第六章，上海科学技术出版社，1998 年）中，该成果获 2000 年四川省科技进步奖二等奖。

四、关于中药品质的论述

1. 中药品质的概念

中药品质是 20 世纪后期出现在中药领域的新名词，若从字义角度分析，会出现不同的理解含义，容易混淆，需进一步厘清中药品质的概念，以统一思想，以利于发展及中药研究和应用。万德光分析国内外同行的有关观点和中医药特点后，在《中药品质研究——理论、方法与实践》（2008 年）中进行了中药品质概念的界定，厘清了它们的内涵和外延。

在分析国内外同行的观点后，万德光指出中药品质主要包括两方面的含义：一是指中药品种和质量，即中药的"真、伪、优、劣"；二是指中药质量，即有效成分或指标性成分的含量。二者均是强调"品质即合乎标准或规格"的理念。在分析梳理国内外同行研究成果及中药品质热点和关键问题后，她提出：中药对人体作用的物质基础是生物遗传特质和环境因素双重叠加作用所形成的代谢产物或经人工制造的再生物质，中药品质应是中药在临床使用中表现出的疗效特征。中药品质涉及一系列环节，如种质、土壤、栽培、采收、产地加工、储存、炮制、用法等，每个环节都不可能孤立存在，只抓其中的某些环节而忽略另一些环节的做法对保证中药品质无疑是徒劳的。中药品质主要可分为种子品质、立地品质、栽培品质、采收加工品质、储存品质、饮片（含配方颗粒）品质、提取物品质、中成药品质等。前五者直接影响药材品质，后三者直接影响临床疗效。而药材品质是饮片品质和中成药品质的基础，优良的遗传品质是中药材质量的保证，优良的药材质量是提高中医疗效的保证。

万德光提出：中药品质是指中药达成中医临床要求的一组整体特征或特性，

既包括中药本身所固有的临床疗效品质，又包括不同临床适应证对中药的不同要求。中药品质的传统评价常会利用所有的感观（如看、摸、闻、尝，甚至听）评价药物，通过感观测定中药的品质（主要有形状、大小、颜色、质地、表面特征、断面、气、味）等优劣。现代有形态学和物质分析两方面手段，形态学方法包括用显微镜、电子显微镜等观察细胞和组织结构及内含物的特征，物质分析方法包括水分、灰分、重金属和农残检测，以及活性成分或指标性成分的含量测定。也可以说品质是中药的综合特征，直接决定是否满足临床适应证治疗的要求。形态学和物质分析的部分或单一指标不能表征中药品质。万德光分析总结现有中药品质研究成果，结合自身研究经历，指出安全性、有效性、稳定性和资源有用性是现代中药研究的核心问题，中药品质研究应以"性、效、用"为核心，联系种子品质、立地品质、栽培品质、形态品质、加工品质、化学品质、效用品质等方面。其中，种子品质、立地品质、栽培品质决定了药材品质，形态品质、化学品质是中药品质的表征形式，加工品质直接影响效用品质，效用品质是中药价值的核心，直接决定了中药的医疗和保健价值。

2. 系统品质观是认识中药品质的方法论

1959年成都中医药大学在全国率先开办中药学本科教育，著名中药学家凌一揆先生开创性地提出"系统中药学"思想，认为中药学是在中医理论指导下研究中药基本理论和中药品种、产地、采集、炮制、性能、功效及临床应用等知识的一门学科，其涵盖了本草文献的挖掘整理及临床应用、中药资源的可持续利用、中药真伪鉴别、药物作用机理、药物作用的物质基础、中药炮制制剂等内容。万德光从初向凌一揆先生学习中药知识，直到后来长期共事的过程中，不断同凌一揆先生探讨有关学术理论问题。万德光的现代生物学知识与古老中医药知识不断碰撞，加之相关的中药化学、药理学、炮制和制剂等知识也不断加入知识碰撞之列。在这种中西方文化、传统和现代科技知识的碰撞中，疑问和矛盾不断涌现，万德光通过不断学习，理顺思维碰撞中的疑问和矛盾，最后形成了万德光关于中药品质的系统认识论，即中药的系统品质观。

（1）中药品质的天人相应观： 先秦哲学家提出了"天人合一""天人相分"和"天人相胜"等观点。《黄帝内经》（以下简称"内经"）强调人"与天地相应，与四时相副，人参天地"（《灵枢·刺节真邪》），"人与天地相参也"（《灵枢·岁露》《灵枢·经水》），"与天地如一"（《素问·脉要精微论》），"善言天者，必有验于人"（《素问·举痛论》）。万德光认为"天人相应"是《内经》的核心学术思想之一，也是中医对人体生理、病理理解，用于诊断和治疗的理论基础，并以此思想指导药物的发现和应用。在《本经》中"上药一百二十种为君，主养命以应天……中药一百二十种为臣，主养性以应人……下药一百二十种为佐使，主治病以应地……三品合三百六十五种，法三百六十五度，一度应一日，以成一岁。"陶弘景在《本草经集注》中言："三品合三百六十五种，法三百六十五度，一度应一日，以成一岁。倍其数，合七百卅名。"这是《内经》的"天人相应"在药物选择、应用上的具体体现，奠定了中药"天人相应"的基础认知。随着唐、宋两朝开展全国性的中药资源普查成果和外来药物的增加，进入临床使用的药物数量剧增，后世医药学家不再遵循"一度应一日，以成一岁"的药物数量限制。

《内经》中有"岐伯曰：司岁备物，则无遗主矣。帝曰：先（司）岁物何也？岐伯曰：天地之专精也。帝曰：司气者何如？岐伯曰：司气者主岁同，然有余不足也。帝曰：非司岁物何谓也？岐伯曰：散也，故质同而异等也，气味有薄厚，性用有躁静，治保有多少，力化有浅深，此之谓也。"指出应根据药物的生长年份及气候来采收药物。药物生长期完整，气候正常，无太过不及，则内含之汁液肥浓，其就获得了天地专精之气。如果不能顾及药物生长的年份和气候，那么，这样的药物虽然从外形上看与其他药物无异，但其质量已受影响。气候和生长期会影响药物气味的厚薄，作用的强弱，临床效果等。"土地所出、真伪新陈，并各有法"（《本经》），陶弘景提出："案诸药所生，皆有境界。"进一步强调产地对药物疗效的影响。孔志约在《新修本草》序中提出"窃以动植形生、因方舛性，春秋节变，感气殊功，离其本土，则质同而效异；乖于采摘，乃物是而时非。名实既爽，寒温多谬"的观点，与《内经》和《本经》思想互相呼应。李时珍在《本草纲目》对此进行了更深的论述"采药分六气岁物。岐伯曰：厥阴司天为风化，在泉为酸化，清毒不生。少阴司天为热化，在泉为苦化，寒毒不生。太阴司天为湿化，在泉为甘化，燥毒不生。少阳司天为火化，在泉为苦化，寒毒不生。阳明司天为燥化，在泉为辛化，湿毒不生。太阳司天为寒化，在泉为咸化，热毒不生。治病者，必明六化分治，五味五色所生，五脏所宜，乃可言盈虚病生之绪。本乎天者天之气，本乎地者地之气。谨候气宜，无失病机。司岁备物，则无遗主矣。岁物者，天地之专精也。非司岁物则气散，质同而异等也。气味有厚薄，性用有躁静，治保有多少，力化有浅深。上淫于下，所胜平之；外淫于内，所胜治之。王冰曰：化于天者为天气，化于地者为地气。五毒皆五行之气所为，故所胜者不生，惟司天在泉之所生者其味正。故药工专司岁气，所收药物，则所主无遗略矣。五运有余，则专精之气，药物肥浓，使用当其正气味也。不足则药不专精而气散，物不纯，形质虽同，力用则异矣。故天气淫于下，地气淫于内者，皆以所胜平治之。如风胜湿，酸胜甘之类是也。"万德光认为药物是天地造化的结果，应天地之气而生，随天地之气变动而改变，地理位置、土壤、气候、采收时间的变化必然影响药物的作用和疗效。而在药物使用上除以"药有君臣佐使，以相宣摄。合和者宜用一君、二臣、三佐、五使，又可一君、三臣、九佐使也。"（《本经》）等与人类社会管理等级层次相应的选用原则外，还有与天时有关的用药理论。例如，五脏中，肺位置在上，呼吸天地之气，为上焦；肾位置居下，排泄污浊之物，为下焦。所以，菊花、薄荷，为轻清之物，上浮而治肺；龟板、熟地黄，为重浊之物，下趋而治肾。这些构成了天人相应的中药品质观。

　　（2）中药品质整体观：先秦哲学以气一元论哲学体系为基础，以天、地、人三才为立论基点，阴阳五行为要素，认为自然界是由某些要素相辅相成组成的有机整体，强调天人合一、万物一体，人－自然－社会是一个有机整体，整个世界处于一种高度和谐与协调之中。整体观念是建立在气一元论和阴阳五行学说基础之上的思维形态或方式。先秦时代儒、道、阴阳诸家都强调整体观点，认为宇宙是一个整体，人和物也都各是一个整体，如"至大无外，谓之大一；至小无内，谓之小一。"（《庄子·天下》）整体由互相联系的各部分组成，而要了解各部分，又必须了解整体，从整体的视角去把握部分的实质。中医药学借鉴先秦哲学理论创造了独具特点的中医学整体观念，强调人体自身及人与环境之间的统一性、完整性和联系性。中药品质整体观是从中医的整体观引申而来，中药的治疗作用常概括为四气五味、归经、升降浮沉、毒性等。用寒、热、温、凉四种药性，反映了药物对人体阴阳盛衰、寒热变化的作用倾向；酸、苦、甘、辛、咸五种不同的味道，表示和推演药物不同的治疗作用；归经表示药物对机体某部分的选择性作用；升降浮沉表示药物作用的趋向；有毒、无毒表示药物对机体产生的不良影响及损害性的大小，或药物对机体产生作用的强弱程度。万德光认为中药品质应是中药治疗作用相关性能的综合表征，每一种药物都具有相应的形、色、气、味和质地特征，它们是表征药物治疗作用的整体，即具有整体性。现代分析手段未出现以前，人们利用人体感觉器官，即眼观、手摸、鼻嗅、口尝、耳听、水试、火试等直观方法，通过观察其形状、大小、颜色、质地、表面特征、断面及感知气、味等，判断药物的真、伪、优、劣，即通常所说的"辨状论质"。万德光指出，矿物药的晶型结构、元素组成决定了矿物的形状、颜色、光泽、质地、硬度、比重、条痕色、断面和断口等特征；植物、动物的遗传特性不仅决定其代谢类型，也决定其区别于它种生物的形态特征。每一个物种的代谢产物类型及形态特征均是人类认识生物的表征。而环境的饰变作用又或多或少会引起生物表型（代谢产物和形态特征）的变化，这是中药"辨状论质"的科学内涵。但由于生物在进化过程中，各形态演化的不同步性，以及通常药用部位仅是一种或几种器官，因此传统的药材形态学评价也存在局限性。"辨状论质"是中药品质的整体评价方法，也是我国历代鉴别中药经验的积累和总结，具有言简意赅、传神易记，简单、快速、直观的优点。今天甚至在以后相当长的一段时间内，仍不失为一种直观、便捷、实用、有效的中药品质评判的方法。

万德光认为现代分析技术借助仪器拓展了人的定性、定量能力，使评价更加精细化、客观化，但综合性不足。虽"辨状论质"来源其表象，忽视了其内在及不能精确量化等的局限性，但其上述优点和整体评价的特点也是目前仪器分析难以实现的，它会与现代理化分析鉴别方法长期并存，甚至在较长的历史时期内仍然是鉴别方法的主流。因此，应当重视、继承发扬和总结提高，充分发挥其作用。任何轻视、贬低传统中药材品质评价方法的倾向，都是脱离实际和有害的。

（3）**中药品质动态观**：先秦哲学各流派都认为宇宙间事物是恒变的，自然和社会都处于不断变化的过程中。如孔子说："逝者如斯夫！不舍昼夜。"（《论语·子罕》）老子说："天地尚不能久，而况于人乎？"（《老子·第二十三章》）"物之生也，若驰若骤，无动而不变，无时而不移。"（《庄子·秋水》）《易传·系辞上》谓："生生谓之易。"《庄子·至乐》说："气变而有形，形变而有生。"《周易大传》则集中阐发了变易这一思想，认为变易是宇宙万物的基本规律。当时医药界借用先秦哲学家变易思维，建立了中医药的恒动观念。《内经》有"帝曰：善。余闻气合而有形，因变以正名。天地之运，阴阳之化，其于万物孰少孰多，可得闻乎？岐伯曰：悉哉问也，天至广，不可度，地至大，不可量。大神灵问，请陈其方。草生五色，五色之变，不可胜视，草生五味，五味之美不可胜极，嗜欲不同，各有所通。天食人以五气，地食人以五味。五气入鼻，藏于心肺，上使五色修明，音声能彰；五味入口，藏于肠胃，味有所藏，以养五气，气和而生，津液相成，神乃自生"（《素问·六节藏象论》）。正是对人类生命的恒动特性和药物恒动特性相互呼应的理解。"物生谓之化，物极谓之变……在天化气，在地成形，形气相感而化生万物矣。"（《素问·天元纪大论》）"物之生从乎化，物之极由乎变，变化之相薄，成败之所由也。"（《素问·六微旨大论》）进一步阐释自然界万事万物都有其生长化收藏或生长壮老已的变化，人类自身也有生长壮老已的变化规律。万德光通过研读中医药经典，认为中药品质动态观是《内经》中出现，在《本经》阐述成"土地所出、真伪新陈，并各有法"，并提出"药有君臣佐使，以相宣摄。合和者宜用一君、二臣、三佐、五使，又可一君、三臣、九佐使也。"等利用国家行政管理的思路来管理药物的特性达到诊疗目的。陶弘景提出"案诸药所生，皆的有境界。"《新修本草》载："窃以动植形生、因方舛性，春秋节变，感气殊功，离其本土，则质同而效异；乖于采摘，乃物是而时非。名实既爽，寒温多谬。"李时珍谓："采药分六气岁物。"等进一步阐释药物品质是恒变的。万德光进一步指出，中药品质受到品种、环境、采收、加工和使用方法等的影响，中药品质是处于动态变化之中，其稳定是相对的特性。只有影响中药品质的诸多因素相对稳定，才能实现中药品质的相对稳定。用变化的眼光看待中药品质，才能有效控制中药品质。

（4）中药品质系统观：《素问·六节藏象论》谓："草生五色，五色之变，不可胜视，草生五味，五味之美不可胜极，嗜欲不同，各有所通。天食人以五气，地食人以五味。五气入鼻，藏于心肺，上使五色修明，音声能彰；五味入口，藏于肠胃，味有所藏，以养五气，气和而生，津液相成，神乃自生。"阐述药物通过"色、气、味"来实现治疗作用。万德光认为这是性状鉴别和品质评价的最早理论论述，后来发展为以"形、色、气、味"为主的"辨状论质"方法。鉴于"辨状论质"方法学习掌握的难度较大，评价中具有经验性、主观性等特点。因此，充分利用现代科学技术，发展中药品质客观、可量化的评价方法是历史的必然。但我们必须看到，无论是传统的性状鉴别，还是现代基于各种分析技术的品质评价方法，都存在不容忽视的问题，这些方法都来源不完全归纳法，存在用已知推导未知的风险。而目前又不可能穷极其实质的背景下，建立基于"形、色、气、味"的评价方法，综合评价中药品质才符合现状和中医药发展的客观需求。

3. 中药品质理论是关于中药品质问题的理解和论述

中医药以其独特的理论体系独步生命科学领域。中医理论体系和中药理论体系各有侧重，相互依存。众所周知，传统的中药理论是以药性理论为核心，至于中药品质是否有理论，前人未论述。中药品质常有两种解释，其一指中药的品种和质量，即药物的"真、伪、优、劣"，以"辨状论质"为基础，采用形态学结合理化分析的手段进行评价；其二仅指药物的质量，常采用理化分析的手段和生物评价方法进行评价。万德光认为，从系统生物学的角度来看，中药对人体作用的物质基础是生物的遗传和环境因素双重叠加作用所形成的代谢产物或经人工制造后的再生物质。因此，中药品质是中药达成中药临床要求的一组整体特征或特性。中药品质直接关系临床用药的安全、有效，不能不引起重视。在现代中药研究的基础上，总结出一些规律性的东西，以补充和发展中药理论，有益于中药研究水平的提高。万德光在中药品质的研究实践过程中，结合国内外同行的研究成果，提出了以下关于中药品质的理解和论述。

（1）中药品质的遗传主导论：相同生物来源的中药具有稳定的"形态特质"和临床疗效，这就是中药品质的遗传主导。中药疗效的稳定基于药用植（动）物代谢产物的稳定，已有的研究揭示植物75%的代谢产物差异性是遗传因素引起的。李时珍有"一物有谬，便性命及之"的警言，充分说明生物自身的遗传因素对中药品质的主导作用。遗传因素对药用植（动）物来源的中药品质主导作用主要体现在以下两方面。

1）遗传决定生物性状特征。生物性状是指生物的形态结构和生理功能的特征，如植株的高矮、形态、种皮的颜色等。遗传物质中决定生物体的形态特征或生理特性的小单位是基因，基因与性状的关系是相互对应的，即基因控制生物性状。生物生存所需的能量、营养均需通过"代谢"获取，一旦某种"代谢途径"出了问题，生命活动就会受到影响；代谢调控具有特异性、构成性、发展性和生理性。由于代谢是一切生物所共有的生命现象，其"代谢产物"直接与中药疗效相关。如药用植物主要体现在：①遗传主导植物形态结构特征：高等植物的胚细胞是牢固地结合在一起，因此在分化时，看不到细胞的移动。其形态的改变是由于各个细胞生长时的位置或方向、细胞的大小或形状等发生变化的结果。植物细胞几乎都具有坚韧的细胞壁，因此植物的各部分具有一种较稳定的形态。在植物正常发育过程中，当受到某些外界因素的干扰时，往往具有一种回复正常状态的能力，即通过形态发生又长成类似原来形状的能力，使植物体能够保持"原状稳定"。正是这种基本稳定的形态结构，保持了中药材及饮片形态和结构的相对稳定。②遗传主导植物生理功能特征：代谢是一切生物所共有的生命现象，新陈代谢是生物体内全部有序化学变化的总称。植物通过光合作用把二氧化碳、无机盐和水合成各种有机物质，为其生命活动提供物质和能量的同时，除二氧化碳和水向体外排出之外，大部分代谢产物通常积累于液泡之中，不排出体外。其代谢过程依照遗传基因的趋势，在环境条件的制约下有序地进行的，随着发育的进程而形成不同的器官，合成不同的物质。正是这种遗传趋势对植物代谢的控制，使植物的器官、组织或全体保持了代谢产物的基本恒定，维持了中药临床疗效的基本稳定。

2）亲缘关系决定中药品质差异。植物在漫长的演化过程中，形成了或远或近的亲缘关系。一般而言，分类位置愈接近的物种，不但外形相似，其亲缘关系（遗传关系）也接近，新陈代谢的类型也相似；新陈代谢的类型愈相似，代谢产物就愈相似，常常具有相似的生理生化特征，即具有相似的品质。亲缘关系愈近，共性愈多；亲缘关系愈远，共性愈少。同属植物的亲缘关系相近，因而往往含有近似的代谢产物（即化学成分）。如2005年版《中国药典》（一部）收载的123种多基原药材中，其原植（动）物同科同属的有107种，约占87%，同科不同属的有12种，占9.76%。正是中药中存在亲缘关系物种的取代特点，有意无意地保护了中药资源，保证了中医药的代代相传。遗传因素对相同的药用部位产生的影响，主要体现以下几点：①种内变异对品质的影响：种内变异是一个物种范围内出现的具有相对稳定的遗传特性的类群（或称居群），由于其彼此间的亲缘关系很近，其新陈代谢类型和代谢产物通常也相似，唯含量参差不齐，但常具有相近的效用，大多数情况下作为同种中药使用。但由于各自间存在着遗传背景的差异，因此仍然存在品质的差异。②种以上差异对品质的影响：种以上差异包括同属不同种、同科不同属或不同科的物种。彼此间的亲缘关系愈近，新陈代谢类型和代谢产物通常愈相似，效用愈相近。此规律为中医临床拥有充足药源提供了可能性。但同一味中药要求具有基本相同的性状、生理活性成分和疗效，决定了中药的基原具有限多源性。应看到生物代谢中存在"同源殊途""异源异途""并行现象"和"趋异现象"的情况。"亲缘关系相近，化学成分相似"的规律主要揭示的是植物主要成分或具有分类意义的成分，并不一定是药效成分。

（2）中药品质的环境饰变论：遗传基础相同的生物群体因环境不同引起的表型变化（形态特征或生理特性变化），就是环境饰变。环境饰变是一种非遗传变异，但环境饰变幅度和式样却受遗传控制。药用植（动）物的代谢产物除受遗传因素主导外，适宜的生长环境也是形成优质稳定中药的必备条件。历代医家十分重视环境对中药品质的影响。如《本草经集注》序录载："案诸药所生，皆有境界……自江东以来，小小杂药，多出近道，气势性理不及本邦。假令荆、益不通，则全用历阳当归，钱塘三建，岂得相似。所以治病不及往人者，亦当缘此故也。"这是古代对中药产地与品质关系的精辟见解。唐代孙思邈谓"古之医者……用药必依土地，所以治十得九"，以及"离其本土，则质同而效异"等论述，说明中药品质与环境密切相关。

环境对中药品质的饰变作用，主要有以下几方面。①气候是多个环境因子的综合作用，包括光、气温、空气湿度、雾量、降水量、风等要素。如在生长期内，强光下生长的野生朝鲜淫羊藿生药中总黄酮含量是弱光下生长的淫羊藿的2.65倍，淫羊藿苷含量是弱光下生长的淫羊藿的6.93倍，在不同物候期淫羊藿苷含量下降幅度比淫羊藿总黄酮大；又如随干旱程度加深，金银花绿原酸含量先迅速升高，而后不断下降。②地形因子本身对植物没有直接影响，但地形对其他生态因子有再分配作用，主要包括高原、山地、平原、低地、坡度、坡向等。如地面的起伏、坡度、坡向、阴坡和阳坡等，地形的变化（如坡向、海拔、盆地、丘陵、平原等）均可影响气候因子、土壤因子等的变化，间接地影响植物的生长和分布。中药原产地的生态条件影响着品种的进化，地理纬度、海拔、栽培年份及生态条件等是从外界环境条件方面影响着品种（基因型）的表现。③土壤是陆地生态系统的基础，是具有决定性意义的生命支持系统。土壤条件影响植物的矿质营养、水分以及空气的供给，植物的生长与土壤条件密切相关，土壤的物理、化学性质、pH值以及所含的各种元素值对药用植物的生长发育及代谢产物的积累都有很大影响。如砂质壤土中 50% 有效水分含量和粉沙壤土中 75% 有效水分含量有利于西洋参生长，且能获得较高产量；又如土壤水分含量在 5% ～ 18%，土壤水分越高，甘草产量越高；土壤水分含量在 12% 时甘草酸含量最低。④生物因子对中药品质的影响：生物因子包括动物、植物、微生物等，以及生物之间的各种关系。生物有机体在其生存环境中甚至其体内都有其他生物的存在，生物之间关系，通常包括竞争、捕食、寄生、共生、互惠、偏利、偏害、中性等类型，主要有食物、捕食者、寄生物和病原微生物。环境（内环境和外环境）生物因子的变化将引起生物代谢和抗性的变化，从而影响中药的品质。

（3）中药品质的生物多样性维持论： 丰富的生物多样性不仅直接提供丰富的药源，同时也关系到中药生存的环境，这就是生物多样性维持论。地球生命系统是由无数植物、动物和微生物，以及它们所包含的基因，所构成的复杂生态系统。其主要内容包括生物物种多样性、遗传多样性和生态系统多样性等，是人类赖以生存与发展的基本食物、药物和工业原料的主要来源。生物多样性的存在对维持和稳定中药的品质、资源的持续利用等方面起到了重要的作用。

1）遗传多样性维持中药品质的稳定。生物界没有两个个体具有完全一致的基因型或基因组，这是遗传变异最基本的特征。我国中药资源具有丰富遗传多样性而存在，不仅维持了中药品质的相对稳定，也为药用资源的创新和提高提供物质基础。主要表现在：①栽培及野生药用植物存在丰富的遗传多样性，在长期自然选择和人工选择的作用下，为适应各种不同的自然条件和栽培制度以及生产利用的需要，形成了形形色色、丰富多彩的作物类型和品种，表现出异常丰富的遗传多样性。如菊花古时的品种并不多，至宋代不过三四十种，清代扩展到 300 种以上，目前品种已有 4000 多个；牡丹品种 1000 余个，芍药品种 400 余个，等等。为遗传育种提供了宝贵的遗传资源，这不仅是我国，而且也是世界动物遗传资源宝库的组成部分。②中医药得以延续和发展，很大程度上与中药品质的保持和稳定有关，中药品质的稳定很大程度上都与生物遗传多样性的利用有关。中药多数种类长期使用野生资源，在栽培中药中传统使用就地引种栽培，长期以来大量存在"只种不选、不育"的局面，有意无意地保护了其丰富的遗传多样性。由于自然界个体之间的基因交流频繁，在一定的区域内生物个体之间的遗传差异小，因而基本维持了中药品质的长期稳定。

2）物种多样性维系充足的药用资源。物种即生物种，是生物进化链上的基本环节。它虽然处于不断变异与不断发展之中，同时也是相对稳定的。正是存在各种各样的物种，为人类提供了粮食、药物、工业原料等生活必需品，满足人类难以估价的美学、精神和教育享受，并以广阔范围的生态服务形式提供了更多的微妙惠益，是人类生存与发展的基础。特别是在医学方面，许多野外生物种属的医药价值对人类健康具有重大意义。随着医学科学的发展，许多人类未知物种的医药价值也将不断被发现。①我国疆域辽阔，海陆兼备，南北纵跨纬度约49度，东西横越经度约60度。地形、气候复杂，从南到北跨越寒、温、热三带，生态环境多样，孕育了丰富的物种资源。同时，由于具有独特的自然历史条件，特别是第三纪后期以来，受冰川影响较小，使我国的动植物区系具有自己的特色，保留了许多北半球其他地区早已灭绝的古老孑遗和残遗种类。目前已知的药用动植物的治疗用途覆盖了人类发现的所有疾病。②物种多样性的利用对维系中医药事业的延续和发展功不可没。据资料统计，全国用于饮片和中成药生产的药材有1000～1200种，其中野生药材种类占80%左右；栽培药材种类占20%左右。在全国使用的药材中，植物药有800～900种，占90%，动物药100多种，矿物药70～80种。这些生物物种的利用保证了临床医疗实践和人类健康的需求。而85%以上的多基原中药材品种是由同科同属植（动）物构成的。正是这些亲缘关系相近物种的使用维系了中医临床有药可用，也维持了中药品质的持续利用。同时也有意或无意地保护了中药的物种多样，维持了中药品质基本稳定，使我们有机会认识、使用中医药。

3）生态多样性孕育丰富药用资源。生态系统多样性主要受制于多样化的环境、生物群落和生态过程，表现出生态系统结构多样性，以及生态过程（能流、物流和演替等）的复杂性和多变性。数千年以来，从多种生态系统获取各种药用资源，如从森林生态系统获取了熊胆（已禁猎）、鹿茸（已禁猎）、麝香（已禁猎）、虎骨（已禁用）等动物药，以及龙脑香、血竭、人参、黄连、藁本、羌活、独活、五加皮、杜仲、厚朴、黄柏等植物药。可见生态系统多样性维系了我国中药种类和资源能够满足中医临床的需求，也是中医药长久存在的物质条件。当然生态系统多样性遭人为破坏后，原有中药资源会消失，如山西上党地区曾是人参的主产地，由于人为干预破坏了当地的生态系统多样性，最终人参从上党地区消失；以及目前犀角、虎骨已被禁用，都是生态系统多样性遭到人类活动破坏的结果。宏观生态系统多样性研究和利用已被普遍关注，但对微生态系统多样性的研究和利用才刚刚成为热点。

（4）**中药品质传承论**：中药的品种、质量、用法和疗效，一方面由于疗效恒定而代代相传，例如当归、黄芪、知母、栀子、牡丹皮等常用中药，从汉代就沿用至今；另一方面历代都有新药物和用法出现，但部分如"过眼云烟"，如本草中存在"有名未用"之品。可见中药品质始终处于继承与发展互相交织之中，这就是中药品质的传承。从《本经》收载药物365种到明代《本草纲目》收载药物1892种，发展到现代《中华本草》收载药物8980种。在"本草"（药物）专著的编写过程中，体现了中药品质传承的历史。

1）遗传品质的传承。中药遗传品质系指优质中药材生产所需要的生物遗传特性和优势。中药遗传品质的传承主要体现在药用品种的继承、创新和发展方面。

①药物品种的继承：中药能长期应用而不衰，关键在于其具有稳定的品质和确切的疗效，就是中药品质的继承（或称延续）。春秋战国时期的《诗经》提及可药用的动植物约80种（其中主要为植物类），《楚辞》中的药用植物有41种，两书均未明确记载这些动植物的药用效能；《山海经》虽明确记载了约141种药物及其效用，但其记述带有浓厚的神话色彩。阜阳汉简《万物》所载药物不少于110种，其中名可考者约90种；其中动物药28种，植物药41种，矿物药6种，水类药1种，待考药14种；有不少品种仍为现今所常用，如植物药半夏、细辛、贝母、商陆、乌喙（即乌头）、石韦、茱萸、杏核（即杏仁）等。帛书《五十二病方》共载药247种，其中动物药57种，植物药110种，矿物药21种，器物类药30种，泛称类药10种，待考药19种。两书重复31种，合计共收载药物306种，其中动物药76种，植物药132种，矿物药24种，器物类药30种，水类药1种，泛称类药10种，待考药33种（陈力等，1997年）。在数量上已接近《本经》的365种，药物种类涵盖了现今药物的基本类别，正是由于大量中药的品质保持了相对稳定，才能使中医药学得以长期流传与发展。

②药物品种的创新：主要表现在新药物的发现与利用、药物新基原的利用和药物基原增加三个方面。

新药物的发现与利用：主要表现在历代都有新增药物应用到临床，如三七、党参、银柴胡、西洋参等。只不过有的药物由于疗效确切，药源稳定，被流传下来；有的如"过眼云烟"被后世淘汰，成为有名未用之物。

药物新基原的利用：主要表现为药物的名称未变，但其药用的物质实体发生了改变。如在《新修本草》以前和《本草纲目》中的通草来源于木通科植物木通 Akebia quinata（Thunb.）Decne.，而唐代《食性本草》则称木通，不再称通草，宋代《图经本草》和《证类本草》所收的通草，品种复杂，木通科木通和五加科通脱木 Tetrapanax papyriferus（Hook.）K. Koch 等均混称通草。唐代《本草拾遗》明确记载通脱木的茎髓为通草，《汤液本草》和《本草品汇精要》将通草和木通列为两种不同药物。现时的通草分为小通草和实心大通草两类，前者来源于旌节花科、山茱萸科、虎耳草科等多种植物的茎髓，主流为喜马山旌节花 Stachyurus himalaicus Hook.f. et Thoms. 和中国旌节花 S. chinensis Franch.；实心大通草主要来源于五加科盘叶掌叶树 Euaraliopsis fatsioides（Harms）Hutch. 和粗毛楤木 Aralia searelliana Dunn.；而通脱木的茎髓已稀见作通草使用。木通科木通也一度从《中国药典》中消失，由川木通、关木通（已禁用）等取代，《中国药典》2005 年版才重新收载。还有大青叶、紫草、威灵仙、续断、泽兰、太子参、枳实、枳壳、预知子、荜澄茄、鹤虱、橘红、海狗肾、硇砂、紫石英、秋石等，古今药用品种均有所变化。

药物基原增加：主要是扩大了原有的药物来源，如《神农本草经》仅记载了黄连的功用，《名医别录》始载："黄连生巫阳川谷及蜀郡太山，二月八月采。"从分布来看，应为黄连 Coptis chinensis Franch.。《本草经集注》载："今西间者色浅而虚，不及东阳、新安诸县最胜，临海诸县者不佳。"说明上述地区分布的短萼黄连 Coptis chinensis Franch. var. brevisepala W.T.Wang et Hsiao 也作黄连药用。《新修本草》载："蜀道者粗大，味极苦，疗渴为最，江东者节如连珠，疗疾大著，今澧州者更胜。"从临床实践中认识到二者的区别。明代李时珍谓："今虽吴、蜀皆有，惟以雅州、眉川者良。"黄连基原又扩大到该地区所产三角叶黄连 C. deltoiea C.Y.Cheng et Hsiao 和峨眉野连 Coptis omeiensis（Chen）C.Y.Cheng，并认为品质优良。明代兰茂谓："滇连，一名云连，人多不识，生禹山（今昆钢一带）……滇连……功胜川连百倍，丽江、开化（今文山）者佳。"又增加了云连 C. teetoides

C.Y.Cheng，一直延续到现在，黄连的基原仍以黄连、三角叶黄连、云连为法定来源。其他，如黄芪、甘草、秦皮等均存在类似情况。

2）环境品质的传承。中药环境品质系指优质中药材生产所需要的环境要素，如地理、地形、地貌、海拔、大气、水质、土壤等。《本经》序例谓：药有"土地所出，真、伪、新、陈"。这是有关中药产地与品质的最早论述。《集注》序录载："案诸药所生，皆的有境界……自江东以来，小小杂药，多出近道，气势性理不及本邦。假令荆、益不通，则全用历阳当归，钱塘三建，岂得相似。所以治病不及往人者，亦当缘此故也。"以及《新修本草》孔志约序载："动植形生，因方舛性（"方"指产地，或地势、气候、土壤等生态环境条件）……离其本土，则质同而效异。"精辟地阐述了环境与中药效用的关系。《千金翼方》设立"药出州土"专论，列举了519种中药的产地分布。虽然历代医药学家已认识到环境品质对维持中药疗效的重要性，并在长期实践中积累了丰富的经验和知识。但由于历史条件的限制，文献中仅有产地的记载。从这些文献中可以看到产地的延续和变迁情况，这对我们研究环境品质对中药疗效的影响和稳定中药疗效等具有重要意义。环境品质的变化主要表现在：①各产地的药物被利用，适宜的产地逐渐确认。例如《名医别录》载：丹参"生桐柏山谷及太山（今河南和湖北交界及山东泰山一带）。"《图经本草》载："今陕西河东州郡及随州皆有之（今陕西、湖北等地）。"《本草品汇精要》载："道地随州（今湖北随州）。"《药物出产辨》（1930年）载："产四川龙安府为佳（今四川青川、平武一带）。"《中国道地药材》将丹参列为川产道地药材，产地移到中江。由此，现今形成以四川、河南、山东为丹参道地产区和主产区的分布格局。又如李时珍谓："黄连，汉末李当之本草，惟取蜀郡（今四川）黄肥而坚者为善。唐时以澧州（今湖南澧县）者为胜。今虽吴、蜀皆有，惟以雅州（今四川雅安）、眉州（今四川眉山）者为良。"等等。②旧产地疗效不佳或无法提供药物，由新产地代替。例如《说文解字》（107～124年）载："人参药草出上党（今山西省长治市）。"《名医别录》谓："如人形者有神，生上党及辽东。"《本草纲目》载："上党，今潞州也，民以人参为地方害，不复采取，今所用者，皆是辽参，其高丽、百济、新罗三国，今皆属于朝鲜矣，其参犹来中国互市。"由此可见，明以前人参有上党参、辽参、高丽参三种，上党参品质最好。因山西上党一带原始森林破坏，人参失去生长条件，至明代已灭绝。现在中国人参（野生人参）主要分布在辽宁东部山区，吉林的长白山脉及近地山区和黑龙江的大小兴安岭一带的林区。由于人们的无序采挖，野生人参越来越稀少。

可见，正如李时珍所言"各处随时兴废不同尔"，充分说明优质药材（道地药材）并非一成不变，而是"随时兴废"。引起这种变化的主要原因，首先是经过临床实践的选择认为新产地的品质优于原产地；其次原产地的生态条件遭到破坏，资源不足不能提供药物。当然产地的兴废同时也部分伴随了遗传品质的兴废。因此，我们只有充分认识引起"随时兴废"，特别是"道地药材"形成的环境品质，才能有效稳定中药的疗效。

3）形态品质的传承。中药形态品质包括中药的形、色、气、味和组织构造等，是中药遗传品质的形态学表征。历史文献中主要记载药物基原生物的形态和药材性状，这是历代辨识药材和传承品质的重要依据，维持中药疗效的有效手段，同时也是历代本草记载的重要内容。《神农本草经》记载药物以药性和主治为主，《本草经集注》开展了药物基原考察，始记载药物的形态品质，随后诸家本草相继沿用，《新修本草》开创了图文并茂方法规范药物的形态品质，为后世大型本草采用。《本草图经》采用写生药图解说药物，并收载了大量民间药材性状辨识经验。明代《本草原始》详论易混淆的中药材品种，用直观的药材图对比辨别真伪。同时一些形象直观的记述，如《本草拾遗》谓：海马"形如马，长五六寸，虾类也。"以及从业人员口耳相传的经验鉴别术语，如海马外形"马头蛇尾瓦楞身"、野山参的"芦长碗密枣核艼，紧皮细纹珍珠须"等有助于对形态品质的掌握和记忆，特别是药图的出现对药物形态品质的传承，稳定中药遗传品质起到重要的作用。形态品质的传承主要表现以下两方面：①药物的基本形态特征延续不变。例如陶弘景谓："大黄，其色也……好者犹为紫地锦色，味甚苦涩，色至浓黑。"《图经本草》载："以蜀川锦纹者佳……正月内生青叶，似蓖麻，大者如扇。根如芋，大者如碗，长一二尺。傍生细根如牛蒡，小者也如芋。四月开黄花（与今药用大黄相符），亦有青红似荞麦花者（与今掌叶大黄及唐古特大黄相符）。茎青紫色，形如竹。"李时珍谓："……蜀大山中多有之，赤茎大叶，根巨若碗，药市以大者为枕，紫地锦文也。"从以上的文字描述，结合《证类本草》《本草纲目》和《植物名实图考》的附图，可见历代大黄均具有叶片掌状分裂、地下部分粗大的特点。这些稳定的形态品质，保证了历代药用大黄均来源掌叶大黄。

②药物的部分形态特征未变，但大部分主要特征发生了变迁。如陶弘景谓：巴戟天"……状如牡丹而细，外赤内黑，用之打去心。"《新修本草》注云："叶似茗，经冬不枯，根如连珠，多者良，宿根青色，嫩根白紫……连珠肉厚者为胜。"《图经本草》载："……蜀川者佳，叶似茗，经冬不枯……有宿根者青色，嫩根者白色，用之皆同，以连珠肉厚者胜，今方家多以紫色为良。"可见药材性状由南北朝的"状如牡丹而细，外赤内黑"，并具木心的特征；演变成唐代至清末的"连珠肉厚"、色紫的特征。来源由南北朝时期的五味子科植物铁箍散 *Schisandra propingua*（Wall.）Bail var. *sinensis* Oliv.，变迁为唐代至清末的茜草科植物四川虎刺 *Damnacanthus officinaruum* Huang 和铁箍散。到近、现代虽继续要求药材具有"连珠肉厚，色紫"的特征，但主流和法定来源已为茜草科植物巴戟天 *Morinda officinalis* How.。

可见，中药形态品质传承中，由于形态特征保持基本稳定，从而保证了中药遗传品质的稳定性。但在强调药材性状某一些重要特征时，不可避免地产生具有类似特征的它种植物的混入，引起遗传品质的变迁。

4）加工品质的传承。中药加工品质系指把生物部分组织器官或全部采集、加工、制造成符合中医临床使用药品的各个环节，如采收、产地加工、炮制等人工干预的过程。在历史文献中，加工品质的内容主要体现在采制、修治中，是历代保证和稳定中药疗效的重要环节。

①采收加工品质的传承：中药采集和产地加工是控制药材品质的重要环节。历代医药学家深刻认识其重要性，如陶弘景在《本草经集注》中，就开始明确记载药物的采收部位和时限，以后诸医药学家多有补充和完善，逐步形成了中药采集加工规则。如《千金翼方》论"采药时节"谓："夫药采取不知时节，不以阴干、暴干，虽有药名，终无药实，故不依时采取，与朽木不殊，虚费人工，卒无裨益。"又载："凡药皆须采之有时日，阴干、暴干则有气力。若不依时采之，则与凡草不别，徒弃功用，终无益也。"文中列出233种药物的具体采收时节和加工、干燥方法。沈括在《梦溪笔谈》中论述不同入药部位中药的适宜采收期，载："古法采药多用二月、八月，此殊未当。但二月草已芽，八月苗未枯，采掇者易辨识耳，在药则未为良时。"并以芦蒥、地黄、紫草等不同时期采收所表现出的药材品质差异为例，总结出："大率用根者，若有宿根，须取无茎叶时采，则津

泽皆归其根……其无宿根者，即候苗成而未有花时采，则根生已足而又未衰……用叶者，取叶初长足时。用芽者，自从本说。用花者，取花初敷时。用实者，成时则采。皆不可限以时月。"并进一步阐述"土气有早晚，天时有愆伏"，以及"地势高下之不同""物性之不同""地气之不同""人力之不同"，因而成熟有早有晚，不可囿于一定月份采收。李时珍还记录了他采收药物的经验，如栝楼采根以"秋后掘者结实有粉，夏月掘者有筋无粉，不堪用"。虽然大部分药物的采收部位、时限和加工方法延续不变，如《本草经集注》记载大黄"二、八月采根，火干。"一直沿用至今。但部分药物的采集时间发生大的变化，如茵陈《名医别录》载："五月及立秋采阴干。"一直沿用至《本草纲目》，后《本草原始》载："三月采。"吴其浚谓："四月茵陈五月蒿。"到近、现代的谚语："三月茵陈，五月蒿，过了五月当柴烧。"纵观历代医籍，药物采收部位、时间和产地加工方法以继承为主，变迁为辅。

②炮制品质的传承：中药炮制是历代医药学家用以调整中药品质，保证临床用药准确的重要手段。早在阜阳汉简《万物》就记载有"煮""焙"等几种加工炮制方法。《五十二病方》记载将药物置于近火处烤黄之"炙蚕卵"及"炙梓叶"等炮制方法。张仲景在《金匮玉函经》中论药物炮制谓："有须烧、炼、炮、炙，生熟有定……或须皮去肉，或去皮须肉，或须根去茎，又须花须实，依方拣制治削，极令净洁。"在《伤寒论》《金匮要略》中，对方剂中需要炮制的药物，均在药名下加注，如甘草炙，大黄去皮，厚朴姜炙，枳实水浸去穰炒等，对某些有毒药材炮制方法注解尤详。陶弘景在《本草经集注》序的"合药分剂料理法则"中，把炮制方法与药用部位结合起来进行记述。如"凡汤中用完物皆擘破，干枣、栀子、瓜蒌之类是也；用细核物亦打破，山茱萸、五味子、蕤核、决明子之类是也。"指出凡是果实种子类中药需打碎用；"凡用桂、厚朴、杜仲、秦皮、木兰辈，皆去削上虚软甲错处，取里有味者秤之。"宋代《太平惠民和剂局方》中，列有药材炮制专篇，内容具体实用。明代《本草纲目》设有"修治"专项，论述炮制方法。经各代医药学家长期医疗实践，在继承的基础上不断试制试用和总结改进，积累了丰富的经验，各药炮制方法均有不同程度的创新，许多炮制方法至今仍在广泛使用。如大黄的炮制，从汉唐以来炮制工艺已有数十种，各医家因病证不同而治法不同，取效各异，实现"辨证施治"的宗旨。经过两千年的发展，

炮制大黄的精华方法大多被继承下来，但亦有众多遗去。目前常用的 4 ～ 5 种方法也是在古人的基础上，继承、创新的结果。因此，我们只有充分理解前人各种加工方法对中药品质调节的内涵，才能完成中药炮制的继承、创新，实现有效地控制中药品质的目标。

5）效用品质的传承：中药效用品质系指中药对人体的治疗和保健作用，以及如何使用达到其应有的医疗价值。主要体现在安全性、有效性和合理使用方法等方面。数千年来，中药的发现到应用经过了前人长期由实践到认识、又由认识到实践的反复，积累了极其丰富的宝贵经验，且随着历史的发展，人们对药物的认识和使用水平在不断提高。系统了解中药应用的演变和发展，是对中医药挖掘、提高和研究的重要内容。虽然历代医药学家都亲历实践，力求广收博采，但由于历史条件的限制和评价方法的局限性，使得对具体药物的认识利用，历代均处在一个"否定知否定"的过程之中。中药效用品质的传承主要体现在以下几个方面：①主要效用延续不变。如《神农本草经》载：麻黄"辛苦，温。主中风、伤寒头痛，温疟。发表出汗，去邪热气，止咳逆上气，除寒热，破癥坚积聚。"历代均用作发汗散寒、宣肺平喘的要药，虽各代均有所发现拓展，但主要效用一直沿用至今。②临床应用范围逐步拓展，主要效用变迁。如《神农本草经》载：当归"甘辛，温。主咳逆上气，温疟寒热，洗洗在皮肤中，妇人漏下，绝子，诸恶疮疡金疮，煮饮之。"《伤寒论》和《金匮要略》用其配伍的方剂就有 10 余方，《肘后备急方》和《刘涓子鬼遗方》载用其治疗外科疾病，并成为当时治疗外科疾病的重要药物。唐代认识到当归的补益和活血调经作用，孙思邈将其广泛用于临床。金元时期，各医家多有发挥，创立了许多配伍当归的有效方剂，如芍药汤、当归补血汤等。《珍珠囊》谓："头破血，身行血，尾止血。"《本草纲目》载："治头痛，心腹诸痛，润肠胃筋骨皮肤。治痈疽，排脓止痛，和血补血。"对当归的效用有了进一步的认识，特别是"润肠胃筋骨皮肤"的新见解，出现于济川煎、润肠汤、润肌膏等名方。清代在继承的基础上，多有新的发挥，如当归红花饮、补阳还五汤、生化汤等。可见当归在历代均为妇科常用之品，从治疗外科疾患拓展到广泛用于临床各科疾患；但"主咳逆上气，温疟寒热，洗洗在皮肤中"的效用，目前已不为临床常用。③逐步明确其主要效用。如汉至南北朝时期多将丹参外用以活血凉血、消肿止痛，如《神农本草经》谓："味苦，微寒，无毒。主心腹邪气，肠鸣幽幽如走水，寒热积聚；破癥除瘕，止烦满，益气。"《肘后备急方》和《刘涓子鬼遗方》载其外用以活血凉血、消肿止痛。《名医别录》进一步认为："养血，去心腹痼疾结气，腰脊强，脚痹；除风邪留热，久服利人。"《药性论》载："治脚弱，疼痹，主中恶；治腹痛疝气作声音鸣吼。"此时，丹参不仅用于外科疾患，并广泛用于治疗各科疾病。宋至金元时期，诸医家对丹参效用的认识日趋完善。至清代进一步明确了丹参的主要功效是活血祛瘀，如《本草求真》谓："丹参，书载能入心包络破瘀一语，已尽丹参功效也，然有论其可以生新安胎，调经除烦，养神定志及一切风痹、崩带、癥瘕、目赤、疝痛、疮疥肿毒等，总皆由其瘀去，以见病无不除，非真能以生血安胎，养神定志也。"可见丹参广泛用于各种瘀血病证，同时具有凉血消肿的效用，也用于治疗疮痈肿毒和一些瘀肿疾患。④从认识比较模糊，用药指征笼统，逐步明确主体效用。如《神农本草经》载：辛夷"主五脏身体寒热，风头脑痛，面黯。久服下气，轻身，明目，增年耐老。"可见认识比较模糊，临床应用范围宽泛。《本草害利》谓："具辛香走窜之性，气虚人……禁之。"同期还认为辛夷有散瘀血、引邪外出的作用，如晋末《刘涓子鬼遗方》记载治疗金疮的泽兰散，拓乳的辛夷汤等。隋唐至金元时期临床应用渐趋于表证及肺经病，如《太平惠民和剂局方》的通鼻膏，《济生方》的辛夷散，《御药院方》的制辛夷汤等。可见，辛夷用于寒邪或热邪所致的肺气壅滞，鼻塞不通。至明清，对辛夷作用的认识更加明确，已确定其为治疗鼻渊证和以鼻塞为主要症状的常用药，如《证治准绳》的辛夷丸、芎藭散，《外科正宗》的辛夷清肺饮、《辨证录》的探渊丹、《太医方考》的辛夷散、《寿世保元》的辛夷散、《济阴纲目》的辛夷散等。

可见，对中药的认识和人类认知其他事物一样都有一个逐步完善的过程。历代医药学家均注重对前人经验的搜集、总结、整理，并结合自己的实践经验，力求对药物的效用作出客观认识。但由于历史条件的限制，其中未免掺杂了少数荒诞不经之说。如朴硝"炼何服之，轻身神仙"，太乙余粮"久服轻身，飞行千里神仙"，泽泻"久服能行水上"，水银"久服神仙不死"等唯心之说。因此，我们应本着去芜存菁的精神，批判地继承。只有充分认识使用方法对药物特性的调节作用和对临床疗效的影响，才能很好地完成中医药发掘、整理和创新任务。

（5）中药品质的效用决定论：中药是中医临床治疗和养生保健的物质基础，

每一味中药都有其特定的性、效、用（包括性味、归经、功能与主治）。而现存最早药学著作《神农本草经》序例载："药有酸、咸、甘、苦、辛五味，又有寒、热、温、凉四气，及有毒、无毒。阴干、暴干，采造时月，生熟，土地所出，真、伪、陈、新，并各有法。药性有宜丸者，宜散者，宜水煮者，宜酒渍者，宜膏煎者，亦有一物兼宜者，亦有不可入汤酒者，并随药性，不得违越。"以及后世医家有"医准、方对、药不灵"的论述，充分说明临床疗效对中药品质的决定作用。我们把其中有关对品种、产地、加工等的优择作用，归纳为"中药品质的效用决定论"。

1）中药效用优选药用资源。《神农本草经》把药分三品，是一种以治疗养生、毒性和道仙家思想相结合的大尺度药源筛选方法。宋代寇宗奭谓："疾病所凭者，医也，医可据者，方也，方可恃者，药也。"《本草纲目》又有"一药之别，疗效迥异"，"一物有谬，便性命及之"。可见历代医药学家重视药用资源的选择，许多案例归纳起来主要有以下几种情况。

①用疗效优异品种代替原来品种，如唐代《本草拾遗》"枳实"条载："旧云：江南为橘，江北为枳。今江南俱有枳、橘，江北有枳无橘，此自种别，非干变易也。"宋代《图经本草》谓："臭橘［即芸香科植物枸橘 *Poncirus trifoliata*（L.）Raf.］，不堪用。"说明经过医疗实践，认识到臭橘的疗效较酸橙差，于是到宋代，枳实、枳壳的正品药源发生了改变，使用酸橙 *Citrus aurantium* L.，废弃枸橘，并沿用至今。又如现代用新疆紫草 *Arnebia euchroma* Johnst. 和内蒙紫草 *A. guttata* Bunge 取代了传统使用的紫草 *Lithospermum erythrorhizon* Sieb. et Zucc. 入药，用国产的胡黄连 *Picrorhiza scrophlariiflora* Pennell 代替进口的印度胡黄连 *P. kurrooa* Royk ex Benth. 等。

②获得疗效相似的系列品种，如《新修本草》注谓："蓝实有三种。"（指木蓝子、菘蓝及蓼蓝）《本草纲目》则谓："蓝有五种。"又如麦冬，《本草拾遗》载："出江宁者小润，出新安者大白，其苗大者如鹿葱，小者如韭，叶大小有三、四种，功用相似，其子圆碧。"清楚说明唐代使用的麦冬来源有三、四种之多。

③对原来混杂的品种进一步分化，明确效用，如明代《本草品汇精要》载："旧本不分者如独活、羌活，青皮、陈皮，白术、苍术，青木香、广木香之类，功效颇殊，形质亦异，皆各立其条。"这是通过医疗实践，对原来混杂的药用资

源进行分化的例子。

在近缘生物中寻找代用品时，必须在中医药理论指导下，以药理实验结果和临床疗效为依据，仅据植物亲缘关系或化学成分相近，以有效成分含量测定，推测或认定代用品是非常危险的。因为有些近缘品种差别较大，或性味、功能不同，或含量很低，或化学组分配比关系差别较大，或毒性较大，绝不可任意代用。

2）中药效用优选产地。《神农本草经》序文谓："药有……采治时月，生熟，土地所出。"梁时陶弘景谓："案诸药所生，皆的有境界……江东以来，小小杂药，多出近道，气势理不及本邦，假令荆益不通，则令用历阳当归、钱塘三建，岂得相似？所以治病不及往人，亦当缘此。"唐代孙思邈在《备急千金要方》谓："古之医者……用药必依土地，所以治病十愈八九。"随后在《千金翼方》中列出的"药出州土"条中谓："其出药土地，凡一百三十三州，合五百一十九种，其余州土皆有不堪进御。"分十三道记载了所产药物。唐代《新修本草》孔志约序云："窃以动植形生，因方舛性……离其本土，则质同而效异。"指出了动（植）物的产地与中药疗效关系，采用特定产地的药材，才能取得良好的医疗效果。明代《本草品汇精要》载药916种，有明确道地产地者268种。可见，经过漫长的医疗实践，历代医家的临床比较和选择，充分认识到产地、性效与疗效的相关性，并以此筛选出了一批中药的最佳产地，即道地产区。并把这些产地的药材称道地药材，形成了中药的地理品质观。如川芎《图经本草》载："生雍州川泽及冤句，今关陕、蜀川、江东山中多有之，而以蜀川者为胜。"明代《本草纲目》载："出关中者，呼为京芎，亦曰西芎；出蜀中者，为川芎；出天台者，为台芎；出江南者，为抚芎。皆因地而名也。"又如羌活，《图经本草》云："羌活，出雍州川谷，或陇西南安，今蜀汉出者佳……今人以紫色而节密者为羌活。"《图经本草》《证类本草》载有"文州羌活"和"宁化军羌活"图，《本草品汇精要》载："产地：雍州川谷或陇西南安，文州宁化军，益州北部及西川。道地：今蜀汉出者佳。"《药物出产辨》谓："出川者佳。"李时珍对水土的论述尤为深刻，并在《本草纲目》许多单味药下记载其最优产地。

道地药材的形成除与地域有关外，还与生物的遗传特性和优良的栽培技术、产地加工方法有关。因此，具体问题具体分析，不能一概而论。

3）中药效用优选加工方法。《神农本草经》序文谓："药有……阴干、暴干，采造时月，生、熟。"同时期还出现中药材采收加工专著《桐君采药录》。南北朝出现了论述中药制药的专著《雷公炮炙论》，收载了10余种炮制方法，《伤寒论》和《金匮要略》共收载药物183种，其中73种具有加工方法的记载，如去污、去芦、去节、去毛、去皮、去皮尖、去核、去翅足、去足等。唐代《新修本草》中标示了药物炮制的方法，而《备急千金要方》和《千金翼方》中还出现了"采药时节"和"药藏"等专论内容，并给出了233种中药的采集时间。金元时期的人《用药法象》中指出："失其时，则性味不全。"李时珍在《本草纲目》对每种药材的性味、产地、形态、采集、炮制、药理、配方等也都详加叙述，《本草蒙筌》总结出中药采制的原则，并专列出"采收按时月""藏留防耗坏""咀片分根稍""制造资水火"等采收、加工、炮制专论。明代《炮制大法》叙述了439种药物的炮制方法，也述及了产地、采集时节等内容。清代《修事指南》详细记载了232种炮制方法。可见历代医药学家充分认识到中药的采集、加工和炮制，对中药临床作用的影响，实践出大量方法，其中有些方法到今天仍然指导着中药的生产实践活动。

由于中药材加工、炮制经验地域性较强，同一品种在不同地区的加工方法各不相同，有的还形成了本地区特色加工方法，如红参、附子、当归、菊花、白术、大黄等。同时要看到产地加工的历史文献比较分散，历代本草中或多或少都有述及，但其条理性、系统性不强，特别是产地加工方法与临床用药的关系论述较少，有待进一步发掘、整理和理性化。

（6）**中药品质的多元调控论：**《本经》序例载："药有酸、咸、甘、苦、辛五味，又有寒、热、温、凉四气，及有毒、无毒。阴干、暴干，采造时月，生熟，土地所出，真、伪、陈、新，并各有法。药性有宜丸者，宜散者，宜水煮者，宜酒渍者，宜膏煎者，亦有一物兼宜者，亦有不可入汤酒者，并随药性，不得违越。"宋代《太平圣惠方》谓："炮制失其体性……虽有疗疾之名，永无必愈之效。"明代《本草蒙筌》谓："凡药制造，贵在适中，不及则功效难求，太过则气味反失……酒制升提；姜制发散；入盐走肾脏，仍使软坚；用醋注肝经，且资住痛；童便制，除劣性降下；米泔制，去燥性和中。"李东垣谓："汤者荡也，去大病用之。散者散也，去急病用之。丸者缓也，不能速去之。"充分说明，先人已认识到药物除与自身（遗传）特性外，立地条件、加工炮制和用法等均会影响其临床疗效的发挥，并在人工干预下进行中药品质调控方面积累了丰富的经验。因此，改变药用植物的生长环境条件、加工炮制和用法必然影响中药的品质。我们把通过农艺措施、采收、加工、炮制、用法等人工干预中药品质的过程，归纳为"中药品质的多元调控论"。

1）农艺措施对中药品质的调控：我国先民在发现和应用药物防治疾病的同时，就开始了中药栽培的实践。如《诗经》记载在 2 600 多年以前人们已种植了枣、桃、梅等药用植物；公元前 123 年前后，在长安建立引种园，张骞出使西域，引种红花、安石榴、胡桃、大蒜等。《齐民要术》记载人们种植了地黄、红花、吴茱萸、姜、胡麻、蒜等 20 余种药用植物。在公元 600 年前后就有了药物种植的著作问世，如《隋志》中有"种植药法"一卷和"种神芝"一卷，唐代《千金翼方》十四卷记载有百合种植法，明代《本草纲目》中记载了麦冬、荆芥等 120种中药的栽培法。

药用植物栽培是通过协调和改善植物营养结构组成、创造植物优生优育的环境、控制植物营养代谢水平和源－库关系，达到有效地调节、保持中药优良品质的目的。然而人工干预对中药品质的改善作用是以宏观生态因子处于适宜状态为前提的，即人工措施干预调控中药品质存在客观可能性，同时也具有明显的局限性。在人工栽培后，由于水、肥条件发生变化，人工干预的力度增大。因此，中药栽培后的品质或多或少发生变化，其一产生了较野生者优良的品质，如地黄、牛膝、川芎；其二栽培后其品质发生了不同程度的降低，如丹参、防风、人参、天麻等；其三栽培品与野生品的性效差异明显，如芍药 Paeonia lactiflora Pall. 野生品的根为"赤芍"，经栽培后为白芍，前者长于"清热凉血，散瘀止痛"，后者长于"平肝止痛，养血调经，敛阴止汗"。

我国劳动人民还通过农艺措施保证中药的品质。如通过选择当归的繁殖材料和播种时间等控制根部木质化，出现麻味；川芎采用"山区育苓，平坝栽种"的方法保证其品质。通过施肥、修枝、修根、打尖、摘蕾等农艺措施保证药用部位的品质，如附子栽培中采用两次"修根留绊"和现蕾时"打尖、除芽"，"修根留绊"第一次在春分至清明时进行，第二次在夏至前后进行；通过这些措施保证附子发育肥大，以控制附子的品质。

2）采收与加工对中药品质的调控。孙思邈在《千金翼方》中说："采药不知时节，不以阴干、暴干，虽有药名终无药实，故不依时采取，与朽木不殊，虚费人工率无裨益，早则药势未成，晚则盛时已歇。"数千年的医疗实践，积累了丰富的经验。"当季是药，过季是草"的谚语，表明适时采收对保证中药品质的重要性。中药所含有关物质的数量和种类的多少，以及比例决定疗效。植物代谢产物有其自身的产生和消亡过程。如人参中人参总皂苷的含量随参龄的增加逐渐增加。3 年生关防风药材中升麻苷、5-O- 甲基维斯阿米醇苷、升麻素及亥茅酚苷 4 种色原酮类成分的含量，以及醇浸出物、多糖、灰分、水分等，随着采收期（9 月 6 日至 10 月 21 日）的延迟逐渐增加，综合分析以晚收为佳（10 月 6 日至 10 月 21 日。同时也可看到最大产量和具有最高有效成分的含量的采集期并不完全一致，因此确定最佳采收期应进行综合评判，权衡利弊。

中药采收后，鲜品药材因内部含水量高，若不及时加工处理，很容易霉烂变质，其药用价值降低或消失，严重影响药材质量和疗效。除少数要求鲜用或保持原状外，大部分药材必须在产地进行初步加工。经加工后，剔除了杂物和药材的质劣部分，同时可防止霉烂腐败，便于贮藏和运输。因此，产地初加工是保证药材质量的重要环节，是保证药材品质稳定、均一的有力措施，也是防止霉烂、虫蛀、变质的有效举措。优良的加工技术是中药品质优良的保证措施之一，独特、精湛的加工技术是道地药材道地性的保证。如知母挖取后，除去地上茎及须根、泥土，保留黄绒毛及叶痕及茎痕，晒干后商品称"毛知母"；而趁鲜时用刀刮净外皮晒干，称"光知母"。玄参采挖后曝晒至半干后，堆闷 3 ～ 4 天（发汗）反复曝晒至八、九成干，再堆闷至内心发黑油润，晒干，才具有"质坚实，不易折断，断面黑色，微有光泽"的特征。又如四川附子的加工，通过用胆巴水浸泡，然后煮沸，水漂，染色等步骤制成盐附子、黑顺片、黄附片等品种，制成的加工品毒性低，品质优，在市场上占绝对统治地位。

3）炮制对中药品质的调控。炮制是传统用以改变中药性能，提高药效的有效措施之一。汉代张仲景在《金匮玉函经》中指出："有须烧炼炮炙者，生熟有定，一如后法。顺方者福，逆方者殃。"《伤寒论》的处方中就大量使用炮制品，宋代《太平圣惠方》载："炮制失其体性……虽有疗疾之名，永无必愈之效，是以医者，必须殷切注意。"明代《本草蒙筌》谓："凡药制造，贵在适中，不及则功效难求，太过则气味反失……酒制升提；姜制发散；入盐走肾脏，仍使软坚；用醋注肝经，且资住痛；童便制，除劣性降下；米泔制，去燥性和中。"清代《修事指南》在《本草蒙筌》上新增 "吴茱萸制抑苦寒而扶胃气，猪胆汁制泻胆火而达木郁，牛胆汁制去燥烈而清润" 等内容。可见，历代均把炮制作为人工调控中药品质，保证临床疗效的一种手段。不过，由于药物自身的特性，相同的炮制方法和辅料，对不同药物可能产生不同效用。而且，某一具体药物的炮制，往往具有几方面的目的，虽有主次之分，但又有密切联系。炮制改变中药品质主要表现在降低或消除药物的毒副作用、稳定或增强药物的疗效和改变药物性能或功用三个方面。并且通过药材修制过程可以保证中药品质的均一性，通过一些加工方法，如蒸、煮、阴干、日光曝晒或烘烤等，可以改变药物的某些性状，便于贮存或制剂。

4）用法对中药品质的调控。中药的用法，系指从中药饮片到患者用药的整个过程和形式，简而言之即应用方法。药物的性能对用法起主导作用，如《本经》序例载："药性有宜丸者，宜散者，宜水煮者，宜酒渍者，宜膏煎者，亦有一物兼宜者，亦有不可入汤酒者，并随药性，不得违越。"但药物的疗效也受到用药部位、生物因素、剂型因素和服药方法的影响。又如金元时期李东垣谓："汤者荡也，去大病用之；散者散也，去急病用之；丸者缓也，舒缓而治之也。"又谓："人徒知药之神者，乃药之力也，殊不知乃用药者之力也。人徒知辨真伪之为难，殊不知分阴阳用药之尤为难也。"充分说明药物的性能、选择剂型和用法对临床疗效有着重要的影响。就其内容十分广泛，但主要体现在给药途径、应用形式、煎煮方法和服药方法的不同对中药品质产生影响。

（7）**中药商品物流保质论**：物流是"物品从供应地到接收地的实体流动过程，根据实际需要，将运输、储存、装卸、搬运、包装、流通加工、配送、信息处理等基本功能实施有机结合（《物流术语》GB/T18354—2001）。"由于中药商品物流最早是自然经济的产物，不具有现代物流的全部特性。中药储藏、运输历史可追溯到商周时期，如商代就出现了宫廷医生（胡厚宣，1943 年），《周礼·天官》，载："医师掌医之政令，聚毒药以供医事。"两晋南北朝（265 ～ 589 年）时期，史书记载有："梁门下省置太医令，又太医二丞中，藏药丞为三品勖一位。"《隋书·百官志》记载设有尚药局、药藏局。唐朝政府设有药藏局，局内有药库，由药丞、药监等专职人员负责药品的收发、存储工作。说明收集、运输、储藏药物供医疗使用的历史悠久。唐代《备急千金要方》有"贮药法"的论述，涉及密封、防潮、防霉、防鼠等技术。明代《本草蒙筌》有"藏留防耗坏"的论述。随后经过不同医药学家的医疗实践活动和历代创新与集成，形成独具特色的中药储藏传统技术和方法。中药商品物流中，对临床疗效影响主要体现在以下几方面。

1）久贮后对中药品质的影响。贮存期限对中药品质的影响不容忽视，中药传统有"六陈"，即六种宜陈久使用的中药，常指枳壳、陈皮、半夏、麻黄、吴茱萸、狼毒。陶弘景首先提出陈皮、半夏宜陈久用之，《新修本草》又补充了四味，《证类本草》正式提出"六陈"说。《珍珠囊·药性赋》载："枳壳陈皮半夏宜，麻黄狼毒及吴萸，六般之类宜存久，入药方知功效奇。""六陈"说法提出至今已有千余年，其间由于使用中药种类的不断增加，宜陈久使用的中药也在扩大，早已超出了六种。但"六陈"从古至今，一直沿用，只知上述六种中药宜陈久用之，却不晓为何宜陈久？有没有限制？这些问题目前仍缺乏实验数据的支持。

中药不同贮藏方法和贮藏期限，对中药材所含有效成分会产生不同程度的影响。例如，干地黄的梓醇含量，当年的和贮存 1 年的分别为 0.817% 和 0.515%，贮存 1 年约下降了 63%；麻黄贮存 6 个月、12 个月、24 个月和 30 个月其生物碱含量变化不大，均在 0.86% ～ 0.88% 之间，而挥发油则随贮存时间的延长从 0.22% 降至 0.13%；益母草贮藏 1 年后生物碱含量即由 1.0% 左右降低到 0.4% 以下。所以药材贮存期限对中药品质的影响不容忽视。

2）储运不当降低中药品质。大部分中药含有淀粉、糖类、蛋白质、脂肪、纤维素等成分，容易滋生虫害、霉变和遭鼠害。如果贮藏、运输不当，会因温度、湿度、日光、水分、害虫、微生物等原因造成诸如挥发、潮解、风化、气味散失、变色、走油、虫蛀、霉变等变质现象，引起中药外观和内在质量下降，严重影响中药疗效，甚至完全丧失药用价值，合理储藏管理措施可防止变质。

中药材和中药饮片经过加工和干燥后，要及时包装。合理及时包装对保证中药材的质量同样具有十分重要的意义。药材包装不好，在运输和使用过程中容易发生药材散落，污染他物等，还可能吸水返潮，造成发霉变质、有效成分丧失或自燃。目前对于中药的包装，往往将重心放在了中成药的包装上，并已有成熟的包装工艺、材料和技术。而对中药材和中药饮片的包装重视不够。中药材或中药饮片的包装与中成药的包装同等重要，要保证中药质量，三者缺一不可。

3）中药商品物流保质措施。近年来，传统的经验方法已不能满足目前中药事业迅速发展的需要。由于仓储条件差，养护技术落后，造成的贮藏损失惊人。随中药需求量和商品中药流通范围的不断扩大，对中药贮藏提出了更高、更迫切的要求。除采用传统的保质方法外，伴随现代科技进步，一些新方法、新技术、新设备和新材料等广泛应用在中药贮藏养护中，如气调、冷藏、辐射、空调、远红外线干燥、机械吸潮、真空密封等技术和方法，迅速发展起来，形成传统贮藏技术与现代科技贮藏技术并存的局面。①传统中药商品物流保质措施，主要有分类储藏措施、对抗储藏措施、谷糠储藏措施、冷处储藏措施、喷洒储藏措施等。②现代中药商品物流保质措施，主要有密封法、乙醇封存法、混合密封法、沙藏法、草木灰法、气调养护法、^{60}Co-γ 射线辐照法等十余种贮存方法，利用蒸气加热技术、气体灭菌技术、中药挥发油熏蒸防霉技术、^{60}Co-γ 射线辐射技术等方法可直接杀灭霉菌、杂菌及害虫，达到贮藏过程保质的目的。这些新技术的采用，将使中药的贮藏手段在传统经验的基础上，进一步科学化、合理化和规范化。同时，《中国药典》对中药贮藏条件和方法也作出了规定，如避光、密闭、密封、熔封或严封，放置在阴凉处、凉暗处、冷处等，并均有具体要求。

（8）中药辨伪论：中药取自大自然，由于古代对生物认知的局限性和生物某一局部器官相似的较多，可以说药物的出现，即伴生了伪药的出现。如东汉《本经》谓药有"真、伪、新、陈"，是有关药物辨伪的最早论述。伪药由来已久，随药物以商品的形式出现后，"作伪"和"辨伪"一直是一对孪生兄弟。如陶弘景在《本草经集注》谓："众医都不识药，唯听市人，市人又不辨究，皆委采送之家。采送之家，传习造作，真伪好恶莫测，所以有钟乳醋煮令白，细辛水渍使直，黄芪蜜蒸为甜，当归酒洒取润，螵蛸胶着桑枝，蜈蚣朱足令赤……诸有此等例，巧伪百端，皆非事实，虽复鉴检，初不能觉。"不仅指出了作伪由来已久，手段花样百出，还指出了作伪何以形成和难察的原因。明代《本草蒙筌》设"贸易辨假真"专论，谓："医药贸易，多在市家。辨认未精，差错难免。谚云：卖药者两双眼，用药者一双眼，服药者全无眼，非虚语也。许多欺罔……巧诈百般。明者竟叱其非，庸下甘受其侮。本资却病，反致杀人。"强调明辨是非的重要性，指出假药不仅不能治病，反而可能害人。贾所学在编写《药品化义》的"药有真伪论"中，强调医者应重视道地药材并辨别药材真伪，不为市肆以假充真所欺；李延是为该书作序中提出庸医有"三不知"（即不知脉，不知病，不知药），并认为"三不知之害，以不知药为尤甚也"，强调药物辨识的重要性。清代吴仪洛《本草从新》谓："凡假药不可不辨，如花草子，伪沙苑蒺藜；香栾，伪枳实、枳壳之类，始则以伪乱真，渐至真者绝少。数百年来从无一人起而指摘之者。此类甚多，兹集俱正其误。"指出有些药以伪乱真，谬种流传，甚至相沿习以为常，无人识破。可见中药的辨伪纠误，必须通古达今，不是一件容易的事，历代为此进行了大量工作。

1）绘制药图，提高辨伪能力。如为传授中药辨伪能力，唐代《新修本草》，开创了图文鉴定方法，为后世大型本草采用。宋代《本草图经》鉴于"五方物产，风气异宜，名类既多，赝伪难别。以旭床为蘼芜，以荠苨乱人参，古人犹且患之，况今医师所用，皆出于市贾，市贾所得，盖出之山野之人，随时采获，无复究其所从来。以此为疗，欲其中病，不亦远手？"采用写生药图解说药物，辨证药物基原，并收载了大量民间药材真伪鉴别经验，辨药与用药并重。明代李中立在《本草原始》以"核其名实，考其性味，辨其形容，定其施治"为宗旨，详论易混淆的中药材品种，用直观药材图对比辨别真伪。指出有些品种的药材，如沙参、桔梗、荠苨"市者彼此充代，深为可恨"。揭示许多以伪充真的恶劣手段，如谓"近有无耻小人，以制过半夏削成两瓣，内入须心，合为一颗，仿佛西贝形以欺人，深为可恨"。对制造假药、以伪充真者之深刻谴责，溢于言表。药图的出现对提高医药人员的辨伪能力起到积极作用。同时在实践中总结出一些药物言简易明、便于记忆的鉴别特征，如党参有"狮子盘头"芦，天麻具"鹦哥嘴"，茅苍术有"朱砂点"；玄参以色黑为佳，而丹参以色红为优等。

2）编制、颁布官修本草。正本清源是保障药品质量的关键，医药学家深感辨伪的重要性。唐显庆三年，朝廷下令，征集全国各地所产药材标本，并按标本绘制药图，编写图经，出现了第一部药典——《新修本草》。宋代编写《开宝新详定本草》《开宝重定之本草》《嘉祐补注本草》《绍兴本草》等官修本草。明代《本草品汇精要》也为官修本草，是第一部大型彩绘图书。这些官修本草的编撰和刊行对中药品种的正本清源，提高辨伪能力和保证药品质量具有重要意义。

3）实施药品国家管制。周朝设立了最早专司药物管理的专门人员。南北朝至隋唐时期，在太医署下设专门的药藏局，出现了专门的负责药物收发、存储管理的人员。宋代进一步加强医药管理，设立翰林医官院，专管医之政令和医疗事务，并有专管药政的机构"御药院""尚药局"，御药院保管国内外进献的珍贵药物，专为皇室贵族服务。尚药局为最高药政机构。北宋官方设立专门经营药品的机构——卖药所。王安石变法中，药物也列入国家专卖，成立了合卖药所。元、明、清时期有了新的发展，如元朝廷除设有御药院、典药局等管理机构，为皇室贵族提供御用药物外，还设置面向民间的机构，如广惠司、广济提举司、大都惠民局、回回药物院等。在医药管理制度上，以刑律代罚比前代更为严厉，故意用假药治病以诈取他人财物者，则以盗窃论处，若因故意用假药致人而死或因事故用药杀人，则处以死刑。可见，历代医药学家和官方均重视假药的危害，强调辨伪能力；官方用国家力量聚集部分辨识能力高的能人异士，为少数人服务。

4）近现代对药物辨伪的认识。随西方生命科学的理论、知识和研究手段的引入，植物学和生药学很快就融入中药的辨伪工作中。现代生命科学和分析分离学科的技术、手段已大量应用到中药的辨伪中，但并不是说我们拥有现代科技武装的"火眼金睛"就能辨识全部伪品。中药的辨伪、打假是医药战线一项长期而艰巨的任务。

万德光关于中药品质的理解和论述，是依照《内经》和《本经》等中医药经典著作的本旨，结合中国哲学和传统文化精神所作的阐释和发挥，有不少独到见解和宝贵的创造，值得我们学习和研究。

五、中药资源科学观

在《中药品质研究——理论、方法与实践》（2008 年）和《中药资源专论》（2009 年）及相关大会报告和论文中，万德光从全球和人类发展角度观察和阐发中药资源问题，以这些观点指导认识、利用和保护中药资源，实现"人类与环境"和谐发展，中医药事业的传承和发展。这些观点反映出中药资源科学观是中药资源学的主要学术基础，也是认识中药资源问题的方法。

中药资源研究是一项宏大的工程，要求我们要坚持科学的观点与正确的思路，采取先进的方法与技术，立足于全局，着眼于开源节流，把研究工作建立在坚实而有效的基础上，使其真正成为中医药发展的基石。在当今全球化、市场化的形势下，在中医药逐步走向现代化、国际化进程中，中药资源研究既要融入现代性，又要坚持自身的特性，使其在科学发展观指引下展开富有成效的工作。根据中药资源自身发展规律与特点，面临的现实状况和存在的问题，以及对未来发展的预期与展望，中药资源研究应该坚持以下几个观点和思路。

1. 中药资源系统观

中药资源系统观就是用整体的、动态的观点去认识资源，以控制的、能动的观点去把握资源，它是中药资源科学发展观中最核心的观点。要认识到中药资源与其他各种自然资源构成一个整体，存在相互联系和制约的关系。因此，应从整体上把握各种资源共同构成的大资源系统，以它为指导推进中药资源的合理开发、利用和保护。只有当人类充分认识到自己是自然大系统一部分的时候，才可能真正实现与自然协调发展。而且，也只有当人类把各种资源都看作自然大系统的一个子系统，并正确处理中药资源子系统与其他子系统之间的关系时，人类才能高效利用中药资源。

从资源角度来看，最大的系统就是人类社会和自然界这两个巨系统。人类社会系统，可以分为人力资源、文化资源和体制资源。其中人力资源又可分为劳动力资源和智力资源，文化资源又可以分为人文资源和科技资源，体制资源又可以分为制度资源和管理资源。自然资源则形成一个矩阵资源系统，分为土地资源、水资源、气候资源、海洋资源、矿产资源、能源资源、森林资源、草地资源、物种资源、中药资源等数十种子系统；各种子系统互有交叉，彼此影响或融合，子系统自身内部又相互依存、互为条件。药用植物和药用动物都存在于一种自然系统之中，个体连接着种群，种群连接着群落，群落连接着生态系统。它们之间的相互影响是显而易见的。例如，过度采挖甘草导致沙化加快、加重，使甘草生存环境丧失；大量使用化肥和农药虽然可暂时提高药材的产量，终将导致土壤板结、微生物菌群失调、农药残留量增加；过度垦殖导致土地荒漠化，水土严重流失，使中药材失去赖以生存的土地资源。因此，我们在开发利用任何一种自然资源时，除考虑本系统内部资源的影响外，还必须考虑对其他资源的影响。通过协调各子系统，使它们之间达到综合平衡，以寻求整个系统的功能最优，追求资源区域利用的整体效果。

从时空尺度来看，中药资源主体属于可更新资源，其承载力在一定条件下可自我恢复，但仍然是有限的，如果失去控制，其更新能力必将受到制约甚至丧失。可持续发展的中药资源系统观就是要认清中药资源在地球这个大系统中的位置和作用，尽一切努力使其可持续存在下去，以造福人类。

2．中药资源层次观

中药资源的层次观是人类认识和利用中药资源的不同水平层次。中药资源依据来源可分为动物药资源、植物药资源、矿物药资源，也可分为可更新资源和不可更新资源，或分为森林药物资源、海洋药物资源、水生药物资源、草原药物资源等；又可纵向按照人类利用的角度分为物质资源、能量资源、环境资源和信息资源四个层次。自然经济时代，人类认识自然资源仅到物体的程度，学会了利用材料加工制作简单的生产工具，靠人力来驱动和操作。工业经济时代，人类进一步学会把材料和能量结合起来制造新型生产工具，把资源利用提高到分子甚至原子水平，但劳动生产力的提高仍受到人的身体因素的限制。知识经济时代，人类对自然的认识达到微电子水平，逐渐学会开发和利用信息资源，并把材料、能量和信息有机地结合起来，创造了不仅具有动力驱动而且具有智能控制的先进工具系统，特别是计算机技术使信息资源得到了广泛、深入和高效地利用。新资源经济时代，人类对自然的认识达到新高度，力求物质资源、能量资源、环境资源和信息资源四者有机结合，对发展的内涵增加了理性思考，开始由单纯强调经济增长转向寻求经济、社会、环境、技术和人的全面发展，倡导发展的协调性、综合性和持续性。由此可见，资源系统利用层次随社会发展和科技进步动态演进，从而不断带来资源利用效率的大提高和资源利用领域的大拓展。

中药资源开发利用同样具有不同的层次，一般包括三个层次：一是用农学、生物学手段开发药用植物和药用动物，获取原料型中药材；二是用传统的或现代工业制药手段将原料型中药材加工成饮片、中药制剂或保健品等；三是用现代新技术、新方法，如生物技术、基因工程、化学合成等开发新药、新制剂。中药资源层次观提示我们，对中药资源要重视综合利用，力求深度开发，增加附加价值，提高经济和社会效益。随着社会发展和科技进步，人们对资源系统利用层次将不断完善，势必不断提高和拓展中药资源的利用效率，更加重视中药资源的经济和生态问题，不断推动中医药事业的进步和发展。

3. 中药资源地域观

中药资源地域观就是中药资源的形成服从一定的地域分布规律，其空间分布具有不均衡性。中药的各种资源总是相对集中于某些区域之中，形成分布的资源种类多、密度高、藏量大、质量好，易于开发利用。同时，中药资源开发利用的社会经济条件和技术工艺条件也具有地域差异。中药资源的地域性就是所有这些条件综合作用的结果。

中药资源的种类、数量和质量与它们所处的自然环境密切关联，主要受地质、地形、气候及人类干预等多种因素长期作用的结果，这些因子的不同组合使中药资源分布呈现出区域性特征。我国地域辽阔、地形复杂、气候多样，形成了丰富多样的生态环境，蕴藏了丰富的中药资源。由于各地域的地形、土壤、光照、温度、降雨量等条件的差异，从而形成各种药材生长的最适宜区与适宜区，形成具有优良品种、品质的道地药材。中药资源地域观是中药产地区划的依据，是尊重客观规律、分类指导的依据。

由于人们常常违背地域性这一特点，利用不同的中药资源生产同一类产品或从事相似的产品开发、生产等经济活动，导致效益低下并损害了资源。这就要求在开发中药资源中，应遵循因地制宜原则，充分发挥地区资源优势，建立合理的生态系统与生产布局。由于中药资源的地域性和分布不均衡性，形成了地区之间资源的互补性和动态交流的必然性。认识和把握中药资源的地域观，有利于各地区的资源优势互补，打破封闭分割状态，实现优化合理配置资源。

4. 中药资源动态平衡观

中药资源动态平衡观就是人类在开发利用中药资源中，要协调资源系统自身动因和人的作用所引起的发展变化，协调地区间的资源互补和动态交流，达到人与自然的动态平衡，防止资源组合错位的发生。这是中药资源科学观中十分重要的观念，也是可持续发展的理论基础。《道德经》谓："道生一，一生二，二生三，三生万物。万物负阴而抱阳，冲气以为和。"说明万事万物通过各自内部阴阳两面的对立互动，永远处于不平衡到平衡、再由新的不平衡到新的平衡的变动之中。这种动态平衡观在中医药学中得到很好地体现。中药资源动态平衡观就是体现中药资源在自然界中与各种自然资源之间的依存关系和平衡关系。

保持人与自然的和谐，维持生态平衡，维护中药资源的可持续性，已引起人们的高度关注。对于中药资源的开发利用，必须树立珍惜资源、掌控极限的观念，认识其再生、更新的有限性，保护药用生物种群的栖息环境和生产能力，使中药资源的开发利用功能与中药资源的再生增殖、换代补偿功能相适应，保持相对平衡。

在中药资源系统中，许多相互关联和相互依存的因素组成一个复杂的统一体。从整个资源系统而言，一方面，中药资源系统自身的动态平衡（如采挖、更新平衡）是维持该系统可持续存在的基础；另一方面，各资源系统之间彼此释放的功能要互相耦合，建立良性的互馈机制。在人与自然这个巨系统中，人类社会系统对资源系统所施加的影响要适应资源自然系统的功能释放、更新与调整能力；资源系统对人类社会系统所供应的功能要符合人类社会维持生存发展的基本要求。系统内的动态平衡，系统间的功能耦合，是经济社会与资源环境协调发展的必然要求。近代以来，工业化进程加快，导致资源环境问题加剧，污染物的大量排放造成生态系统被破坏，使中药资源失去生存空间；森林的大量砍伐，使中药资源生存环境恶化；过度垦殖导致土地荒漠化，水土严重流失，使中药资源失去土地。因此，人类的活动必须适应系统的功能释放、更新与调整能力，必须在不超出维持生态系统涵容能力的情况下改善人类的生活质量，保持人与自然生态系统的平衡。

中药资源大部分虽属可再生资源，但也具有可变性。物种多样性、遗传多样性和生态环境多样性是构成中药资源可变性的基础。人类活动，对资源保护与利用是否合理、适度，亦是造成能否再生的原因。所以，中药资源的蕴藏量是个变量，各类药用生物都可能持续再生，也可能退化解体，对此必须通过科学分析，积极采取适当和有效的手段，建立系统性的资源管理机构，并以法规形式保证资源的优化配置和综合利用，保持各类资源的动态平衡。

5. 中药资源开放共享观

中药资源开放共享观就是从地区到全球，从微观到宏观，从局部到整体，在不同层次上都要确立的一种基本观点，以实现产业结构动态优化，合理配置资源。在全球化、市场化条件下，中药资源正进一步走向开放，中药资源各类产品与信息的国内外合作交流日益频繁。我国加入世贸组织，打开了资源开放流动的闸口，既要"引进来"又要"走出去"，全方位地对内对外开放，有利于合理利用国内外的各种资源。全球化背景下的资源共享，既是获取资源的一种能力，也带来一系列连续性的开发创造；是促进发展的机会，也是对自身能力和知识的挑战。资源系统的开放性要建立在整个经济社会系统安全的前提之下。各个国家在资源上的对外依存度，都有一定的安全底线。这个底线不同国家各不相同，取决于本国的发展水平、经济实力和国际关系，既要防范盲目依赖进口在战略资源上受制于人，又要防止盲目过量出口导致优势资源流失。知识经济是世界一体化的经济，在中药资源开放观的指导下，充分运用中药资源的开放性和互补性，实现产业结构动态优化，合理配置资源，让全球中药资源服务于人类健康事业。在这种形势下，应有开放统一的资源供应系统和需求市场体系为支撑，要求各种生产资源要素合理流动与组合，并有互利而稳定的政策环境，以及统筹而有效的管理工作。

华夏文明和其他古文明帝国一样，从一个个原始部落和小小的地区，不断地和其他部落联合，融合和扩张，形成一个规模庞大的帝国。随着部族的融合和扩张，其他区域的药用资源和知识也被纳入中医药体系，并用于中医临床实践，如张骞、班超先后出使西域，引入了阿拉伯地区的药物——西红花、石榴、胡桃等，并为当时的医家所使用；另一方面贡献自己的医学知识为人类健康服务，如在朝鲜半岛、日本群岛以及东南亚各国传统医药学形成和发展中都有中医药的卓越贡献；在当代，麻黄素、小檗碱、青蒿素等药物的发现和利用均是中医药知识的输出。

（1）中药资源应用特点：中医药从黄河流域的中原地区出现以来，就在不断地把其他区域的药用资源纳入中医药体系，并用于中医临床实践。

①秦汉至清，吸收利用外来药源和发掘本地资源并重。首先，秦汉多部族医药资源的交流和融合，促使中医药学体系形成。我国上古时代的夏商、西周、春秋、战国为族邦联盟时期，商与西周形成中央族邦和地方族邦的统一族邦体系，到了春秋战国时期，药物学知识有了新的积累，见于文献记载的药物显著增加。如《史记·仓公传》提到的古代医药书中有已失传的《药论》，《山海经》明确记载了约141种药物及其效用，在《黄帝内经》中记载了12个药方，其中提到了泽泻、半夏、连翘等多种药物。阜阳汉简《万物》所载药物不少于110种。帛医书《五十二病方》，虽非药物学专著，却记载了黄芩、芍药、黄芪、甘草、蜀椒、水银等药物243种。可见汉以前药物资源的应用特点是，以整合各族部落的资源，直接使用生药和单方为主。其次，秦汉以来，经济文化繁荣，内外交通日益发达，特别是张骞、班超先后出使西域，打通丝绸之路，西域的西红花、石榴、葡萄、胡桃、胡麻、大蒜、木香、豆蔻、羚羊角、龙涎香、犀角、琥珀、石硫黄、密陀僧等，已逐渐为当时的医家所使用，其中相当一部分是阿拉伯地区的药物。到唐代，政治、经济和文化进一步发展，不仅促使政府编撰了第一部药典，同时出现了我国第一部记载海外及南方药的专著——《海药本草》，新增海桐皮、天竺桂、没药等16种药。明代郑和下西洋时，配备了船医沿途收集药物，编著的第一部医学地理书籍——《华夷胜览》，并将许多外域药材，如犀角、羚羊角、丁香、没药等带回国，充实了中药宝库。清代医学家赵学敏，对民间草药做了广泛收集和整理，编著《本草纲目拾遗》，载药921种，增补了马尾连、金钱草、鸦胆子等大量民间药，太子参、西洋参、冬虫夏草、银柴胡等常用药，金鸡纳（奎宁）、香草、臭草等外来药，丰富了我国药学宝库。

②近代中药资源的应用特点以继承为主，而现代是以本地资源的继承、发掘和整理为主。中国近代门户开放，西方文化及西方医药学在我国进一步传播。中医药学虽倍受磨难，但以其顽强的生命力，在继承和发扬方面抗争不息，均有新的发展。特别是植物学、生药学工作者在确定中药品种及资源调查方面做了大量工作。如陈存仁著《中国药学大辞典》（1935 年）载药 3100 种，不失为近代第一部大型药学辞书。20 世纪 50 年代以来，政府先后数次组织各方面人员对中药资源进行大规模调查。在此基础上，编写了全国性的中药志及一大批药用植物志、药用动物志及地区性中药志，如《中药志》《中药大辞典》《中华本草》等的编写，整理出的中药资源种类不断增加，尤其是近代中药品种增加最为迅速，比明、清时代的种类又增加 5 ～ 6 倍，如发现了国产沉香、马钱子、安息香、阿魏、萝芙木等。

（2）中药资源全球共享策略：全球化已经风靡整个世界，随着我国加入世贸组织，意味着融入全球经济之中，参与国际竞争。《世界经济发展宣言》（珠海宣言，2001）指出："根据科学规律，有效利用有限的各种自然资源（包括人力、能源、原材料），最大限度地优化配置全球经济资源。"其宗旨之一，为共享资源。这是一个古老的命题，更是人类不可回避的自我挑战。实现全球资源的整合，让世界在地球村视域中实现环境和生态资源的共享，已是全世界的焦点。众所周知，我国是中药资源大国，而不是资源强国。那么，中医药到底要不要参与"资源共享"呢？

已知全球有 25 万种植物，其中有 1% 的品种经过了西方医学研究。中医药有着数千年的应用历史，在全球独树一帜，积累了丰富的天然药认知和运用经验。我国中药资源极为丰富，现有 35 大类、43 种剂型、5000 余种中成药，居世界首位；中药复方应用的品种繁多，这为新药物、保健食品的研发提供了得天独厚的来源。但我国人均资源不足，在全球资源共享的背景下，中医药界应该在学术和理论上积极参与"资源共享"，为保护我国药用生物资源和接纳全世界生物资源作准备。首先，完善知识和技术创新，提升产品的研发能力。构建我国药用资源的系统研发技术平台，加快人才培养和储备工作，提高我国自主创新的能力，并充分利用有关国际条约保护已有的研究成果。其次，"抛砖引玉"与"未雨绸缪"

并重。要让中医药为全人类健康服务，就必须有足够资源。因此，应秉承中医药学"有用就为我所用"的发展传统，开拓新的中药资源。从强调提高公众意识和能力入手，深入学习国际法、国际贸易等方面的相关知识，做好相应的知识储备和人才储备。做好有关法规的制定，用以保护我国的传统医药资源。最后，积极参与国际条约制定。我国是应用中药资源的大国，也是至今仍然使用传统医药学用于国人健康事业的国家，拥有丰富的天然药用资源利用和保护经验，较早开展了药用生物遗传资源的收集和保护，这是我们争取发言权的资本。及早着力筹建药用生物遗传资源中心，做好相关准备后，推动起草"药用生物遗传资源国际条约"等相关法规文件，争取发展中国家和不发达国家的支持，并形成国际条约，用国际条约来保护这些国家在药用生物遗传资源方面的利益。可使我国药用生物遗传资源的利用和保护处于主导地位，切实有效保护国家利益。

6. 中药资源伦理观

中药资源伦理观是指在社会发展中人类和中药资源的伦理关系，是处理人类与中药资源关系的价值判断和理性选择，即人类应如何认识、对待和处置资源。它反映出在对待中药资源上人与人、人与自然的关系，以及自然要素存在的固有权利和内在价值。中药资源伦理既不同于传统的仅限于人与人的关系的伦理道德观，也不同于人与自然关系的"人类中心主义"伦理观，它扩大了人类的道德责任，建立尊重和善待自然资源、人与自然和谐的伦理关系。这是一次世界观的变革，人类不是大自然的主人，而是伙伴，要协同发展。人与自然和谐相处、感激自然、尊重自然、关爱资源、保护资源、协调发展，是中药资源伦理观的核心。中药资源伦理观是规范人类在中药资源应用过程的社会行为最普遍有效的自律机制，是确立合乎可持续发展要求的资源道德伦理，包括协调平衡原则和公平共享原则。协调平衡原则体现在自觉地优化配置、节约利用、注意保护、建设更新资源，以节约资源为荣，浪费资源为耻；公平共享原则意味着以资源公平共享为荣，以恣意独占为耻。这样的伦理观，才能为人类提供价值判断和行为选择的方法论，自觉地在经济社会发展与维持生态系统平衡间合理分配和利用资源。

以人为本，人与自然协调发展是中药资源伦理观的基础。人类的一切行为和价值判断无疑要考虑是否有利于自身的生存和发展，还要考虑自然资源的利弊得失，把进步与发展建立在自然和人类共同利益基础上。社会和技术发展至今，人类这个高智慧群体应该有能力把握自己的命运，妥善处理人类与其自身发展相关的自然界和自然资源的关系，确定自己的伦理观和行动方略。保护每一个物种就是保护我们自己。失去一个物种，就失去了一项对未来的选择。人类必须尽其所能阻止或延缓物种灭绝的速度，为了地球，也为了人类自己。只有在人类、自然、社会相协调的广阔背景下，确保经济、资源、生态环境、人口、社会的大和谐，才能有效地保证中药资源的持续发展。

万德光认为动物药是颇具优势和特色的中药，具历史悠久、活性强、疗效显著等特点，但药用动物的研究，如生物学特性、药理、毒理、活性成分和品质评价研究急需深入；药用动物保护与持续利用技术研究力量薄弱。因此，应政策扶持、加大投入，迅速改变目前药用动物落后的研究现状。她进一步指出，虽然我国中药动物药具有历史悠久、品种繁多、应用广泛、疗效显著的优势与特点，但常用的动物药如虎骨、犀角、麝、羚羊角、穿山甲等濒危动物如果保护措施跟不上，一旦禁用，对中药产业的冲击将无法估量。她提出动物药的可持续发展是一个涉及多方面的系统工程，开展驯养繁殖（GAP）是保护、发展和利用动物药资源的有效途径，既可防止物种灭绝，又可以满足临床用药需要，确保持续利用。同时开发药用濒危动物的医药代用品，利用细胞工程、基因工程等技术生产有效成分，减轻对自然资源的依赖和破坏也是有效途径之一。另外还要加强对野生动物保护的监测和信息系统的建设、加强野生动物药资源保护管理的法规建设，以及加强中药材市场的监管，有效地制止非法贸易的进行来确保中药动物药的可持续发展与利用。万德光从"人道重于畜道"的角度提出，加强野生药用动物保护的同时，不能全面禁止动物药的使用。动物药的研究与应用应从消极保护走向积极保护和利用，利用促进人工繁殖和养殖以促进保护。

7. 中药资源产权观

中药资源产权观就是明晰中药资源的产权界定和产权关系，保障中医药产业的持续发展。简而言之，产权就是如何控制、使用财产或资源以获得利益的权利，是人类社会经济生活得以正常运行的需要，是经济制度的基础。没有明晰的产权，就不能保证有效的市场经济。明晰中药资源的产权是有效地利用、交换、使用、管理中药资源和进行投资的先决条件。

传统的观念中，中药资源被视作可以取之不尽、用之不竭的物品，资源的价值观受到忽视。资源不被当作资产，资源性产品价低，加剧了资源过快消耗。由于长期任意采挖、占用和破坏，已造成一些中药资源的枯竭与濒危。如人参，由于恣意采挖，山西已不产；过度采挖野生资源，致使不少珍稀野生中药材资源大幅度减少，甚至成为濒危物种，如冬虫夏草、川贝母、羌活等。

我国《民法通则》《森林法》《草原法》等法律明确规定了自然资源属国家或全民所有。国家对资源拥有占有、使用、收益和处分权能。由于自然资源的有权代理主体经常在没有约束和竞争的情况下进行，使资源的管理工作产生诸多弊端。

中药资源作为自然资源的一部分，长期以来没有得到有效管理，包括有效利用、有效保护、有效监督、有效处罚等，严重影响管理者、使用者投资和保护资源的积极性，被掠夺性利用，出现资源危机。中药野生资源，虽然没有人类的物化劳动。但因其具有内在使用价值和外在有限性或稀缺性，本身就有价值。因此，只有树立资源产权观，开展中药资源产权的转移，明晰中药资源的产权价值，才能有利于理顺中药资源产业链的关系，合理进行中药资源的价值核算并纳入国民经济核算体系，建立中药资源的价值体系，依法实现中药资源的各种权益，并通过法律和人类活动加以约束和规范，贯彻资源利用、配置与保护统筹兼顾原则，有效提高资源管理者、使用者投资和保护资源的积极性，实现持续发展的目标。

万德光索本求源，从全球和人类发展角度阐述了中药资源问题，有许多独特的新见解，也是传统与现代结合、中西思想融合研究中药资源问题的创新体现，这些观点构成人类认知中药资源的世界观和方法论，展现了她在中药资源利用和保护方面的学术成就和思想，值得我们学习和研究。

六、对中医药教育事业的贡献

万德光在长期教学与科研实践中，始终本着求真务实的精神，把责任担当放在首位。她获得首届国家级教学名师奖，媒体采访时她说："我心中的名师不在'名'，而在'明'，即做一个明白的教师，明德的教师，明智的教师。"她一贯力行"四个并重"：教书与育人并重，言传与身教并重，做学问与做人并重，教学与科研并重。她说自己50多年教学与科研生涯中最深的感悟是：师贵育人，人贵笃学，学贵融通，通贵博采。这表达了她为人治学的态度与情怀。

她到成都中医学院（现成都中医药大学）工作之初，适逢1959年中药学本科教育开办之时，她常说她与中药教育同成长。万德光在从事中医药教育工作50余年的生涯中，历任中药专业课程教师、教研室主任、药学系副主任、副校长，始终用锲而不舍的精神，长期坚持在教育教学一线，把教书育人放在首要地位，重视学生素质和能力培养，重视中医药教育的改革创新。一直注重教材建设、课程建设、专业建设、学科建设和人才培养，其多项研究成果获得国家、省部级奖励。推进了成都中医药大学的学科建设和人才培养，如我校国家级重点学科从无到有，1988年获批我国第一个中药学国家级重点学科；博、硕士学位授予点从5个增设至26个。她在从教生涯中对自己教师职业的要求是："人是需要一点精神的，办好教育是需要一点精神的，当好教师是需要一点精神的。"她重视教育教学研究与实践，做了大量的工作，取得显著的成绩。

1. 以教材为载体，助推学生成才

万德光长期坚持以教材建设为载体，育人为课程内涵建设的核心，培养高素质中医药人才为教学目标。中药专业创办之初，"三材（才）"（教材、器材、人才）建设任务紧迫。其中，中药专业课程建设是当时面临的重要任务，学校在中药专业的课程体系建设和教材建设中，着手进行中药科学化的课程教材建设工作。1961年，她以"初生之犊不畏虎"的精神，以历代本草收载的动物药为据，融合动物形态学、分类学和中药学知识，创编了《药用动物学》（油印本）讲义。在创编之初，她就察觉到动物药的重要性和资源的局限性，最早将药用动物引种驯化、资源保护与发展知识纳入教材和教学内容。1993年，她总结了30余年的教学经验和国内外动物药研究成果，组织一批专家参加编写，由她牵头主编出版了国内首部《药用动物学》（上海科学技术出版社，1993年）教材，推动了国内动物药研究人才的培养。1996年，该项成果获国家中医药管理局优秀教材一等奖。

2009 年，她再次组织 20 余所高校教师主编了"十二五"规划教材《药用动物学》（上海科学技术出版社，2009 年）。该教材不仅进一步推动了人才培养，而且在有效解决动物药基原和药用部位的科学性问题，以及资源保护与持续利用等方面起到了重要引领作用。

她一贯重视并支持教材建设工作，1977 年、1980 年，分别参加了首套中医院校试用教材及全国高等医药院校试用教材《中药鉴定学》和《药用植物学》的编写，执笔撰写了部分内容。1992 年，她受聘为普通高等教育中医药类规划教材编审委员会委员，并担任了首版本科规划教材《药用植物学》《中药鉴定学》《中药化学》的主审。近年来，为适应中医药研究生教育发展的需要，启动了高等中医药院校研究生规划教材编写工作，她作为第一主编会同 22 所医药院校及科研院所的专家，编写了首部研究生规划教材《中药资源专论》，供中医药、中西医结合相关专业研究生使用。50 多年来，万德光就是这样坚持不懈，为不断适应中医药人才培养的需要，推进教材建设工作。

为了将教材、课程建设和人才培养紧密结合在一起，2000 年她主持了"药用植物学"四川省重点课程建设，2003 年主持"药用植物学"四川省精品课程建设，2006 年主持"药用植物学"国家级精品课程建设。她注重课程内涵建设，特别重视在课程教学中将专业知识与技能的学习和培养学生人生观联系在一起，使课程教学与中医药人才培养相结合。教学中，她强调教师忌说教、训诫，应是"随风潜入夜，润物细无声"地将思想教育融于专业知识传授中，真正做到"师者，所以传道授业解惑也"。如在药用植物学课程教学建设中，就针对不同教学层次提出模块化教学，探讨课堂、实验室、野外等教学环节的内容、方法与形式，注重教学中将培养学生生命价值观和专业知识与技能学习联系在一起，构建了药用植物学创新型课程，并发表了相关课程教学改革论文。在课程体系建设方面，2008 年她领衔主持了"中药品质国家级教学团队"建设，亲自带领中、青年教师参加教育部相关机构组织的教师教学能力培训班，派送青年教师外出参加培训学习。2009 年、2010 年她亲自给教师讲示范教学课，还组织经验丰富的教师给青年教师上示范教学课，及召开了多次青年教师培训暨教学经验交流会，使承担药用植物学、中药鉴定学、中药化学、药用动物学、中药商品学等课程的青年教师的教学水平、科研能力得到很快提升。

万德光作为中药科学化的践行者，在教材建设、教师队伍建设、人才培养等方面作出了重大贡献。

2. 保持中医药特色，优化课程及专业建设

1983～1998 年，她担任学校副校长期间，正值中医药高等教育发展时期，在改革发展的新形势下，中医药教育面临人才培养优化的问题。其中，课程设置和专业设置优化是其核心问题。在调研的基础上，她提出了中医高校课程设置优化（中医教育，1986 年第 2 期）、中医高校本科专业结构合理化（中医教育，1987 年第 1 期）和中医药本科专业目录的修订建议和思考（广西中医学院学报，1998 年第 15 卷第 1 期）等改革建议。她分析了现行课程设置的弊端——"多""重""散"，影响了中医药人才培养的质量及中医药学术的继承、发展。针对弊端，她提出了课程设置优化原则，以及正确处理基础课与专业课、中医课与西医课、中医大科与小科、必修课与选修课的关系，对推动中医药院校课程体系建设起到了重要作用。她身体力行，勇于承担，在中药专业课程结构调整优化建设中，开设了系列新课，并亲自讲授中药现代生物技术、中药品种品质与药效等课程。授课内容既保持了中医药特色，又引入了新理论、新方法、新技术，在完善学生知识构架及培养创新能力方面取得了良好效果。

1998 年，针对教育部组织进行的专业目录调整工作，本着拓展专业口径、增强适应能力、坚持科学性、遵循教育规律、充分体现中医药特色与优势，培养具有适应社会需要和时代特征的中医药人才，她和教改研究团队，在调研基础上分别提出了中医类、中药类专业目录调整建议，其中特别分析了中医、中药历史上同源，理论同属，二者互根互用的特点，建议中药专业从药学专业中独立出来，与中医学类并列，这样更符合中医药学的实际，有利于中医药特色的保持，并行发展符合中医药教育规律。该建议在国家专业目录修订中，受到了重视和采纳。

3. 遵循教育规律，改革创新中医药人才培养模式

将当代中医药教育纳入大教育之中，万德光认为在遵循教育规律办学的同时，中医药教育还必须重视中医药自身特色与优势，体现以中医药知识与技能为主体的特征，培养适应社会需求、有较大发展潜力的中医药人才，推动中医药教育和教学改革进程。她在分管学校教学工作期间，先后主持进行了"高等中医药教育按类招生、分段教学培养模式的改革与探讨""面向 21 世纪中医药人才培养模式改革的研究与实践""中药类专业教育模式及课程体系改革""办学体制改革与高等中医药跨学科复合型人才培养模式建立的探讨""21 世纪初中药学专业人才培养模式改革的研究与实践"等教育研究课题。在大量调研的基础上，发表了研究论文 20 余篇，取得了多项实质性教学成果。其中"高等中医药教育按类招生、分段教学培养模式改革实践"获四川省教学成果一等奖（1997 年）和国家级教学成果奖二等奖（1998 年），"中医药大学生学习情况调查"获教育部"八五"重点课题优秀成果奖三等奖（1997 年），"加强中医药大学生学习的研究和指导，深化教育教学改革"获四川省教学成果奖一等奖（1997 年），"面向 21 世纪中医药人才培养模式改革的研究与实践"获国家级教学成果奖二等奖（2001 年），"中医药专业人才培养模式改革的研究与实践"获四川省教学成果奖一等奖（2004 年），"中药创新人才培养模式的构建与中药理科基础基地建设的实践"获四川省教学成果奖一等奖（2010 年）等。

　　万德光与教改研究团队在大量调研的基础上，贯彻"边探讨研究，边付诸实践"的原则，推动了学校教育和教学改革进程。如 1986 年在全国率先实行中医专业文理兼收的招生改革；1991 年探索招收有临床经验学生的中医本科教育改革；1995 年推行"按类招生、分段教学、中期分化、广进精出"的中医药人才培养新模式；1996 年与四川大学合作，整合资源优势，设置并联合培养七年制中医学专业学生；1997 年开办全国唯一的中药学基础国家理科基地班。这些改革措施明显提升了成都中医药大学中医药人才培养水平和质量，造就了一批高素质、高质量的中医药人才，为中医药事业发展和人民健康事业作出了突出贡献，在国内外具有广泛影响。同时，她根据自己积累的经验，主编了国内第一本指导中医药大学生学习的《中医学习学》（四川科学技术出版社，1992 年），帮助中医药大学生走向成才之路。万德光对中医药高等教育的改革和发展作出了重要贡献。

七、以继承创新治学的启示

万德光是著名的中药专家和中医药教育家，她的学术思想需要进一步整理挖掘。她熟谙《内经》《本经》《证类》《纲目》等典籍，积累了深厚的中医药文化底蕴和生物学功底，加之她孜孜不倦的求索精神，造就了她的重大学术成就。在从事中药工作五十余载中，致力于现代科学技术与中药思想的融合，并形成了自己独特的学术思想和研究思维，取得一批重要成果，贡献突出，成绩斐然。在治学上，她提倡勤求古训，博采他学，勇于创新；强调中医药的源和流，继承不泥古，创新不离宗；倡导科研必须与社会和行业需求相结合，读经典做研究，服务于社会，还要勤于思考，敢于突破，推陈出新。在科研中主张传统与现代相结合，借助现代科学技术，运用中医药思想指导科研，融古今和东西为一体。在传道授业中言传身教，诲人不倦；在科研、著述上，潜心研究，成果颇丰。

1. 继承是基础，创新是动力

万德光，在培养人才方面，倡导以"人品－知识－能力－综合质量观"为育人新模式。注重人格教育和理念创新，强调通读和精读结合，延伸学生发展空间；注重中医药人才思维能力培养，动手能力训练，倡导继承是基础，创新是动力；指出当代中药人才首先要有中医药思维方法，科研中的动手能力，以及传播学术思想能力等综合素质。在继承上，她积多年研读《本经》《证类》《纲目》等经典的体会及对中药分类方法的研究，编写了专著《中药分类学》，对中药分类方法进行了全面系统的归纳整理，填补了该领域的空白。在创新上，她长期致力于中医药传统与现代科学技术的结合，早在20世纪60年代即结合现代生物学研究中药，建立药用动物学，主编出版了国内第一部《药用动物学》。20世纪80年代，她开创性提出"中药品种品质与药效"相关性研究思想，其基本思路是：要提高中药的疗效，必须重视中药材的品质；要提高中药材的品质，必须重视中药材的品种；通过三者的相关性研究，揭示中药材品种的重要性及影响中药品质的诸因素、中药化学成分与中药药效的关系，进而探索体现中医药特色的规范化质量标准。完成了国家"九五"攻关项目"中药材质量标准规范化研究——远志"

的研究工作，将远志品种、品质特别是内在品质与药效的关系作为研究重点，课题研究成果被《中国药典》（2005 年版）采用。她主编的《中药品种品质与药效》系统论述对中药品种、品质与药效的相关概念、历史源流、理论、质量评价体系等，在《中药品质研究——理论、方法与实践》专著（上海科学技术出版社，2008 年）中规范了中药品质的内涵和外延，创建了中药品质理论。

2. 坚持学术开放性，尊重多元化思想

中医药学和现代实验科学是两套不同的认知体系，是运用两种思维方式从不同角度诠释人体和中药的相互作用。现代实验科学是还原论指导下的分析科学，重视物质、形态结构；中医药学是系统论指导下的生态医学，强调中药作用的整体性。两种认知模式从不同角度和层次把握中药的作用，具有同等的科学价值，有互补性。在中药研究领域，整体与微观靶点作用正在走向高度分化与高度综合的统一，从宏观整体认识中药对人体的作用，逐渐成为当前中药研究的主流。

万德光在中药研究中坚持尽可能明确中药的主要活性成分，尽全力准确诠释中药的药理活性基础，提倡活性成分、活性基础和影响因素都要搞明白，把握药理作用整体，细化指标，不能偏废，中药作用物质基础明确了，有利于质量控制和评价；影响因素清楚了，有利于认识中药品质形成和调控。如在中药材鉴定中，认为传统"辨状论质"方法虽有只重表象忽视内在、不能精确量化等局限，但其如同中医药特色一样，会与现代理化鉴别评价中药品质的方法并存，应当认真继承发扬和总结提高，充分发挥其作用。在中医药继承与创新的问题上，盲目"崇西"、贬低和否定传统，或奉传统为神明、拒绝"除魅"革新，都是错误的，不利于中医药的发展。采取开放、尊重多元化的态度，融汇东西，扬长避短，存古纳新，才能不断增强中医药的生命力和创造力。

3. 发掘中医药规律，重视理论研究

中医药经过两千多年的传承和发展，疗效数千年来持续有效，表明中药研究应有其不同于化学药品研究的其自身固有的规律。无论继承与创新，都应遵循中医药内部本身的客观规律。中药理论的继承与创新，是引领中药学术和学科发展、指导实践的根本动力；中药标准化建设和评价体系的建立，都需要理论指导。目前中药理论创新不足，已成为制约中医药发展的一个重要问题。因此，应重视

中药理论的继承与创新。

万德光在提出"中药品种品质与药效"相关性研究思想后，不断勤求古训，博采他学，致力于中医药传统与现代科学技术的结合。她积多年对中药理论的思考和科研实践，提出了中药品质的遗传主导论、环境饰变论、生物多样性维持论、传承论、效用决定论、多元调控论、物流保质论、药材辨伪论和资源共享论等为核心的中药品质理论。这九个论点各具内涵，但相互之间又或多或少有所关联，由此构成了中药品质理论框架，在她主编的《中药品质研究——理论、方法与实践》中进行了系统论述。对中药品质评价标准和保证体系的建立，丰富和发展中药理论，振兴中医药事业，推进中医药现代化、国际化进程具有很好的借鉴作用。

4. 重视中药整体性，倡导品质控制体系

"推进中医药标准化建设，建立标准体系，推动我国中医药标准向国际标准转化。"（国发〔2009〕22 号《国务院关于扶持和促进中医药事业发展的若干意见》）这是发展中医药事业面临的重要任务。中药在国际化进程中，除解决重金属、农药残留等有害物质超标问题外，还必须解决中药质量控制与疗效评价标准问题。

万德光学习历代先贤实践总结出的中药品质系统控制的思想，提出以植物化学和药理研究为基础的化学药品质量标准模式，在未来一段时间内仍然是中药质量标准研究的主要内容。但从长远看，从单成分的"微观分析"，向群体集成的"宏观综合分析"发展是一种必然趋势，建立一种综合的品质评价模式将符合中医药事业发展的客观需求。并进一步指出建立中药质量检测标准，对中药产品（药材、饮片、成药）进行严格质量检测，从种源、立地条件、栽培技术、采收加工、制造等中药生产的各环节严格控制，从观念上认识到中药品质是生产出来，这是目前应该倡导采用的中药品质评价模式，也是未来中药品质控制的主要模式。鉴于中药的复杂性、多样性，认知的局限性，我们不能把中药品质评价与保障依赖于终端产品的检测结果，有必要规范种源、立地条件、栽培技术、采收、加工炮制、制造、储运等各环节，建立全程质量保证体系。

鉴于中药材大都来源于生物，无论是野生还是栽培，甚至是 GAP 基地生产品，其质量都难恒定。但作为药品，又必须要求其质量稳定、一致。因此，我们

应该改变传统品质观，逐步推广中药产品的全程质控模式，建立中药品质保证体系，推进实现中药生产全过程安全、有效和可控。

万德光学术思想的特点是在继承中医药传统的基础上，充分利用现代生命科学成就，把传统、零散的中药品质理念用现代语言加以诠释和提升，使之系统化并上升为理论，不但保证了中药的系统性和整体性，而且为中药理论创新和中药标准化找到了一个切入点，科学、有效地指导中药研究和应用，以保证中医临床疗效，这是当前发展中医药的有效途径之一。

学术传承

川派中医药名家系列丛书

万德光

1. 严铸云

严铸云，男，1964 年出生，四川洪雅人。1988 年，毕业于成都中医学院，获学士学位；1995 年，毕业于成都中医药大学，获硕士学位，导师万德光、曾万章教授；1998 年，毕业于成都中医药大学，获中药学博士学位，导师贾敏如教授；2011 年完成 3 年师承学习，为第四批全国老中医药专家万德光学术经验继承人。

严铸云 1988 年本科毕业后分配到四川省洪雅县中医院药剂科工作；1998 年，博士研究生毕业后留校任教，从事中药学教学科研工作至今，历任讲师、副教授、教授。现任成都中医药大学博士研究生导师，四川省学术和技术带头人，世界中医药学会联合会中药鉴定专业委员会理事、中国植物学会药用植物与植物药专业委员会委员、全国中药种子（苗）标准化委员会委员，以及中国生态学会中药资源生态专业委员会、中国自然资源学会天然药物资源专业委员会、四川省植物学会理事、副秘书长。

跟师万德光期间，严铸云得蒙先生青眼有加，协助其完成多部学术著作的编撰工作。参加了万德光主编的《中药品种品质与药效》《药用植物学野外实习纲要》和《中药资源学专论》等专著相关章节撰写，并担任副主编；参加《中药品质研究——理论、方法与实践》和《四川道地中药材志》等专著相关章节撰写，协助万德光先生完成中药品质理论的构建，并担任《中药品质研究——理论、方法与实践》的编委。

在科研教学工作中，严铸云以万德光治学精神为楷模，认真学习和领会中药品种品质与药效相关性和中药品质理论等学术思想的精髓，注重科研服务中医药事业发展和生产实践的需求，重视道地药材的道地性研究，开启了中药微生态研究新领域；提出中药物质基础是植物与内生菌共代谢产物，连作障碍是土壤微生态失衡，应终结于生态平衡的研究思路。先后主持国家、省部级项目 10 余项，负责四川省 7 县的第四次中药资源普查。出版专著和教材 20 余部，其中主编了"十二五"卫生部规划教材《药用植物学》等 4 部，副主编"十三五"全国中医药行业高等教育规划教材《药用植物学》及《中国药用植物志》《中国民族药词典》等 9 部，发表论文 100 余篇。获四川省科技进步奖二等奖 1 项，三等奖 2 项；省教学成果奖一等奖 1 项，二等奖 1 项。

2. 徐国兵

徐国兵，男，1966 年出生，安徽枞阳人。1989 年，毕业于安徽中医学院，获中药学学士学位；1996 年，毕业于成都中医学院，获中药学硕士学位，导师万德光、曾万章教授；2006 年，毕业于中国药科大学，获生药学博士学位，导师王峥涛教授。

1996 年 7 月至今，徐国兵在安徽省（食品）药品检验所（研究院）从事药品、食品检验与研究工作，历任研究室、食品检验室、中药室副主任、主任，现任安徽省食品药品检验研究院业务部副部长、主任药师（正高三级）；安徽中医药大学、安徽医科大学硕士研究生导师；安徽省学术和技术带头人后备人选、安徽省食品药品监督管理系统学术带头人；国家食品药品监督管理局保健食品审评专家、餐饮服务食品安全审评专家、药品注册现场核查专家；安徽省科技项目评审专家，安徽省药品审评专家，药品 GMP、GSP 检查员，食品、保健食品许可检查员；安徽省分析测试协会副秘书长、安徽省药学会理事。

徐国兵主持完成国家中医药管理局课题 1 项（06-07ZP25）、安徽省 2008 年度科技计划项目（08120303003）、2013 年度安徽省自然科学基金（1308085MH171）各 1 项。主持完成《中国药典》2005 年版及 2010 年版一部断血流、牵牛子等多个品种质量标准制定；主持中药新药"栀子总苷""前胡总香豆素"原料及其系列制剂和化学药新药"拉呋替丁""伏立康唑"原料及其系列制剂等多个新药品种的临床前研制。

徐国兵参与完成科技部"重大新药创制"科技重大专项（2009ZX09103-386）、科技部"十五"科技攻关课题（2001BA701A55-18）、国家重大科学仪器设备开发专项（2013YQ22064308）各 1 项；参与完成 2014 年度安徽省自然科学基金（1408085MH199）、安徽省 2014 年第一批科技计划项目（1402052069）各 1 项。主持在研 2018 年度安徽省自然科学基金 1 项（前胡总香豆素对高糖致血管内皮细胞损伤的保护作用及机制研究，1808085MH309）；参与在研国家中医药管理局国家中医药标准化项目 1 项。

徐国兵取得安徽省科学技术奖三等奖 2 项（2009-3-R6，2014-3-R4）；取得
发明专利 2 项（第一专利发明人，ZL200610175454.X，201210002391.1）；取得安
徽省省级科技成果 2 项（10-672-01，08-442-06）；在国内外期刊上发表学术论
文 40 余篇（其中第一作者或通讯作者论文 30 余篇）。

3. 刘友平

刘友平，女，1964 年出生，重庆人。1985 年，毕业于成都中医学院，获学士学
位；1988 年，毕业于成都中医学院，获硕士学位；1999 年，毕业于成都中医药大学，
获中药学博士学位，导师万德光教授；2001 年，获博士后证书，合作导师万德光教
授；2011 年完成 3 年师承学习，为第四批全国老中医药专家万德光学术经验继承人。

刘友平 1988 年硕士研究生毕业后留校任教，从事中药教学科研工作 30 余
年，历任助教、讲师、副研究员、研究员，现为成都中医药大学博士研究生导
师，四川省学术和技术带头人，四川省有突出贡献优秀专家，四川省科技项目评
审专家，国家食品药品监督管理局保健食品审评专家，中国野生植物保护协会野
生药用植物保育委员会副主任委员，世界中医药学会联合会道地药材多维评价专
业委员会常务理事。

师承万德光期间，刘友平亲耳聆听先生教诲，参加了万德光主持的多项国家
级、部省级项目，以及多部学术著作整理撰写工作。完成"九五"攻关项目"远
志药材质量标准规范化研究"；国家"十五"重大科技专项"50 种中药饮片炮制
工艺和质量标准规范化研究"子课题"远志饮片炮制工艺及质量标准规范化研
究"，这两个研究成果分别于 2002 年、2008 年获得四川省科技进步奖二等奖。参
加了成都中医药大学自编教材《中药品质与药效》的编撰；作为副主编完成了
万德光主编的《中药品种品质与药效》相关章节的撰写；完成了《中药品质研
究——理论、方法与实践》相关章节的编写工作。

在科研教学工作中，刘友平以万德光先生的中药品种品质与药效学术思想和
中药品质理论为指导，在研究中注重中药品种，注意研究对象药材的实际采集鉴
定。如对西南地区青椒药材与《中国药典》收载青椒存在的"同名异物"现象进
行澄清；注重药材生物基原、化学品质、药效品质的等同性研究，对多基原药材

质量等同性开展研究，如二基原赤芍、花椒药材的质量等同性研究；注重药材所含有的物质基础即次生代谢产物与中药功效的相关性，以揭示传统中药理论的科学内涵。主持完成国家自然科学基金项目基于陈皮、青皮"一体二用"研究植物次生代谢产物动态变化与中药功效的相关性研究，相关成果于 2015 年获得四川省科技进步奖二等奖。

刘友平先后主持和主研了国家级、部省级科研项目（课题）40 余项（如国家自然科学基金、国家新药基金、国家"十五"重大科技专项、"十一五"国家科技支撑计划、公益性行业科研专项项目、中医药行业科研专项等）；在国内外期刊（SCI/ 核心）上发表学术论文 200 余篇，出版专著 5 部，主编规划教材 2 部，获国家发明专利 9 项，新药证书 3 个，获四川省科技进步奖二等奖 5 次、三等奖 2 次，厅局级科技进步奖 8 次。

4. 徐涛

徐涛，男，1964 年出生，甘肃天水人。1986 年，毕业于华西医科大学，获学士学位；1995 年，毕业于兰州大学药学院，获硕士学位；2001 年，毕业于成都中医药大学，获中药学博士学位，导师万德光教授；2004 年，获北京大学药学院博士后证书。

1986 年本科毕业后，徐涛在兰州大学药学院及浙江理工大学生命科学学院任教，从事中药教学科研工作 30 年，历任助教、讲师、副教授、教授，现为浙江理工大学生命科学学院教授，生物工程研究所所长，校特邀监察员。

师承万德光期间，徐涛参加了万德光主持的国家级、部省级项目，在浙江工作期间先后主持完成国家级项目 2 项，浙江省重点研发项目 1 项，参与国家及省部级项目多项，主持获得浙江省科学技术奖三等奖 1 项，参与获得浙江省科技进步奖 1 项，并多次获学校多种奖励。

在科研教学工作中，徐涛以万德光先生的中药品种品质与药效的学术思想和中药品质理论为指导，注重中药品种，注意研究对象药材的实际采集鉴定。如对四川地区"威灵仙"的品种、品质研究；注重药材生物基原、化学品质、药效品质的等同性研究，如对半夏及铁皮石斛中药材的研究，其中对铁皮石斛的研究已实现产业化。

5. 李萍

李萍，女，1962 年出生，四川井研人。1983 年，毕业于成都中医学院，获学士学位；1989 年，毕业于成都中医学院，获硕士学位；2002 年，毕业于成都中医药大学，获中药学博士学位，导师万德光教授。

李萍本科毕业后被分配到四川省中药学校任教，讲授天然药物化学；1989～2003 年，先后在成都中医药大学科技处、药学院工作。2003 年调入西南交通大学生命科学与工程学院，从事生物学、中药学专业的教学及科研工作至今，研究方向为生物资源与天然药物的研究开发，现为西南交通大学教授，硕士研究生导师。

万德光作为首届国家级教学名师，注重中医药人才的培养。她强调要了解和尊重学生个性，因材施教，真诚地对待每一位学生。受万德光教授的影响，2016 年李萍选择了教学岗位并将主要精力转为教学，带领生命科学团队钻研教学理念的创新和改革，先后获得学校优秀团队奖一等奖、二等奖，发表教学论文 6 篇。在教学上得到学生和学校的充分肯定。

李萍主持国家科技攻关项目子项目 1 项，四川省科技厅项目 2 项。主研国家科技合作与交流项目 1 项，国家自然科学基金项目 3 项。参与其他项目 15 余项。以第一作者发表科研论文 40 余篇，其中包括 SCI、EI 等收录。先后获得省级科技进步奖二等奖 1 项，三等奖 3 项，其他奖项 2 项。

6. 裴瑾

裴瑾，女，1970 年出生，四川成都人。1993 年，毕业于吉林农业大学，获学士学位；1999 年，毕业于成都中医药大学，获硕士学位；2002 年，毕业于成都中医药大学，获中药学博士学位，导师万德光教授。

2002 年博士研究生毕业后，裴瑾留校任教从事中药教学科研工作，历任助教、讲师、副教授、教授，现为成都中医药大学博士研究生导师、讲席教授，四川省中医药学术技术带头人，国家基本药物中药资源动态监测和信息服务体系专家委员会委员，国家中药材产业扶贫技术指导专家，世界中医药学会联合会道地药材多维评价专委会常务理事、副秘书长，中国药学会中药资源委员会委员，中国植物学会药用植物及植物药专业委员会委员，中国中药协会中药材种子种苗专业委员会委员。

裴瑾参加了万德光主持的多项国家级、部省级项目，以及多部学术著作的整理撰写工作。完成国家"十五"重大科技专项"50 种中药饮片炮制工艺和质量标准规范化研究"子课题"远志饮片炮制工艺及质量标准规范化研究"，研究成果于 2008 年获得四川省科技进步奖二等奖；参加申报、实施国家自然科学基金项目"同基原多部位入药桑类药材质量评价系统及评价模型研究"和"川木通品种、成分与药效、毒性的关联分析"，以及药用植物种质资源标准化整理、整合及共享试点（子项目）——威灵仙、川楝子种质资源标准化整理、整合及共享试点；参加国家中医药管理局项目"活血温里复方中温里药提高活血药生物利用度的研究"，并于 2006 年获得四川省科技进步奖二等奖；开展银杏叶、银耳等中药资源的开发利用研究，成功研制"白珥金首乌银耳胶囊"，2011 年获批国家保健食品；参加万德光主编的《药用植物野外实习纲要》《四川道地药材志》《中药品种品质与药效》《中药品质研究——理论、方法与实践》等专著相关章节撰写。

万德光提出"中药品质的环境饰变论"和"中药品质的传承与发展论"，让裴瑾在红花产地变迁的历史与现状研究中深受启发，提出了"生物合成功能基因响应环境胁迫导致有效成分累积变化，是红花道地产区形成与变迁的内生驱动力"的假说，获得国家自然科学基金资助。裴瑾长期围绕红花的种质资源开展生物多样性、有效成分生物合成功能基因的挖掘、红花品质形成的生物学机制开展研究。

裴瑾作为国家中药种质资源库技术负责人，参与该库的设计、建设及运行，有效保存我国中药战略资源；作为中药资源四川省青年科技创新团队带头人，先后主持和主研了国家级、部省级科研项目（课题）20 余项；在国内外期刊上发表学术论文 100 余篇，出版专著、教材 15 部，其中主编规划教材《中药资源学》等 3 部，获保健食品证书 1 个，获四川省科技进步奖一等奖 1 项、二等奖 3 项。

7. 陈新

陈新，男，1964 年出生，四川涪陵人，九三学社社员。1985 年，毕业于四川大学生物学专业，获学士学位；1993 年，毕业于四川大学生物学专业，获硕士学位；2003 年，毕业于成都中医药大学，获中药学博士学位，导师万德光教授。

1985 年学士毕业后，陈新到成都中医药大学任教，从事药用植物学教学科研工作已 30 余年，历任助教、讲师、副教授、教授，现为成都中医药大学硕士研究生导师，四川省中医药管理局学术和技术带头人后备人选，四川省植物学会理事。

师从万德光期间，陈新参加万德光主持的多项国家级、部省级项目，以及多部学术著作整理撰写工作。作为副主编完成万德光主编的《药用植物学野外实习纲要》的撰写。

在科研教学工作中，陈新先后主持和参加了国家级、部省级科研项目（课题）多项；在国内外期刊（SCI/ 核心）发表学术论文 20 余篇，主编规划教材 2 部。

8. 黄林芳

黄林芳，女，1972 年出生，湖南张家界人。1995 年，毕业于湖南中医学院，获学士学位；2000 年，毕业于湖南中医学院，获硕士学位；2003 年，毕业于成都中医药大学，获中药学博士学位，导师万德光教授；2007 年，获日本京都大学博士后，合作导师小泉昭夫教授。

2003 年博士研究生毕业后，黄林芳在中国医学科学院药用植物研究所从事中药资源教学科研已 15 年，历任助理研究员、副研究员、研究员，现为中国医学科学院药用植物研究所博士研究生导师，教育部"长江学者和创新团队发展计划"及"协和学者创新团队"、医科院医学与健康科技创新工程"创新中药发现与研发协同创新团队"学术骨干；国家"重大新药创制"重大专项评审专家；世界中医药学会联合会中药新药创制专业委员会理事，世界中医药学会联合会经皮给药专业委员会理事。

黄林芳主持完成国家自然科学基金面上项目 2 个："地理格局及生态驱动揭示肉苁蓉品质生态型机理"及西洋参不同产地品质相关"地理特异性基因群"的发掘，主研完成国家自然科学基金重点项目"道地药材形成的生物学实质"；同时在科研教学工作中，传承了万德光先生的中药品种品质与药效的学术思想和中药品质理论，创新性地提出了新学科——中药品质生态学，旨在从生态系统思维角度保障与提高中药材品质，探索中药品质与生态系统的相互联系及其作用机理，并成功应用于肉苁蓉、锁阳、黄花蒿、西洋参等多种道地药材的研究中。

　　黄林芳主持和主研国家级、部省级科研项目（课题）30 余项（如国家自然科学基金、重大科技专项、"十一五"国家科技支撑计划、公益性行业科研专项项目、中医药行业科研专项等）；在国内外期刊（SCI/ 核心）发表学术论文 200 余篇，出版专著 15 部，获授权专利 23 项。获中国中西医结合学会科学技术奖二等奖 1 次、中国民族医药学会科学技术奖二等奖 1 次、中华中医药学会科学技术奖三等奖 1 次、广东省科学技术奖二等奖 1 次、广州市科学技术进步奖二等奖 1 次。

9. 苟占平

　　苟占平，男，1970 年出生，甘肃临洮人。1993 年、1999 年，本科及研究生皆毕业于兰州医学院，分别获学士学位、硕士学位；2004 年，获成都中医药大学中药学博士学位，导师万德光教授。

　　1993 年至 1996 年在甘肃医药（集团）公司临夏州分公司任药师；1999 年至 2001 年在广东医科大学广东天然药物研究开发重点实验室任助教；2004 年至 2005 年在暨南大学药学院任讲师；2006 年至今历任广东医科大学药学院副教授、教授；现为广东医科大学硕士研究生导师、生药学教研室主任，广东省科技厅、教育厅、东莞市科技局科技项目评审专家，四川省、江苏省科技奖评审专家，教育部学位中心论文评审专家，世界中医药学会联合会道地药材多维评价专业委员会理事。

　　苟占平主讲《药用植物学》《生药学》《中药鉴定学》等课程并从事中药品种品质与资源研究工作。擅长萝藦科 Asclepiadaceae 鹅绒藤属 *Cynanchum* L.、忍冬科 Caprifoliaceae 忍冬属 *Lonicera* L.、凤尾蕨科 Pteridaceae 的原植物鉴定。以第一作者或通讯作者在《中草药》《中药材》、*Chinese Chemical Letters*、*Magnetic Resonance in Chemistry* 等期刊发表研究论文 40 余篇，近年来主持广东省自然科学基金项目、广东省科技计划项目、广东省精品视频公开课程项目、东莞市科技计划项目各 1 项，参与国家自然科学基金及省部级课题多项，主编了《药学实验指导》（科学出版社），参编《生药学》（第 1 版、第 2 版，科学出版社，副主编）、《药用植物学》（人民卫生出版社、科学出版社各 1 部，副主编）、《生药学实验》（科学出版社，副主编）、《药用植物学实验》《药用植物与中药鉴定》《中药品质理论研究与实践》《中国药用植物志》等教材和著作，主持的"半边旗质量标准研究"已被广东省食品药品监督管理局批准收载为广东省地方习用药材标准。"甘肃鹅绒藤属药用植物资源研究"获 2003 年甘肃省黄甫谧中医药科技奖二等奖，"粤产草药半边旗抗癌作用的系统研究"获 2013 年广东省科学技术奖三等奖。

10. 高平

高平，女，1963 年出生，贵州人。1983 年，毕业于贵州大学，获学士学位；1987 年，毕业于贵州大学，获硕士学位，导师郭振中教授；2001 年，毕业于四川大学，获博士学位，导师刘世贵教授；2005 年，获成都中医药大学博士后学位，导师万德光教授。

高平现任四川大学硕士、博士研究生导师，兼任世界中医药学会联合会道地药材多维评价专业委员会理事，西藏自治区藏医药与高原生物省部国家共建实验室特聘教授。至今主要从事中药、植物药、天然功能性食品、天然化妆品等产品的研究开发和技术服务，以及高品质植物提取物和高纯度天然活性成分及其化学衍生物的生产工艺研究。

高平长期从事中药等药用天然产物药理研究、功效成分分离纯化研究工作，主要致力于包括植物药、天然保健品、天然化妆品等产品的研究开发和技术服务，以及高品质植物提取物和高纯度天然活性成分及其化学衍生物的生产工艺研究。已成功研究开发了天然产物 EGCG、三七素、1–DNJ、五味子醇甲等产品的生产工艺；开展了几十种中药化学成分分离鉴定和质量控制评价工作。已主持、参与并完成"十一五"国家科技支撑计划课题子课题、国家星火计划项目、国家863 项目、国家自然科学基金等多项国家、省部级项目。在国内外核心学术期刊公开发表科研论文 60 余篇（30 余篇为 SCI 收录）；申报国家发明专利 40 余项（30余项已获授权）。已培养博士、硕士等研究型人才数十人。

师承万德光期间，高平参加并完成了万德光主持的四川省教育厅自然科学科研项目"一种昆虫（PC）类雌激素效应的研究"；主持国家自然科学基金面上项目"蓖麻籽抗雌鼠生育作用及有效活性物质研究"，参与主持西藏自治区科技厅重点项目"超临界二氧化碳提取常用藏药紫草、藏菠萝花工艺研究"、国家科技支撑计划课题"藏菠萝花抗贫血抗氧化药物的研制及应用技术研究"等课题。

11. 李羿

李羿，男，1969 年出生，四川成都人。1991 年，毕业于四川轻化工学院，获学士学位；1997 年，毕业于四川大学生物工程系，获理学硕士学位；2005 年，毕业于成都中医药大学，获医学博士学位，导师为万德光教授。

李羿先后在成都地奥制药公司新药开发部，从事基因工程药物的新药研究开发；在成都证券有限责任公司，从事医药行业和医药上市公司的投资分析。博士研究生毕业后到成都医学院从事中药学教学科研工作 13 年，历任助理研究员、副教授、教授，现为成都医学院硕士研究生导师，生药教研室主任。现为四川省学术技术带头人后备人选，"西部之光"访问学者，世界中医药学会联合会中药（天然药物）发酵研究专业委员会常务理事，世界中医药学会联合会道地药材多维评价专业委员会理事，四川省植物学会药用植物保护与利用专业委员会委员，四川省专家服务团专家，四川省科技专家库专家，成都市科技评估技术中心技术专家，成都医学院学术委员会委员，《成都医学院学报》《山东科学》《化学研究与应用》审稿专家，成都医学院药用植物学教学团队负责人，基于老年疾病的川产道地药材多维品质评价研究团队负责人。

攻读博士学位期间，在导师万德光的悉心指导下，李羿完成了导师主持的国家科技攻关项目（攀西地区特色生物资源综合开发与示范——中药茯苓的研究）的部分研究工作。参与万德光主编的教材《药用植物学野外实习纲要》和论著《中药品质研究——理论、方法与实践》《四川道地中药材志》的编写工作。

李羿作为课题负责人，主持省部级科研课题 2 项，厅局级科研课题 4 项，校级科研课题 1 项；省级教改课题 3 项和校级教改课题 5 项。以第一作者或通讯作者发表学术论文 30 篇，教改论文 2 篇；作为编委和编写者，出版专著 3 部；主编教材 1 部，副主编教材 1 部，参编教材 6 部；以第一发明人获国家发明专利授权 1 项。积极参加学术交流活动，在第三届和第五届中医药现代化国际科技大会上分别做了《从民族药产业链试论民族药材生产》和《试论藏药的品质评价》的大会学术报告。

12. 杨林

杨林，男，1974 年出生，甘肃临泽人。1996 年，毕业于兰州医学院药学系，获学士学位；2002 年，毕业于兰州医学院，获硕士学位；2005 年，毕业于成都中医药大学中药学专业，获博士学位，导师万德光教授。

2006 年杨林在兰州理工大学生命科学与工程学院制药工程专业从事教学科研工作，至今已 12 年，现为兰州理工大学副教授，硕士研究生导师。

师承万德光期间，杨林参加了万德光主持的项目"中药威灵仙药材质量标准规范化研究"；参与万德光主编的《中药品种品质与药效》相关章节的撰写。

在科研教学工作中，杨林注重中药品种，注意研究对象的采集鉴定。如对陇东棉团铁线莲、兰州连城二色补血草、陇南岷壳花椒等的采集与鉴定；注重药材化学品质、药效品质研究，完成中药棉团铁线莲有效物质基础研究、棉团铁线莲皂苷抗肿瘤作用研究等。

杨林先后主持和参与了国家级、部省级科研项目 10 余项（如国家自然科学基金、甘肃省自然科学基金；在国内外期刊（SCI/ 核心）发表学术论文 30 余篇，出版专著 1 部。

13. 杨明

杨明，男，1962 年出生，四川成都人。1983 年，毕业于成都中医学院，获学士学位；1988 年，毕业于成都中医学院，获硕士学位；2001 年，毕业于成都中医药大学，获博士学位；2002 年在导师万德光的指导下，进入重庆太极集团博士后工作站，3 年后完成博士后研究工作。1983 年大学毕业后留校任教，从事中药教学科研工作已 30 年，现为江西中医药大学副校长，博士生导师，享受国务院特殊津贴专家，江西省高等学校首批"井冈学者"特聘教授，"赣鄱英才 555 工程"领军人才，创新药物与高效节能降耗制药设备国家重点实验室常务副主任，现代中药制剂教育部重点实验室主任。

杨明从本科学生时代开始，即受师恩，万德光教授亦师亦母，授业解惑，指导杨明的事业成长、职业发展方向，共同探讨中药现代化的思路、途径和存在问题。针对太极集团大品种藿香正气液，设计二次开发策略与方案。针对现代社会装修带来的污染，开发消除甲醛的中药天然络合剂，并实现产业化。开展经典名方大麦甘枣汤的基础和二次开发研究，为抑郁、焦虑患者提供了安全、有效的保健食品。

在科研教学工作中，杨明以万德光中药品种品质与药效的学术思想和中药品质理论为指导，聚焦国家重大需求及地方发展战略，坚持"理论－原理－工艺－技术－标准－装备"六位一体研究特色，致力于中药炮制的传承、炮制原理的探究、炮制工艺装备创新、传统剂型二次开发、中药复方释药系统、制药装备等领域的研究35年。主持完成了973计划子课题、863计划子课题、支撑计划、重大新药创制、国家自然科学基金等国家重大重点项目30余项；授权国家发明专利62项；在国内外主流期刊发表学术论文500余篇（SCI收录53篇，影响因子为25），主编专著、教材18部；获部省级科技奖励18项；开展企业技术服务100余项，成功开发20余种创新药物、饮片和健康产品。

在中药炮制传承创新研究方面，牵头组织全国54家炮制传承基地启动实施了我国首个国家级中药炮制技术传承基地建设工作；系统整理220余部本草古籍，传承挖掘传统理论和工艺50余项，收藏复制传统炮制器具78件，系统阐释"三适"理论、药汁制理论和炮制调性理论；构建炮制新技术10项、优化炮制工艺23项、建立特色炮制技术规范39种、制定国家药典标准2项、研制炮制特色化装备5台（套）、研制新型饮片12种，申报授权国家发明专利7项，有效实现特色炮制技术的传承、创新与转化，创造产值12.38亿元。

在中药制剂理论与工程技术研究方面，杨明创立了创新药物与高效节能降耗制药设备国家重点实验室；构建"证、方、剂"对应的中药制剂复方释药设计理论新体系，创新中医药理论指导中药制剂研究与开发思路，成果收录于全国中医药行业高等教育"十三五"规划教材《中药药剂学》，应用于复方羊角缓释片、复方明智多元释药片等8个重点品种的二次开发和技术升级；开展减压提取、低温浓缩、复合多层干燥等系列中药制剂工程化和产业化关键技术研究，对成熟技术进行了规范化和标准化研究，开发制药装备12台（套），其中挥发油提取率平均提高30%以上，丸剂干燥时间平均降低60%以上，成功实现了降能耗、提效率、优工艺目标，已应用于江中集团、北京同仁堂等20余家企业，创造产值10亿余元。

14. 马云桐

马云桐，男，1963 年出生，四川西充人。1985 年，毕业于成都中医学院，获学士学位；2001 年，毕业于四川工商学院工商管理硕士班；2006 年，毕业于成都中医药大学中药学专业，获博士学位，导师万德光教授。

1985 年本科毕业后，马云桐被分配到四川省中药学校从事教学管理工作，历任助教、讲师、高级讲师及教务管理工作人员；2006 年博士毕业后到成都中医药大学药学院工作，现任教授，硕士、博士研究生导师，药用植物园主任；西藏国家高原微生物国家地方联合工程研究中心副主任。现为四川省、重庆市科技厅项目评审专家，四川省食品药品安全监测及审评认证中心药品注册检查专家，四川省植物学会药用植物资源保护与利用专业委员会秘书，世界中医药学会联合会道地药材多维评价专业委员会理事。

马云桐秉承万德光的学术思想和精神，自 2006 年以来主要从事教学及中药资源领域相关研究；中药的品质、种质资源的保存与利用、新药研发等研究工作；主讲中药资源学、药用植物学、植物生理学、中药资源经济学等课程。参加"国家中药种质资源库建设项目"（主研）、国家科技重大专项重大新药创制"痴呆脑络重塑组分候选新药创制——通络醒脑微丸的研究"（课题负责人）、科技部"灾区药材资源恢复重建与综合开发利用研究及示范——厚朴种植恢复重建关键技术研究与示范"（课题负责人之一）、科技部"青稞红曲的制备与质量研究"（课题负责人）、四川省科技厅"巴州区道地中药材虎杖种植技术集成及产业化示范项目"（课题负责人）、四川省科技厅"中药材川牛膝规范化种植关键技术研究"（课题负责人）等课题。参编《中国珍稀濒危药用植物资源调查》《雅连种质与致危评价》《药用植物栽培学》《药用植物资源学》《中药资源学》等论著；发表学术论文 50 余篇，获得发明专利 3 项、外观设计专利 3 项。

15. 王祥培

王祥培，男，1975 年出生，贵州天柱人。2000 年，毕业于贵阳中医学院，获学士学位；2003 年，毕业于贵阳中医学院，获硕士学位；2006 年，毕业于成都中医药大学中药学专业，获博士学位，导师万德光教授。

2003 年硕士毕业后，王祥培在贵阳中医学院任教，从事中药及生药教学科研工作已 15 年，历任助教、副教授、教授（三级），现为贵阳中医药大学硕士研究生导师，广州中医药大学兼职博士生导师，贵州省第九批优秀青年科技人才，黔东南州科研院所智库专家，国家自然科学基金项目评审专家，国家科技项目评审专家，贵州省科技项目评审专家，国家级星创平台卡农云创业导师，*Natural Product Research*，*Biochemical Systematics and Ecology*，*Pharmaceutical Biology* 等 SCI 期刊及《中国实验方剂学杂志》审稿人，中国民族医药学会苗医药分会理事，世界中医药学会联合会道地药材多维评价专业委员会理事，桂粤湘黔滇五省（区）壮瑶药协同创新专家联盟副理事长，贵州省苗医药学会理事，贵阳中医药大学中药生药学学科带头人。

王祥培注重传承万德光提出的"中药品种品质与药效相关性理论"及"中药品质研究理论"，以威灵仙、头花蓼、艾纳香、艾片、芭蕉根等中药材及民族药材为研究和分析对象，将药材的品种、品质、药效、毒性与资源有机结合起来，建立体现中医药、民族医药特色的药材综合评价体系，传承和归纳出中药及民族药的"品种不同、品质有别、药效相异""品种相同、品质有别、药效相似""品种不同、品质有别、药效相异、毒性有别""品种相近、品质相同、药效相似、毒性有别""品种相同、品质相同、药效相似""品种相同、品质有别、药效相异""品种相同、品质相同、药效相异"等差异性理论模式。相关成果获贵州省科技进步奖三等奖及贵阳市科技进步奖三等奖。苗药芭蕉根的研究成果被《科技日报》《中国科技网》等媒体宣传报道。

王祥培先后主持国家自然科学基金 3 项，省级科研项目 6 项，市级项目 2 项，为贵州省国内一流课程建设项目《中药（民族药）的液相指纹图谱识别技术》负责人。获技术发明专利授权 5 项，在国内外刊物上发表论文 140 余篇（SCI、EI、ISTP 收录 10 余篇）。主编教材 1 部，副主编教材 1 部，参编教材 4 部。获贵州省科技进步奖三等奖、贵阳市科技进步奖二等奖、三等奖及贵州省教学成果奖一等奖、贵阳中医学院教学成果奖一等奖、二等奖、三等奖各 1 项。

16. 王光志

　　王光志，男，1976 年出生，甘肃榆中人。2000 年，毕业于甘肃中医学院，获学士学位；2003 年，毕业于成都中医药大学，获生药学硕士学位；2006 年，毕业于成都中医药大学，获中药学博士学位。

　　王光志 2006 年博士毕业后留校从事教学科研工作至今。历任讲师、副教授、教授。现为成都中医药大学硕士研究生导师，世界中医药学会联合会道地药材多维评价专业委员会理事，第四次全国中药资源普查指导专家组成员。

　　王光志博士在读期间，有幸亲聆万德光先生指导，参加了万德光主持的多项国家级、部省级项目研究，以及多部学术著作整理编撰工作。作为主研完成国家"十五"重大科技专项"50 种中药饮片炮制工艺和质量标准规范化研究"子课题"远志饮片炮制工艺及质量标准规范化研究"，该研究成果于 2008 年获四川省科技进步奖二等奖。作为编委完成万德光主编的《中药品种品质与药效》《中药品质研究——理论、方法与实践》两部专著相关章节的编写工作。

　　在科研教学工作中，王光志坚持以万德光"中药品种品质与药效""学术思想"和"中药品质理论"为指导，先后主持和主研了国家级、部省级科研项目（课题）10 余项（如国家自然科学基金、教育部青年教师基金、中医药行业科研专项等）；发表学术论文 10 余篇，主编规划教材 1 部，副主编规划教材 1 部。

17. 国锦琳

　　国锦琳，男，1976 年出生，山东莱州人。1999 年，毕业于四川大学，获学士学位；2004 年，毕业于四川大学，获硕士学位；2007 年，毕业于成都中医药大学，获中药学博士学位，导师万德光教授；2017 年，获博士后证书，合作导师沈才洪教授及高工、彭成教授。

　　国锦琳 2007 年博士研究生毕业后留校任教，从事中药教学科研工作已 10 余年，历任讲师、副教授、教授，现为成都中医药大学博士研究生导师，四川省学术和技术带头人后备人选，四川省科技项目评审专家，中国药学会动物药专业组副主任委员，四川省林学会副理事长、中国中药协会中药材检测与认证专委会副秘书长、世界中医药学会联合会中药专委会理事、世界中医药学会联合会道地药材多维评价专业委员会理事、四川省植物学会理事等。

师承万德光先生期间，国锦琳参加了万德光主持的多项国家级、部省级项目，以及多部学术著作整理撰写工作。完成国家自然科学基金项目"川木通的品种、成分与药效、毒性的关联分析"，研究成果被《中国药典》2010 年版收载。参加万德光主编的《四川道地中药材志》《中药品种品质与药效》的相关章节撰写；完成了《中药品质研究——理论、方法与实践》相关章节的编写工作。

在科研教学工作中，国锦琳以先生"中药品种品质与药效"学术思想和"中药品质理论"为指导，在教学中继承了万德光首创的《药用动物学》并进一步进行完善；在研究中注重中药品种品质评价与新技术的结合。如在冬虫夏草品种品质评价中首次引入蛋白质组技术筛选指标性蛋白质并进一步应用 ELISA 技术定量评价其品质，丰富了动物药等蛋白质丰富药材的品种品质评价方案。对冬虫夏草药材形成研究，在前人研究的基础上从转录组和蛋白组角度挖掘关键基因和关键蛋白质，揭示冬虫夏草形成的科学内涵。推动万德光提出的"中药资源可持续利用理论与实践"的实施，成功制定了野生南五味子可持续采集方案并实施，建立了野生南五味子可持续利用模式，成为首个获得美国有机认证的中药材，连续出口美国市场 10 余年，丰富了万德光的中药资源理论实践。

国锦琳先后主持和主研了国家级、部省级科研项目（课题）20 余项（如 3 项国家自然科学基金、国家新药创制计划等）；在国内外期刊（SCI/核心）发表学术论文 50 余篇，出版专著 3 部，主编规划教材 1 部，获国家发明专利 10 项，参与创制新药 2 个，开发产品转化产值过亿项目 2 个，获四川省科技进步奖二等奖 1 次、三等奖 1 次，厅局级科技进步奖 2 次。

18. 唐远

唐远，男，1979 年出生，四川乐山人。2001 年，毕业于成都中医药大学国家理科基础科学研究和教学人才培养中药学基地班，获学士学位；2004 年，毕业于成都中医药大学，获硕士学位；2007 年，毕业于成都中医药大学，获中药学博士学位，导师万德光教授。

2007 年博士研究生毕业后，唐远在美国 Phyto–tech 生物科技公司担任中国区协调员，现为上海肯森国际贸易有限公司董事，威远远恒种植有限公司总经理，乐山东风汽车电器有限公司总经理，四川省乐山市知识分子联谊会理事，四川省乐山市新生代企业家商会理事，四川省乐山市市中区新的社会阶层联谊会副会长。

师承万德光期间，唐远参加了其主持的国家自然科学基金项目，在该项目研究中，通过商品和原植物调查对市售川木通品种和作川木通入药的原植物进行了品种整理；通过毒性和药效学试验，考察了川木通用药的安全性，并对其主要功效进行了研究，筛选活性部位，并在此基础上开展化学成分研究，初步建立了相应的质量评价标准，为科学评价川木通质量提供了依据。

在工作中，唐远谨记万德光的话："做好学问，首先要做好人。"并贯彻始终，同时注重理论和实践相结合。在实践工作中遵从万德光提倡的博采他学、勇于创新，将自己所学与社会、行业需求相结合，服务于社会。

19. 徐敏

徐敏，女，1972年出生，四川资阳人。1993年，毕业于成都中医学院，获学士学位；2007年，毕业于成都中医药大学，获硕士学位，导师万德光教授。

1993年本科毕业后，徐敏到成都市第三人民医院从事医院中药师工作，历任中药师、主管中药师、副主任中药师、主任中药师，现为成都市第三人民医院药学部副主任，四川省中医药管理局第五批学术和技术带头人后备人选，担任四川省中医药学会理事，成都市药学会中药天然药物专委会副主任委员，成都中医药学会中药临床药学专委会副主任委员，成都市药事质控中心专家。

在万德光的"中药品种品质与药效"学术思想和"中药品质理论"指导下，徐敏以中药品质对临床用药安全性和有效性的影响为研究方向，积极开展科研工作。先后主持和主研了成都市卫生局课题2项、国家中医药管理局课题1项，目前在研项目包括国家自然科学基金、四川省医学科研课题各1项；获得成都市医学科技奖三等奖1项，在省（部）级以上刊物发表学术论文10余篇。

20. 刘毅

刘毅，男，1963年出生，四川资阳人。1983年，毕业于成都中医学院，获学士学位；2008 年，毕业于成都中医药大学，获中药学博士学位，导师万德光教授。

1983 年毕业后从事中药教学科研工作已 30 多年，历任助教、讲师、高级讲师、副教授，现为重庆邮电大学硕士研究生导师，成都中医药大学硕士研究生导师。

刘毅参加了万德光主编的《药用植物学野外实习纲要》的相关章节撰写工作，在书中加入了重庆的相关药用植物，并在本书的理论指导下，带领学生完成了多批次重庆金佛山野外实习的工作。

博士师承万德光期间，刘毅参加了万德光主编的《中药品种品质与药效》相关章节的撰写；在万德光亲自指导下，完成了博士论文——《款冬花的规范化栽培及质量标准的系统研究》。随后，参加了万德光的《中药品质研究——理论、方法与实践》相关章节的编写工作，体会到先生的中药品质理论指导研究实践的重要意义。

科研教学工作中，刘毅认真学习万德光"中药品种品质与药效"学术思想，主持科技部重大专项研究子项目；主持并完成省部级科研、教改项目 3 项；主持横向项目"巫溪款冬花 GAP 研究"，获得国家认证。参加重大基础项目——中草药与民族药标本的收集、整理与保存研究。负责重庆邮电大学中药专业建设工作。主持并完成重庆邮电大学中地共建、重点课程建设、重点教材建设等多个项目。主编专著 1 部、教材 1 部，参编国家级、省部级教材各 1 部，公开发表专业文章（包括 SCI 收录）40 余篇。

21. 杨文宇

杨文宇，男，1973 年出生，四川营山人。1997 年，毕业于成都中医药大学中药学专业，获学士学位；2003 年，毕业于成都中医药大学，获硕士学位；2008 年，毕业于成都中医药大学中药学专业，获博士学位，导师万德光教授。自 2003 年硕士研究生毕业后至今，在西华大学制药工程系从事教学科研工作。

攻读博士学位期间，杨文宇时时受先生"教书与育人并重，言传与身教并重，做学问与做人并重，教学与科研并重"的名师风范感染、激励和鞭策，勉力奋进，参加了万德光主持的国家自然科学基金项目"同基原多部位入药的桑类药材质量评价系统及评价模型研究"，参与《中药品种品质与药效》《中药品质研究——理论、方法与实践》等专著部分章节的编写工作，并曾获 2008 年度成都中医药大学优秀博士学位论文一等奖。

杨文宇先后主持、主研了科研项目 10 余项，发表学术论文 50 余篇，出版专著 1 部，获国家发明专利 5 项，获四川省科技进步奖二等奖 1 项。

22. 游元元

游元元，女，1974 年出生，四川成都人。1996 年，毕业于华西医科大学药学院药学专业，获理学学士学位；2004 年，毕业于四川大学华西药学院生药学专业，获理学硕士学位；2008 年，毕业于成都中医药大学药学院中药学专业，获博士学位，导师为万德光教授。

2004 年至今，游元元在成都医学院药学院任教，历任助教、讲师、副教授、教授。现为成都医学院硕士研究生导师，第四批四川省中医药管理局学术和技术带头人后备人选，世界中医药学会联合会道地药材多维评价专业委员会会员，四川省植物学会会员，四川药用植物保护与利用学会会员，成都医学院学术委员会委员。

攻读博士学位期间，游元元参加了万德光先生主持的国家自然科学基金面上项目"同基原多部位入药桑类药材质量评价系统及评价模型研究"、国家科技基础条件平台工作项目"药用植物种质资源标准化整理、整合及共享试点——川楝子、苦楝子（子项目）"的研究工作；参加了万德光主编的专著《中药品种品质与药效》《中药品质研究——理论、方法与实践》相关章节的撰写。

在此后的科研工作中，以万德光先生的学术思想为指导，继续进行中药品种、品质、药效与资源研究，主持完成国家自然科学基金青年科学基金项目"中药橘叶抗乳腺炎的药效机制研究及基于多策略数据挖掘系统的'谱-效'关系构建"、四川省教育厅科研项目"多品种川陈皮化学品质与效用品质的关联分析""四川安岳两种柑橘属优势特色作物废弃叶的药用研究"、四川养老与老年健康协同创新中心项目"透骨草引药'透骨'治疗老年退行性骨关节病之机制初探"等多项科研课题。

23. 颜永刚

颜永刚，男，1978 年出生，陕西咸阳人。2002 年，毕业于陕西中医学院，获学士学位；2005 年，毕业于陕西中医学院，获硕士学位；2008 年，毕业于成都中医药大学，获中药学博士学位，导师万德光教授。

颜永刚 2008 年博士研究生毕业后于陕西中医药大学任教从事中药教学科研工作已 10 余年，历任讲师、副教授、教授，现为硕士研究生导师。为国家自然科学基金委员会同行评议专家，中华中医药学会中药鉴定学学会理事，中药商品学学会常务理事，陕西省药学会理事，陕西省植物学学会理事，陕西省中药资源普查专家委员会委员，陕西省中小企业首席工程师，陕西省"三区"科技人才，中药鉴定学校级重点学科后备带头人。现系陕西中医药大学药学院中药鉴定教研室主任。

颜永刚主要从事《中药鉴定学》《中药商品学》《药用植物学》《中药材加工与养护学》教学，以及中药品种品质与资源开发研究工作。长期对《中国药典》收载品种桃仁、大黄、黄芩、重楼、远志、五味子、柴胡等品种进行系统分析研究，包括多成分定量分析和指纹图谱研究，同时还对中药材种植进行深入研究，具有丰富的中药质量标准制定和中药材种植经验。先后承担和参与国家自然科学基金委、国家中医药管理局，以及陕西省科技厅、省教育厅、省中管局、咸阳市科技局等 20 多项科研项目。目前发表学术论文 80 余篇，参与教材与专著编写 10 余部。获陕西高等学校科学技术奖二等奖、三等奖各 1 项，咸阳市科学技术奖一等奖 1 项；制定陕西省中药材标准 1 项。

24. 赵云生

赵云生，男，1974 年出生，山西闻喜人。1997 年，毕业于山西农业大学药用植物专业，获学士学位；2005 年，毕业于成都中医药大学，获硕士学位；2009 年，获成都中医药大学中药学博士学位，导师万德光教授。

1997 ～ 2009 年，赵云生在山西省农业科学院经济作物研究所从事中药材研究工作，2009 年入职宁夏医科大学从事中药教学科研工作，历任研究实习员、助理研究员、讲师、副教授、教授，现为宁夏医科大学硕士研究生导师，宁夏回药现代化工程技术研究中心回药方剂与资源室主任，中国民族植物学会理事，中国民族医药学会科普分会理事，中国中药协会中药材种子种苗专业委员会委员，国家自然科学基金委通信评审专家，教育部学位中心学位论文通讯评议专家，宁夏药学会中药资源委员会副主任委员，国家中医药管理局回药学重点学科学术带头人。

师承万德光期间，赵云生参加了万德光主持的国家级、部省级项目，以及学术著作整理撰写工作。从远志种子质量标准、需肥需水规律、生长动态等方面进行了远志高产途径研究，对远志药材进行了系统质量评价研究，采用 AFLP（amplified fragment length polymorphism）技术、毛细管电泳技术、植物等位酶分析技术在 DNA、蛋白质与等位酶三个层次分别对远志种质资源遗传多样性进行了研究，克隆了远志鲨烯环氧酶基因部分序列，完成了《中药品质研究——理论、方法与实践》相关章节的编写工作。

在科研教学工作中，赵云生以万德光"中药品种品质与药效"学术思想和"中药品质理论"为指导，在研究中注重中药品种，注意研究对象药材的实际采集鉴定。如对西北地区麻黄药材质量与生境关系的研究；注重药材生物基原、化学品质、药效品质的等同性研究，对《中国药典》收载的中麻黄与草麻黄各质量因子或环境因子开展研究，对远志栽培质量影响因子进行研究；注重药材所含次生代谢产物与中药生物效价研究，以揭示传统中药理论的科学内涵。

赵云生先后主持或主研各级科研项目 30 余项，其中主持国家自然科学基金等 4 项国家级项目，6 项省部级、6 项厅局级、1 项所级科研项目，主研科研项目 13 项，发表学术论文 70 余篇，参与申报专利 17 项，授权 6 项，鉴定科技成果 2 项，选育并审定远志新品种 1 个，主编专著 1 部，参编专著 1 部，参编教材 3 部。参加全国第四次中药资源普查工作，为宁夏中药资源普查第二普查大队技术负责人，先后组织 130 余人对所负责项目县中药资源进行了系统调查。

25. 滕建北

滕建北，男，1972 年出生，广西玉林人。1994 年，毕业于厦门大学，获学士学位，2004 年，毕业于广西中医学院，获硕士学位；2009 年，毕业于成都中医药大学，获博士学位，导师万德光教授。

滕建北 2004 年硕士毕业后留校，于广西中医学院任教，主要从事中药鉴定、生药学、中药资源学教学和科研工作，是广西中医药大学中药鉴定学、生药学相关方向硕士研究生导师。

师承万德光期间，滕建北参加了万德光主持的多项国家级、部省级项目，以及学术著作整理工作，如参加了国家科技基础条件平台项目"药用植物种质资源标准化整理、整合及共享试点""威灵仙药材质量控制标准研究""银耳通便胶囊的研发"等科研项目；完成了《中药品质研究——理论、方法与实践》有关章节的编写工作。

在求学期间以及毕业后的教学和科研工作中，滕建北以万德光先生的"中药品种品质与药效"学术思想为指导，树立"品种先行""品种一错，满盘皆输"高度重视品种问题的思想。如在科技部项目"中越石斛类药材的药效评价及开发研究"、国家自然科学基金课题"广西产铁皮石斛生长途径调控与药材品质相关性的研究"、省级课题"铁皮石斛离体培养植株根茎连接机理的研究"，近年承担广西"壮药质量标准""瑶药质量标准"的系列研究，均以品种明确为工作的起始点，以中药品质的"遗传主导论""环境饰变论""生物多样性维持论""效用决定论""多元调控论"等中药品质理论为指导，取得了满意的研究成果。

滕建北先后主持和主研了国家级、部省级科研项目（课题）10 余项（如国家自然科学基金、广西自然科学基金、广西科技专项等）；在核心期刊发表学术论文 20 余篇，获广西科技进步奖二等奖 1 次、一等奖 1 次。

26. 张利

张利，女，1969 年出生，四川荥经县人。1991 年，毕业于四川师范大学，获学士学位；2000 年，毕业于四川农业大学，获硕士学位；2003 年，毕业于四川大学，获博士学位，导师刘世贵教授、周永红教授；2011 年，获博士后证书，合作导师万德光教授。

1991 年本科毕业后，张利一直任教于四川农业大学，现为四川农业大学教授、博士研究生导师，四川省学术和技术带头人，四川省科技项目评审专家，四川省"三区"科技人才，四川省科技扶贫万里行活动"中药材产业技术服务团"首席专家，四川省医药行业协会中药产业分会专家委员会委员，四川省科技青年联合会常务理事，中国植物学会会员，世界中医药学会联合会会员。荣获"优秀共产党员""社会扶贫先进个人""优秀农村科技特派员""德阳市全面创新科技领军人才"等荣誉称号。

师承万德光期间，张利参与万德光主编的专著《中药品质研究——理论、方法与实践》相关章节的撰写工作。在长期的教学科研工作中，张利以万德光"中药品种品质与药效"学术思想为指导，开展了川产道地药材的资源收集与评价、品种选育、资源开发与利用等全产业链关键技术研究。注重中药材道地性研究，如开展四川丹参药用资源收集及遗传评价研究，从分子水平初步解析川丹参的道地性；注重中药材品种及规范化种植技术对中药质量的影响，如开展丹参、白芍新品种选育、种苗繁育技术及配套规范化栽培技术研究；注重中药材有效成分的综合评价，如开展丹参、白芍、川芎等川产道地药材同时测定的技术研究；注重中药材品质鉴定，通过显微结构鉴别、指纹图谱、DNA 条形码筛选等分别从形态解剖学、化学及分子生物学等多维度建立中药丹参的真伪鉴别方法；注重中药材资源的开发与利用，通过"产学研"合作，力求将中药理论研究与实际应用相结合，开展丹参多糖、白芍多糖、川芎精油等产品的开发利用研究。

张利先后主持和主研国家级、省部级项目（课题）50 余项；在国内外期刊发表学术论文 170 余篇，其中 SCI 收录 60 余篇；主编专著 1 部，参编专著 2 部，主编规划教材 2 部；以第一发明人申请国家发明专利 9 项，其中 1 项已获授权；选育丹参新品种 2 个，其中新品种"川丹参 1 号"及配套规范化栽培技术累计推广面积已超过 44 万亩，新增经济效益超过 10 亿元；主持完成科技成果"丹参现代产业链关键技术研究与应用"，获 2017 年四川省科技进步奖二等奖，主研完成四川省科技进步奖 5 项，其中一等奖 1 项、二等奖 2 项、三等奖 2 项。

27. 郭晓恒

郭晓恒，男，1979 年出生，河南南阳人。2002 年，毕业于河南中医学院，获学士学位；2007 年，毕业于成都中医学院，获硕士学位；2010 年，毕业于成都中医药大学，获中药学博士学位，导师万德光教授。

2010 年博士研究生毕业后，郭晓恒就职于成都大学从事教学科研工作 10 余年，历任助教、讲师、副教授，民族药羌药理事。攻读硕士、博士学位期间，有幸参与先生《中药品种品质与药效》《中药品质研究——理论、方法与实践》《四川道地中药材志》等专著的编撰工作。在先生指导下完成"十一五"创新教材《分子生药学》部分编辑工作。

秉承先生思想，郭晓恒一直致力于中药品质微生态影响研究，关注中药与微生物的互作研究，以及大型药用真菌高效简栽及次生代谢产物研究。发表论文 30 余篇，获专利 10 项，主持课题 8 项。获得四川省科技进步奖一等奖 1 项，四川省科技进步奖三等奖 1 项。

28. 刘涛

刘涛，男，1976 年出生，四川南充人。1999 年，毕业于成都中医学院，获学士学位；2010 年，获成都中医药大学中药学博士学位，导师万德光教授；2015 年，获博士后证书。

1999 年至 2011 年，刘涛在江苏康缘药业股份有限公司及中药制药过程新技术国家重点实验室工作，从事中药新药研究工作，任制剂研究所所长及高级研究员，研究员级高级工程师。2011 年至今，刘涛在成都大学从事中药教学科研工作，现任成都大学硕士研究生导师，成都大学学术委员会委员，成都大学药学系主任；德阳市全面创新科技领军人才，成都人才计划入选者，成都市特聘专家，成都市有突出贡献专家，江苏省"六大人才高峰"培养对象，四川省"千人计划"专家，四川省特聘专家，四川省学术和技术带头人后备人选，四川省科技项目评审专家，四川省科技成果评审专家，四川省食品药品监督管理局新药现场核查专家，《国外医药抗生素分册》第九届编委，世界中医药学会联合会道地药材多维评价专员委员会理事，享受连云港市政府、成都市政府特殊津贴。

在科研和教学过程中，在万德光关于"中药品质是中药固有特性达成中药临床要求的一组整体特征或特性"学术思想指导下，开展中成药及中药品质评价研究。刘涛认为中药发挥临床功效的基础是其中所含有的成分（有效成分或未知成分），在临床应用过程中，中药材中的有效成分只有溶解到了提取溶媒中才能被人体吸收利用（直接服用原药材的给药途径除外），进而发挥其药效，如果药材中化学成分没有被充分利用，就会在实际应用过程中出现"优质劣用"等问题，但目前基于药材"成分检测"为主的评价方法并不能完全对药材的品质进行评价，提出了基于"中药成分临床利用率"的中药材药用品质评价模式，并对其研究方法进行了讨论。

基于万德光"中药材是用于医疗保健的，对它的最终质量检验是临床疗效"的学术观点，开展了以含纤维蛋白原酶活性的药材（如地龙）体外活血和抗凝血评价研究，并以此为基础，对中成药（如复方地龙胶囊）质量标准进行了质量再评价研究，建立了基于该模型的中成药（如红花注射液）谱－效评价研究方法，研究成果在一定程度上丰富了中药材品质和中成药质量标准评价手段。

根据万德光"中成药再评价"研究方法和理论，提出了基于中成药工艺与质量控制的中成药再评价模式，该方法为先对已上市中成药工艺合理性、质量标准可控性及产品真实质量稳定性等方面存在的问题进行再评价，对明显不合理的中成药进行淘汰处理，然后对药学方面合理的中成药进行药效和临床疗效再评价。该模式可以推动和加速我国上市后中成药再评价工作，促进中成药产业健康发展。在万德光指导下，研究成果"大复方中成药清脑复神液产业化关键技术及临床应用研究"和"常用中兽药生产关键技术提升及过程控制研究与应用"分别于2015 年及 2016 年获四川省科技进步奖三等奖。

刘涛作为项目负责人主持国家重大新药创制项目（2009ZX09103–410）及国家重点研发计划（2017YFC1701902）等国家及省级项目 10 余项，作为项目负责人或主要参加人员完成热毒宁注射液、杏贝止咳颗粒等 8 个新药的研发并获得新药证书或生产批件，3 个国家中药保护品种证书，作为发明人共获得 20 个专利证书，发表论文 50 余篇，参与编写专著 2 部。获得江苏省科技进步奖二等奖 2 项，四川省科技进步奖三等奖 2 项，全国工商联科技进步奖二等奖 1 项，连云港科技进步奖特等奖 1 项，一等奖 2 项，广元市科技进步奖二等奖 1 项，四川省科技成果奖 3 项。

29. 林贵兵

林贵兵，男，1981 年出生，四川荣县人。2007 年考入成都中医药大学攻读博士研究生，导师万德光教授，2010 年获得博士学位。毕业至今，在江西中医药大学药学院中药资源学科组任教，现为讲师。

攻读博士期间，林贵兵得到万德光教授殷切指导、精辟点拨和耐心教诲，先生的学术思想、治学精神让人敬佩。他参加了由万德光指导、严铸云教授主持的

"十一五"支撑计划项目"中药材生产地退化土壤理化性质改良与综合修复"子课题研究团队；主要研究方向为丹参主产地连作退化土壤之微生物群落变化及其机制、修复改良方法技术，毕业论文为《丹参栽培土壤适宜性微生物群落结构研究》，从土壤微生物角度评价丹参主产区适宜性，并判别是否受连作影响。

自参加工作以来，林贵兵从事《药用植物学》《中药资源学》教学工作，参加全国第二届"中医药社杯"高等学校中药类专业青年教师教学设计大赛、校院级教学比赛并获奖励3项，被评为校级本科学生毕业论文（设计）优秀指导教师。近年来主持参加各级各类课题8项，主要研究药材内生菌、环境因子对药材品质影响研究；发表论文17篇，其中以第一作者或通讯作者发表学术论文约10篇；参编专著3部，副主编1部。

30. 杨新杰

杨新杰，男，1981年出生，陕西蒲城人。2004年，毕业于陕西中医学院，获学士学位；2007年，毕业于陕西中医学院，获硕士学位；2010年，毕业于成都中医药大学，获中药学博士学位，导师万德光教授。

2010年博士毕业后，杨新杰回陕西中医药大学任教，从事中药鉴定学、药用植物学、药用动物学等教学科研工作，历任讲师、副教授，现为陕西中医药大学硕士研究生导师，中药标本馆馆长兼药用植物园主任，学校中药资源普查领导小组办公室副主任，陕西省中药资源普查专家组成员，兼任国家自然科学基金委员会评审专家，世界中医药学会联合会中药鉴定专业委员会理事，全国中医药院校中药标本馆专业委员会理事，陕西省药学会会员，"思邈计划"中药人才培养模式创新实验区项目指导老师。

师承万德光期间，杨新杰聆听先生教诲，参与了万德光主持的部分国家级和省部级科研课题研究工作，如国家自然科学基金项目（30472149）"川木通品种、成分与药效、毒性的关联分析"，教育部博士基金项目（20040633004）"川木通品种、药效与毒性研究"等。并参与了万德光主编的《中药品质研究——理论、方法与实践》部分内容的编写工作。

在科研教学工作中，杨新杰以万德光的"中药品质环境饰变论"学术思想和"中药品质理论"为指导，主要围绕环境因素对中药材质量的影响进行研究。

研究逆境条件下药用植物次生代谢产物的产生和积累变化以及药效成分变化的机制，为药用植物栽培环境的选择及相适应的栽培技术制定提供理论依据，有利于传统中药药源植物的标准化和目标化种植，对中药材质量控制及可持续利用具有重要意义。这一研究思路已获得国家自然科学基金项目资助（项目编号：81503195）。

杨新杰先后主持国家自然科学基金项目 1 项，陕西省科技厅社发攻关项目 1 项，中央本级重大专项 1 项，陕西省教育厅项目 2 项，陕西省中药基础与新药研究重点实验室开放基金项目 1 项，参与国家级项目 2 项，省部级项目 3 项，厅局级项目 5 项。获陕西省科技进步奖二等奖和陕西省高等学校科技进步奖一等奖各 1 项。出版专著 2 部，发表论文 30 余篇。曾担任全国第四次中药资源普查陕西省城固县中药资源普查队队长，圆满完成中药资源普查工作，现担任陕西省富平县中药资源普查队队长。荣获"咸阳市三五人才"称号。

31. 任艳

任艳，女，1985 年出生，云南丽江人。2007 年，毕业于成都中医药大学，获学士学位；2010 年，毕业于成都中医药大学药学院，获生药学硕士学位，导师万德光教授；2013 年，毕业于成都中医药大学药学院，获中药学博士学位，导师万德光教授。

2013 年博士研究生毕业后，任艳在西南民族大学任教，从事中药教学科研工作已 10 年，现为西南民族大学药学院讲师，民族团结先进个人。

师承万德光期间，任艳亲耳聆听先生教诲，参加了万德光主持的国家自然科学基金项目"川木通品种、成分与药效、毒性的关联分析""同基原多部位入药的桑类药材质量评价系统及评价模型研究"及国家科技基础条件平台建设"药用植物种质资源标准化整理、整合及共享试点"项目——威灵仙（子项目）。参加万德光主编的《中药品种品质与药效》相关章节的撰写工作。

在科研工作中，任艳秉承万德光药用动物研究学术思想，集中开展虫类中药斑蝥及近缘种品种药效研究，民族药美洲大蠊质量标准化研究，资源性食用昆虫爬沙虫的药用价值开发，在探索中积累了该类药及药用资源研究经验，逐渐形成了基于万德光中药品质理论的研究思路。

在教学工作中，任艳时刻谨记万德光"万事须有精神，方可行"的教学态度，以万德光"做一名明师"精神要求自己，主持校级教改项目2项，指导大学生创新创业训练计划项目国家级1项、省级1项并获优秀结题，校级2项。分别获得第十四届、十五届全国多媒体课件大赛三等奖、二等奖，获得校级青年教师授课大赛一等奖。

任艳先后主持和主研了国家级、省市级、厅局级科研项目（课题）20余项（如国家自然科学基金、国家中药材质量标准化项目等）；在国内外期刊（SCI/核心）发表学术论文20余篇，参与编写书籍7部，获国家发明专利6项，实用新型专利3项。

32. 刘薇

刘薇，女，1979年出生，四川成都人。2001年，毕业于成都中医药大学首届国家理科基础科学研究和教学人才培养中药基础基地班；2006年，毕业于成都中医药大学，获硕士学位；2012年，毕业于成都中医药大学，获中药学博士学位，导师万德光教授。

2006年硕士研究生毕业后，刘薇留校任教，从事中药教学科研工作10余年，历任助教、讲师、副教授，现为成都中医药大学药学院中药鉴定教研室教师，世界中医药学会联合会中药鉴定专业委员会委员，世界中医药学会联合会道地药材多维评价专业委员会委员。

作为万门弟子，在万德光的悉心指导下，刘薇参加了其主持的多项课题及学术著作的编写。包括国家自然科学基金"同基原多部位入药桑类药材质量评价系统和评价模型研究"，国家"十一五"科技基础条件建设平台"楝、川楝种质资源标准化整理、整合及其共享试点"。在《中药品质研究——理论、方法与实践》一书中担任编委。

在科研工作中，刘薇以万德光"中药品种品质与药效"学术思想和"中药品质理论"为指导，在国家自然科学基金"同基原多部位入药桑类药材质量评价系统和评价模型研究"的基础上，继续深入研究，完成了博士课题"桑叶化学成分的动态变化与*pal*、*f3h*基因在桑叶中的表达水平研究"。万德光教授时常提醒我们"授人以鱼不如授人以渔"，因此，在教学工作中，刘薇注重方法学传授，教授学生如何灵活掌握所学的知识，并能做到举一反三，使课堂气氛活跃，学生也能学到相关知识。2014 年，在教育部高等学院中药学类专业教学指导委员会举办的首届"中医药社杯"高等学校中药学类专业青年教师教学设计大赛中获得初中级组二等奖。

刘薇先后主持国家级项目 1 项，局级项目 1 项，校级项目 2 项，主研国家级、部省级、厅局级项目 4 项；发表论文 20 余篇。作为编委出版专著 10 余部，国家级规划教材 1 部，校级特色教材 1 部。

33. 陈璐

陈璐，女，1982 年出生，河南郑州人。2003 年，毕业于四川大学华西药学院，获学士学位；2006 年，毕业于四川大学华西药学院，获生药学硕士学位；2011 年，毕业于成都中医药大学药学院，获中药学博士学位，导师万德光教授。

2006 年硕士研究生毕业后，陈璐在成都中医药大学任教，从事中药教学科研工作 10 余年，历任助教、讲师、副教授，现为成都中医药大学硕士生导师。

师承万德光期间，陈璐亲耳聆听先生教诲，深受先生"中药品种、品质与药效"学术思想感染，主研完成国家自然科学基金项目"双向电泳技术用于中药冬虫夏草的指标性成分的寻找与鉴定"，参加国家科技基础条件平台建设"药用植物种质资源标准化整理、整合及共享试点"项目——棟、川棟（子项目），参加万德光主编的《中药品质研究——理论、方法与实践》相关章节的撰写。

在科研工作中，陈璐秉承万德光"中药品种、品质与药效"学术思想和"传承不泥古，发扬不离宗"学术精神，注重中药品种、品质研究与新方法、新技术的融合，开展中药海马蛋白质组学研究、海马指标性蛋白质的筛选和鉴定、果实种子类药材蛋白质类成分研究等工作。在教学工作中，学习万德光"明白、明德、明智"的"明"师精神，坚持教书育人并重、言传身教并重、做人做事并重和教学科研并重，不断探索最佳教学方法，2017 年获"成都中医药大学首届微课大赛"一等奖，2018 年获"成都中医药大学最受学生喜爱教师"称号。

陈璐先后主持主研国家级、省部级、厅局级科研项目（课题）10 余项，在国内外期刊上发表学术论文 20 余篇，申请发明专利 2 项。

论著提要

万德光

1. 药用动物学（1993 年，2009 年），上海科学技术出版社出版

该书是万德光有关现代科技与本草结合，构建药用动物学科的代表性教材之一。万德光有感于国内动物药发展滞后的状况，在 1961 年编写了药用动物学讲义，并在全国首次开设药用动物学课程。该讲义经过多次修改完善，于 1993 年出版了国内首部《药用动物学》教材，将动物学知识与中药学内容有机融合，丰富和完善了中药学学科门类。该教材于 1996 年获国家中医药管理局优秀教材一等奖。2009 年按照全国普通高等教育中医药类"十一五"规划教材编写要求，贯彻传统与现代结合、理论与实践结合的原则，在内容上和结构上都作了较大补充、调整，充分体现了系统性、继承性、科学性、先进性和实用性。同时，吸收了近年来相关研究的新成果、新资料，突出了动物药的现代研究进展，并引入中药资源保护与可持续利用观念，使内容更充实、更鲜明、更准确，易于为学生所理解。此书彰显了万德光融通中西，构建药用动物学科和动物药研究的高瞻远瞩。改变了长久以来动物药研究与中药脱离的现象，此不失为万德光在中医药理论指导下开展动物药研究思维的具体表现。

2. 中医学习学（1993 年），四川科学技术出版社出版

1992 年，万德光主持了全国教育科学"八五"国家教委重点课题"学生学习现状调查和学习指导的研究"子课题"中医药大学生学习研究"，通过对中医药各专业 600 多名学生的学习情况进行问卷调查，形成 10 余篇调查报告和研究论文。万德光认为，学习中医药学也与其他学科一样有自己的规律，正确地认识和掌握这些规律，对于学好中医药学有重要意义。基于该认识，万德光主编了《中医学习学》。该书结合中医药各专业学习的特点、内容和要求，论述了中医药专业大学生学习的原则、方法和规律，针对在构建知识能力与成才过程中遇到的一系列问题进行指导。这本书为学生们缩短进入大学的不适应期，掌握发挥自己学

习潜力提供了科学的帮助，也为中医药高等教育的教学改革增添了新的活力。该书于 1994 年获四川省中医药科技进步奖三等奖。此书也展现了万德光有关中医药教学和中医药人才培养的理念。

3. 中药分类学（1997 年），人民卫生出版社出版

《中药分类学》是系统阐述中药分类问题的开山之作。在教学和科研的过程中，万德光发现自古医药典籍所载中药多依类编之，这些分类思想与方法长期缺乏系统化、理论化研究，导致中药分类的本质及深刻内涵难以为世人所知晓与重视。万德光认为，中药分类问题并非一项单纯的技术性工作，它涉及中药功效的认定，反映和体现了学者对药物研究的程度。中药分类的科学化、规范化和标准化程度，往往标志着学界对药物研究的成熟程度，标志着一个时代对药物认识所达到的深度。该书将中药分类提升到学科的高度。从中药分类产生的社会背景，历史源流与沿革，各时代各分类方法的起源、形成与发展等多个角度进行了精详剖析，还对中药分类的理论与方法进行了整理归纳与点评。该书对中药的临床应用与教学科研、中药品种真伪优劣鉴别、中药资源及新药开发利用、中药文献信息检索均有重要的实用价值，也为中药分类的深入研究和发展奠定了基础。该成果获 1997 年四川省科技进步奖二等奖。此书在展现了万德光继承传统中药分类的基础上，开拓了现代的中药分类方法。

4. 四川道地中药材志（2005 年），四川科学技术出版社出版

《四川道地中药材志》是首部系统介绍四川道地中药材的专著。万德光领衔组织四川省相关领域专家，本着"言川必有据"的原则，通过详细的本草考证结合生产实际，遴选出川芎、川贝母、川射干、川木通、川牛膝和川续断等 49 味具有代表性的川产道地中药材，从名称、道地性考证、基原、原植物、生态环境、适宜区与最适宜区、栽培技术、采收加工、产销情况、药材性状、炮制、贮藏、化学成分、药理作用、性味与归经、功能与主治、临床应用、用法与用量、使用注意、基地建设等方面进行了系统论述。在概述部分论述了道地药材的概

念、道地药材沿革、古本草论道地、川产道地药材优势、道地药材兴衰等问题。该书不仅是科技部与四川省共建的我国第一个国家级中药现代化科技产业基地研究成果，也是万老从事道地药材研究的学术积淀。本书具有志书的经典风格，且注重创新性、先进性和实用性，在推动道地药材研究的同时，实现川产道地中药材的规范化种植和可持续发展，为中医药科研、教学、医疗、生产、管理、商贸等都提供了重要的指导。

5. 药用植物学野外实习纲要（2006 年），中国中医药出版社出版

《药用植物学野外实习纲要》是万德光有关课程和教材建设，编写的校本教材代表作之一。自 1959 年起，成都中医药大学就开设了药用植物野外实习课程，但一直采用野外实习指导，未形成符合成都中医药大学野外教学特点，系统指导学生在野外实习学习的教材。此书为万德光总结多年实习教学经验，参考有关植物资源文献基础上编写而成，在促进野外实习的规范化、标准化，提升实习效果起到了积极作用。该书概述了四川的地貌、气候、土壤、植被和药用植物资源概况，介绍了各主要实习点的情况，论述了野外实习的准备工作、植物标本的采集与制作方法，并着重分科列举了常见种子植物的特征及检索表。教材附有上百幅自拍的彩色药用植物照片，书后附有常见药用植物中文名称和拉丁学名索引以方便查询。以上内容，基本满足了野外实习的需要。

6. 中药品种品质与药效（2007 年），上海科学技术出版社出版

《中药品种品质与药效》是万德光阐述中药品种、品质与药效相关性学术思想的代表著作之一。万德光早在 20 世纪 90 年代初期提出：从中药的品种探究其品质，从品种、品质探究其药效。将本草考证、原植物品种鉴定、药材品质评价与药效评价四者结合起来，综合利用本草学、分类学、化学、药效学、分子生物学、信息学等学科的技术和方法，揭示影响中药材品质诸因素的内在关系，筛选出先进、实用、可操作的指标。这是一个从新的角度对中药开展的系统研究。围绕上述学术观点，万德光持续开展了相关中药的科学研究和研究生培养工作。在

万德光团队工作的基础上，整合了国内外相关研究成果，于 2007 年编撰了此书。该书通过探讨相关学术理论问题和部分常用中药，展现了该领域的新进展和开展研究的新思路、新方法。在该书的总论部分，系统论述了中药的品种概念、药名与品种、古代本草所论品种、中药品种理论、中药材品质评价、影响中药材品质的因素及中药药效方面的相关问题，有助于学习者了解和掌握中药品种、品质和药效的基本概念和理论，以及它们的历史渊源，发展现状，存在问题和未来展望。各论部分遵循中药品种、品质与药效相关性思想，选择常用的重要中药 108 种展开评述，各药设立"品种讨论""品质评价""品种、品质与药效评述"专项，从三者相关角度进行综合分析。该书展现了万德光有关中药现代研究守正创新之路和严谨的学风。该书属于研究和实用结合型专著，对中医药院校高层次人才培养具有重要作用，为中医药科学研究、临床用药和中药生产流通管理等相关从业人员提供了重要参考。

7. 中药品质研究——理论、方法与实践（2008 年），上海科学技术出版社出版

《中药品质研究——理论、方法与实践》是《中药品种品质与药效》的姐妹篇，重点从系统生物学角度介绍了中药品质的形成机制、质量评价和保证体系。在 50 多年的教学科研实践中，万德光发现中药的品质问题有其自身发展规律。随着中医药事业的进步，中药科研、教学、生产与应用也在不断地发展，然而中药理论研究总是局限在药性理论范围之内未有新的理论突破。基于这个原因，万德光带领一批工作在中药科研和教学一线的学者，在充分吸取国内外相关研究成果的基础上，尝试从中药品质方面探讨丰富中药理论的可能性。该书界定了中药品质的内涵与外延，厘清了中药的品种品质问题，规范了中药品质研究的方法；提出了中药品质的遗传主导论、中药品质的环境饰变论、中药品质的生物多样性维持论、中药品质的传承论、中药品质的效用决定论、中药品质的多元调控论、中药商品物流保质论、中药辨伪论和中药资源的全球共享论等 9 个理论性的论点；分别介绍了中药研究中的样品采集制备和分析的质量控制，中药种质资源、立地条件、中药形态、中药化学、中药安全性、现代生物技术和中药生物评价等

评价方法；并以研究实例展现中药品质各方面的科研思路和方法，使中药品质理论、研究方法和实践成为一个有机整体。该研究成果获 2012 年四川省科技进步奖二等奖。王永炎院士在序言中谓：万德光领衔的专家群体传承弘扬了凌一揆先生"系统中药"与"品质 – 性效用一体"的理论内涵，这是中药材研究乃至中药学的指导思想，对学科建设具有奠基意义的重大贡献。

8. 中药资源学专论（2009 年），人民卫生出版社出版

《中药资源学专论》是万德光中药资源学课程和教材建设的代表性教材之一，也是一本高起点的中药资源学研究生教材。在卫生部"十一五"规划教材建设指导委员会的倡导下，万德光、王文全两位教授组织全国 24 位学者编写了首部《中药资源学专论》研究生教材。本书参编人员较多，是一本集体合作、集思广益的开创性研究生教材。万德光在导论部分阐述了中药资源和中药资源学的内涵及外延，中药资源的科学观、地位和作用，中药资源的研究方法、研究现状与发展趋势。该书的专题部分则以中药学、生药学、药用植物栽培学及相关学科的知识为基础，将理论知识与应用技术有机结合，围绕中药资源学科的"热点、难点、重点"进行专题讨论。附录部分介绍了濒危物种和资源分布概况。该教材注重培养学生的创新思维与分析、解决问题的能力，为学生开启探索中药资源学领域的大门。

学术年谱

川派中医药名家系列丛书

万德光

1958 年，毕业于南充师范学院（现西华师范大学）生物学专业，分配到成都中医学院。

1959 年，参加成都中医学院青年教师中医基础理论班学习。

1960 年，参加全国第一次中药资源普查。

1961 年，任医用生物、药用植（动）物教研室副主任；独自编写全国第一本《药用动物学讲义》及《药用动物学实验指导》；首次在中医学院中药学专业本科开设《药用动物学》课程，创立药用动物学学科。

1962 年，参加国家卫生部委托举办的四川医学院全国师资班。

1963～1966 年，主讲、带教药用植物学、药用动物学课程；主持课程实验室建设、野外实习基地建设；开展药用动植物标本采集、鉴定、整理、制作。《药用动物学讲义》修订再版。

1971 年，主持教研室恢复建设工作。

1972 年，为中药专业 72 届新生开设药用植物学，主讲、带教实习；编写峨眉山野外实习指导。

1974 年，参加《中药鉴定学》（第一版）教材会（四川成都）。

1976 年，为恢复高考的新生做教学准备工作。参加中药专业人才需求调研、教学计划制定、教材建设、实习基地调查、实验室建设等。

1977 年，主持药用植物学课程，峨眉山野外实习基地再建设，参加全国中医院校试用教材《中药鉴定学》（上海科学技术出版社）编写。

1979 年，任成都中医学院讲师。参加全国高等医药院校试用教材《药用植物学》（上海科学技术出版社）编写。

1980 年，参加全国高等医药院校试用教材《中药鉴定学》（上海科学技术出版社）编写。

1981 年，任成都中医学院药学系副主任，分管教学工作。

1983 年，参加教育部委托西南师范学校举办的"高校教育管理班"学习。任成都中医学院副院长，分管教学和科研工作。

1985 年，发表研究论文《四川省远志属植物种类、分布和药用情况的调查报告》《发展中药教育，振兴中药事业》。

1986 年，发表教育研究论文《论中医高校课程设置优化》。

1987 年，任成都中医学院副教授。主讲药用植物学、药用动物学。发表教育研究论文《谈中医高校本科专业结构合理化》。

1988 年，主持国家中医药管理局世界银行贷款项目教育教学研究课题"提高高等中医院校中医学专业本科教学质量的多因素分析"。发表论文《非金属矿物药的医疗保健功效与应用》。

1989 年，任全国中医药高等教育学会副理事长。承担国家中医药管理局重大科技项目《中华本草》编撰，为领导小组成员、编委会委员，任中药品种专业委员会副主任委员，组织完成了 10000 种中药总名录起草、审定工作，还执笔撰写了总论的中药分类通论及蔷薇科、远志科、石蒜科等药用品种的本草考证、原植物鉴定部分。主持全国高等教育学会教学研究项目"中医专业招收文科生的比较研究"。完成《四川植物志（第八卷）·远志科》编写（四川民族出版社）。发表论文《传统药汁制法探讨》。应日本涌永制药中央研究所邀请进行中药研究学术交流；并应日本广岛大学医学院药学部田中治教授邀请赴校讲学，讲授题目《我对中药的认识——资源、品种及优良的道地药材》。

1990 年，受聘为四川省高等教育自学考试委员会委员；任中国高等教育学会医学教育学会常务理事。四川省科技进步奖评审委员会委员。主持国家教委"八五"攻关教育研究子项目"中医药大学生学习情况调查"。提出"中药品种品质与药效相关性"学术思想。发表教育研究论文《十年改革结硕果，天府杏林展新姿》。

1991 年，任成都中医学院教授、硕士研究生导师，研究生指导方向为中药学——中药品种品质与药效。先后共招硕士研究生 6 届，为硕士研究生开设动物药选论、中药分类导论课。发表论文《现代中药分类方法研究》。主持教育部教育指导委员会教学研究课题"中医药大学生学习现状及学习指导"。

1992 年，出席全国中医药高等教育理事会暨本科教材建设工作会，受聘为国家中医药管理局普通高等教育中医药类规划教材编审委员会委员。任国家自然科学基金生命科学部中医药学科同行评议专家。主编出版《中医学习学》（四川科学技术出版社）。发表论文《中药三品分类的渊源与沿革》。主持四川省教委教改研究项目"中医学专业招生及培养模式改革的实验研究"。

1993年，成为享受国务院特殊津贴专家。主编出版《药用动物学》（上海科学技术出版社）。"提高高等中医院校中医学专业本科教学质量的多因素分析"获四川省教学成果奖一等奖。为中医药专业本科生开设选修课中医学习学。应邀在台湾晋安制药公司、台湾明通制药公司参观交流。应新加坡康民医药针灸学院邀请进行中医药学术交流，报告题目《中国中药的现状与展望》，并被聘为该院名誉院长、客座教授。发表论文《中医食疗思想与实践》（刊载于台湾《长寿》杂志创刊号）、《论中医专业招收文科学生比较研究》。

1994年，任中国药学会成都分会副理事长，中国药学会天然药物（动物药）专委会副主任。主编的《中医学习学》获四川省中医药科技进步奖三等奖。主审《中药材真伪鉴别彩色图谱大全》（四川科学技术出版社）。发表研究论文《中医大学生学习方法现状调查报告》等。

1995年，任成都中医药大学副校长。受聘为卫生部药品审评委员会委员。任教育部及国家学位办七年制高等医学教育与学位授位质量检查专家。主持国家"九五"中医药科技攻关项目（子项目）"66味中药材质量标准规范化的研究——远志"。出席全国普通高等教育中医药类规划教材（中药类）审定会；出席全国中医药研究生专业目录修订研讨会。在成都中医学院更名为成都中医药大学后，赴香港交流宣传；应邀到日本凌峰女子大学讲学，讲授题目《药食同源品种解析》。发表研究论文《紫菀、白菀、山紫菀的本草考证》《中药分类渊源与现状》等。

1996年，受聘为四川省中医药管理局中医工作专家咨询委员会委员。任中药学博士研究生导师，研究生指导方向为中药品种品质与资源，共招收博士研究生14届、28名，为博士研究生主讲学位课程中药品种品质与资源、中药现代生物技术。主编的《药用动物学》获国家中医药管理局优秀教材一等奖。主审普通高等教育中医药类规划教材（首版）《药用植物学》《中药鉴定学》《中药化学》（上海科学技术出版社）。发表研究论文《系统动力学在中药资源发展战略研究中的方法论意义》《中医药高等教育按类招生分段教学培养模式改革实践与探讨》等。《中国中医药报》（2016年4月24日）头版头条报道《按类招生、分段教学、中期分化、广进精出——成都中医药大学探索中医教育新模式》。主持国家教委教改研究课题"面向21世纪中医药人才培养模式改革的研究和实践""中药类专业教学模式及课程体系改革"；应邀出席香港传统医药及天然药学会主办的"中药质量评价与控制研讨会"，报告题目《中药材之质量评价》。

1997 年，受聘为四川省科技进步奖第七届评审委员会委员；"高等中医药教育按类招生分段教学培养模式改革与实践"获国家级教学成果奖二等奖，及四川省教学成果奖一等奖。主编出版国内第一本中药分类学专著《中药分类学》，其成果被《中华本草》采用。应韩国药师会邀请，赴韩国出席"韩中汉药学术研讨会"，报告题目《中药动物药的研究与应用》。发表论文《中药分类方法的继承和发展》《开设七年制中医专业中西医结合方向的教学改革思路与探讨》等。

1998 年，在成都中医药大学副校长岗位任职 15 年，年满 60 岁离任。离任后任专职教授、国家级重点学科中药学学术带头人。受聘为国家药品监督管理局新药审评委员。出席科技部主办"全球华人中药现代化研讨会"，报告题目《中药现代化研究思路探析》。发表论文《远志掺伪品麦冬须根》《远志药理作用研究及临床应用进展》等。

1999 年，受聘为四川省科学技术杰出贡献奖第一届评选委员会委员。主持四川省科技厅项目"优质无公害银杏栽培技术操作规程（SOP）的研究"；发表研究论文《远志活性成分的动态变化》《论中药的质量标准——现状、影响因素与对策》《办学体制改革与高等中医药跨学科复合型人才培养模式的建立》《中医药教学模式及课程体系的改革与研究》等；出席中国科协首届学术年会，报告题目为《四川远志资源合理开发利用研究》；参加第四届全国动物药学术研讨会。出席全国中医药重点学科建设工作会议。聘为教育部高等学校本科教学工作优秀评估专家组成员，赴上海中医药大学评估。出席第四届全国动物药学术研讨会。

2000 年，任四川省学术技术带头人。主持药用植物学四川省重点课程和精品课程建设。承担国家"九五"攻关项目（子项目）"远志质量标准规范化研究"，全票通过国家中医药管理局组织的专家委员会验收。"中药分类方法研究"获四川省科技进步奖二等奖；"恒达牌银杏茶"获四川省人民政府颁发的优秀新产品奖二等奖。主审全国高等院校规划教材《药用植物学》（科学技术出版社）。主持教育部 21 世纪教改研究项目"新世纪初中药学专业人才培养模式的改革研究与实践"。承担教育部教改教材支持项目"面向 21 世纪创新课程"为中药基地班开设中药品种品质与药效课程。发表论文《薄层扫描法测定远志中远志皂苷元的含量》《分光光度法测定不同产地远志总皂苷的含量》《论中药品质鉴定在中药质量控制中的地位与作用》等。

2001 年，受聘为中药现代化科技产业（四川）基地专家咨询委员会专家。"远志质量标准规范化研究"获四川省科技进步奖二等奖；"面向 21 世纪中医药人才培养模式改革的研究与实践"获国家级教学成果奖二等奖，该项目同时获得四川省教学成果奖一等奖。主持国家"十五"科技攻关项目（子项目）"攀西地区特色生物资源综合开发与示范研究——茯苓"。应香港卫生署邀请，对香港大学中医学院中医本科专业教育进行评估。任教育部高等教育教学评估专家组组长，赴浙江中医学院及江西中医学院进行"普通高校本科教学工作随机性水平评估"。发表论文《HPLC 法测定远志中去羟基远志皂苷元含量测定》《三种金丝桃属药用植物挥发油气相色谱 – 质谱联用分析》《威灵仙本草新考》等。

2002 年，受聘为四川省人事厅第三届学术技术带头人认定及后备人选评议专家委员会委员。任教育部本科教育评估专家组组长，赴广州中医药大学进行本科教学工作水平评估。任博士后合作导师，指导进站博士后共 3 届。为本科教学自编教材《中药品质与药效》。主持四川省科技厅重点科研项目"中药二类新药远志安神胶囊的研究"。出席第一届中医药现代化国际科技大会（四川成都），做大会报告《中药动物药的可持续发展与开发利用》；出席香港大学王定一中医药研讨会，做大会报告《中药资源开发利用与保护探析》。发表论文《试论中药提取物的产业化趋势》《中药行业民族产业的新希望》等。

2003 年，获全国第一届高等学校教学名师奖。受聘为教育部高校本科教学工作评估专家组组长，赴黑龙江中医药大学、湖南中医学院进行本科教学工作水平评估。任全国中医高校中药鉴定教学研究会顾问。主持国家"十五"重大科技专项"50 种中药饮片规范化研究（子项目）——远志饮片炮制规范工艺及质量标准规范化研究"。发表论文《三种贯叶连翘醇提物对小鼠抗抑郁作用》《HPLC 法测定川产苦丁茶有效成分齐墩果酸的含量》等。

2004 年，获中国科学技术发展基金会药学发展基金委员会"中国药学发展奖（中药奖）"，并被编入 2004 年《中国药学年鉴》的药学人物篇。主审全国普通高校药学类"十二五"规划教材《中药商品学》（中国中医药出版社）。主持高校博士学科点专项科研基金资助课题"川木通品种、药效与毒性的研究"。应聘为教育部国家精品课（医药组）终审专家。任中国植物学会药用植物及植物药专业委员会顾问。"中医药专业人才培养模式改革的研究与实践"获四川省教学成果奖一等奖。发表论文《大孔吸附树脂纯化远志总皂苷工艺研发》《蓖麻蚕雌激素样作用醇提活性部位的研究》《蓖麻蚕对鼠生殖系统雌激素样效应的研究》等。

2005 年，"远志质量标准规范化研究"项目所获成果被 2005 年版《中华人民共和国药典》（一部）采用。主持国家自然科学基金项目"川木通品种、成分与药效、毒性的关联分析"。主编出版《四川道地中药材志》（四川科学技术出版社）。发表论文《远志炮制沿革考》《秦岭铁线莲根中齐墩果酸的含量测定》《在教学与教改路上求索》等。"中药学专业人才培养模式改革的研究与实践"获四川省教学成果奖一等奖。主审全国普通高校药学类"十二五"规划教材《药用植物学》（中国医药科技出版社）。出席第二届中医药现代化国际科技大会（四川成都）并作大会报告。

2006 年，担任国家级精品课程建设《药用植物学》项目负责人。主编出版特色教材《药用植物学野外实习纲要》（中国中医药出版社），担任普通高等教育中"十一五"国家规划教材《中药材加工》主审。为中医学和中医英语专业本科生开设中药品质与药效课程。主持国家"十一五"科技基础条件建设平台项目（子项目）"药用植物种质资源标准化整理、整合及共享试点——"威灵仙、川楝、苦楝种质资源描述规范和数据标准"。发表论文《虎杖药材 HPLC 指纹图谱研究》《〈中国药典〉2005 年版中药材自然分类索引编制及分析》等。

2007 年，任西部中药材综合开发利用教育部工程研究中心学术委员会副主任委员。主持国家自然科学基金项目"同基原多部位入药桑类药材质量评价系统及评价模型研究"。主编出版面向 21 世纪创新教材《中药品种、品质与药效》（上海科学技术出版社）。出席全国高等中医药院校研究生规划教材主编会，担任《中药资源专论》主编。发表论文《蜜远志质量控制方法的初步探讨》《川木通的本草考证及道地性考证》《HPLC 测定不同产地的头花蓼中没食子酸的含量》《头花蓼和头状蓼的 HPLC 指纹图谱鉴定研究》等。获首届名师奖。"一种蓖麻蚕精提取物及其制备方法"获国家发明专利（专利号：ZL200410081503.2）。

2008 年，担任"国家级中药品质教学团队"项目负责人。厘定中药品质的内涵和外延，创建了中药品质理论（提出并论述了 9 个论点），提出和谐发展的中药资源科学观，主编出版《中药品质研究——理论、方法与实践》（上海科学技术出版社）。所创建的中药品质理论被研究生规划教材《中药鉴定专论》及《中药资源专论》等引用。出席《国家级中药学实验教学示范中心·中药学实践教学创新系列教材》编委会并担任主审。发表研究论文：《中国桑树分类及桑类中药原植物考辨》《不同品种桑叶高效液相指纹图谱的聚类分析》《四川桑类药材的资源构成及开发利用的策略研究》等。任第四批全国老中医药专家学术经验继承工作指导老师，指导学术继承人刘友平、严铸云。

2009 年，主编出版普通高等教育"十一五"国家规划教材《药用动物学》（上海科学技术出版社）；主编出版全国高等中医院校研究生规划教材《中药资源学专论》（人民卫生出版社）。任国家重大出版工程项目"十二五"国家重点图书《中国药用植物志》编委会委员和《中国药用植物志》丛书总审定。发表论文《不同炮制方法对远志质量的影响》《远志种质资源遗传多样性随机扩增多态性 DNA 分析》等。获国家发明专利 3 项：一种远志提取物及其制备方法和用途（专利号：ZL200610020789.2）；头花蓼药材的检测方法（专利号：ZL200610022116.5）；中药川木通聚合酶链反应鉴定引物、试剂盒及鉴定方法（专利号：ZL200610022425.8）。

2009 ～ 2010 年期间，多次亲自给团队教师讲示范教学课，以促使青年教师提高教学能力。

2010 年，任中药资源系统研究与开发利用国家重点实验室培育基地学术委员会委员。出席全国高等中医药院校研究生教育教学改革与课程建设经验交流会议，做大会发言《中药资源学研究生教材建设的思路、特色与创新》。发表论文《冬虫夏草及其混淆品的鉴别》《猪血的本草考证》《丹参脂溶性成分的地域分布特点分析》《HPLC 法比较不同产地桑叶药材品质差异》《论中药品质理论的继承与创新》《Authentication of *Caulis clematidisarmandii*（"Chuanmutong"）and differentiation of its common adultetants using PAPD and SCAR markers》。出席江西樟树第 41 届樟树全国药材药品交易会创新中医药产业发展论坛，做大会报告《从中药产业链剖析中药材生产发展趋势》。"中药创新人才培养模式的构建与中药理科基础基地建设的实践"获四川省教学成果奖一等奖。主审全国高等院校规划教材《药用植物学》（科学出版社）。

2011 年，成都中医药大学党委举办万德光先进事迹报告会"让奉献成为自觉"。接受国家中医药管理局委托四川省中医药管理局组织专家对第四批全国老中医药专家学术经验继承工作进行考核验收，她所指导的学术继承人严铸云、刘友平顺利通过了专家对继承人结业全面考评，考核结果合格。受聘为四川省中药资源普查专家咨询委员会专家。主持召开药用生物资源保护与可持续利用学术会议（四川成都）。发表论文《川木通的随机扩增多态性 DNA 与序列特征性扩增区域标记研究》《川产桑叶"经霜为上"合理性 LC–MS 法验证》《虚拟筛选辅助揭示中药药效物质基础的思路与初步实践》等。研究开发了"首乌银耳胶囊"，获国家健字号（G20110421）批文。

2012 年，出席全国药用植物及植物药学术研讨会暨海峡两岸中药材品质安全研讨会。"中药品质理论创建与实践""远志饮片炮制工艺及质量标准规范化研究"获四川省科技进步奖二等奖。发表论文《铁皮石斛蔗糖合成酶活性的动态变化研究》《两种桑叶栽培品种化学成分的动态变化研究》《Genetic diversity among *Salvia miltiorrhiza* Bunge and related species inferred from nrDNA ITS sequences. Turkis Journal of Biology》等。

2013 年，发表论文《猪血源抗高血压活性肽考察》《不同类型桑螵蛸与其基原昆虫对应关系研究》《石斛名实及功效的本草考证》等。担任《中国药用植物志》第十二卷（北京大学医学出版社）总审定。

2014 年，受聘为成都市中药临床药学特别师承教育班导师，主讲师承指导课程中药安全与效用的药物要素分析。发表论文《对中药金银花与山银花命名的建议》。主审全国高等中医药院校"十二五"规划教材《中药商品学》（中国中医药出版社）。担任《中国药用植物志》第十卷、第十一卷总审定。获国家发明专利 4 项：降血压功能性多肽及其用途（专利号 ZL201110223566.7），猪血来源的降血压功能多肽及其用途（专利号 ZL201110223555.9），功能多肽及其用途（专利号 ZL201110223532.8），降血压多肽及其用途（专利号 ZL201110223530.9）。

2015 年，主审全国普通高等中医药院校药学类"十二五"规划教材《药用植物学》（中国医药科技出版社）。为《中国药用植物志》第四卷总审定。发表论文《基于中药成分临床利用率的中药材品质评价模式的商建》。

2016 年，出席第五届中医药现代化国际科技大会，做大会报告《系统中药思想引导中药品质观的形成》。出席首届国际中医药女性大健康高峰论坛（四川成都）。出席首届壮瑶药协同创新高端学术论坛（广西南宁），做大会报告《论中药与民族药研究的品种品质要素》。为《中国药用植物志》第三卷总审定。考察指导黔北大娄山脉东麓正安县特色小镇建设。

2017 年，获四川省首届医疗卫生终身成就奖。获成都中医药大学杏林学者荣誉体系"资深教授"荣誉称号并授牌"万德光工作室"。任全国第四次中药资源普查（四川）试点工作技术顾问。出席第二届壮瑶药协同创新高端学术论坛（广西南宁），做大会报告《中药动物药开发利用的现状剖析》。出席第九届海峡两岸药用动物与动物药学术研究会（四川成都）。出席四川省药用动物工程技术研究中心及药用美洲大蠊四川省重点实验室学术研讨会（四川成都），做大会报告《中药动物药保护与利用的思考》。应澳门大学中药质量研究国家重点实验室邀请，为举办的第六届中药质量鉴定技术研修班讲学，讲授题目《论中药品质研究要素》。主审国家卫生和计划生育委员会"十三五"规划教材、全国高等中医药教育教材《中药资源学》（人民卫生出版社）。获国家发明专利 2 项：一种正品冬虫夏草的检测方法（专利号 ZL201410082003.4），南五味子的可持续采集（专利号 ZL201410123814.4）。

2018 年 2 月，出席万德光从教 60 周年暨中药品质理论传承研讨会。2018 年10 月，应邀出席教育部高等学校中药学类专业教学指导委员会举办的第三届"中医药社杯"高等学校中药学类专业青年教师教学设计大赛暨第二届青年教师发展论坛，并做大会报告《中药学专业课程教学的探索、实践与创新的体验》。出席中华中医药学会、全国中医药高等教育学会主办的"大美中医·大师论坛"，首届"大国医道中医药发展论坛"。出席四川中江召开的"川产道地药材中江白芍、中江丹参产业发展研讨会"，在大会做报告《发展白芍、丹参——创产业之美》。